当代名老中医临证精华丛书

胡晓灵临床经验撷英

主　编　胡晓灵　胡金霞　王洪霞

全国百佳图书出版单位

中国中医药出版社

·北 京·

图书在版编目（CIP）数据

胡晓灵临床经验撷英 / 胡晓灵，胡金霞，王洪霞主编 . —
北京：中国中医药出版社，2021.12
（当代名老中医临证精华丛书）
ISBN 978-7-5132-7189-9

Ⅰ . ①胡⋯　Ⅱ . ①胡⋯ ②胡⋯ ③王⋯　Ⅲ . ①中医临
床—经验—中国—现代　Ⅳ . ① R249.7

中国版本图书馆 CIP 数据核字（2021）第 192399 号

中国中医药出版社出版

北京经济技术开发区科创十三街 31 号院二区 8 号楼
邮政编码　100176
传真　010-64405721
山东新华印务有限公司印刷
各地新华书店经销

开本 787×1092　1/16　印张 14.5　字数 312 千字
2021 年 12 月第 1 版　2021 年 12 月第 1 次印刷
书号　ISBN 978-7-5132-7189-9

定价　58.00 元
网址　www.cptcm.com

服 务 热 线　010-64405510
购 书 热 线　010-89535836
维 权 打 假　010-64405753

微信服务号　zgzyycbs
微商城网址　https://kdt.im/LIdUGr
官 方 微 博　http://e.weibo.com/cptcm
天猫旗舰店网址　https://zgzyycbs.tmall.com

如有印装质量问题请与本社出版部联系（010-64405510）

当代名老中医临证精华丛书

《胡晓灵临床经验撷英》编委会

主　编	胡晓灵	胡金霞	王洪霞	
副主编	刘　涛	于　谦	吴妍捷	朱富华
	省格丽	张　磊		
编　委	胡晓灵	胡金霞	王洪霞	刘　涛
	于　谦	吴妍捷	朱富华	任海迪
	省格丽	张　磊	丁　琦	王洪浩
	夏　敏	陈　龙	何权权	

>>> 沈 序

中医学是中华民族的伟大创造，是中国古代科学的瑰宝。中医学从"天人合一""天人相应"的整体观，研究人体的生理和病理、疾病诊断和防治、摄生与康复，是一门具有特殊理论体系和丰富经验的科学，为中华民族的繁衍生息做出了巨大贡献。

党和政府高度重视中医药工作，特别是党的十八大以来，以习近平同志为核心的党中央，把中医药工作摆在了更加突出的位置。习近平总书记指示我们"希望广大中医药工作者增强民族自信，勇攀医学高峰，深入发掘中医药宝库中的精华，充分发挥中医药的独特优势，推进中医药现代化，推动中医药走向世界，切实把中医药这一祖先留给我们的宝贵财富继承好、发展好、利用好"。

今由胡晓灵主任医师带领其门生编纂出版了《胡晓灵临床经验撷英》，就是继承中医药、推进中医药现代化的重大举措。胡晓灵主任医师是第二批全国老中医药专家学术继承人，后又被送入"全国中医优秀临床人才"研修项目深造学习。30多年来，其在临床、科研、教学工作中始终兢兢业业，勤奋好学，善于思维，总结积累临床经验，取得了较大成就，获得了许多荣誉。现胡晓灵主任医师为国家中医药管理局第六批全国名老中医药专家学术继承人工作指导老师。

胡晓灵主任医师及其门生整理其学术思想、临证经验、科研创新的成果，整理成册，定名为《胡晓灵临床经验撷英》。该书的特点是以临床实践为基础，辨证结合辨病，并与中医药的现代研究成果融合，继承中有发扬，发挥了中医药特色的优势。本书也凝结了全体编纂人员的心血，在结合医籍文献、专家经验与共识等基础上以临床常见病、多发病及中医疗效满意的病证为例，从病因分析、辨证论治等诸方面做了较全面的阐述，可以说该著作是一本具有较强指导性、易于掌握的临床工具书。

作为一个中医人，看到后生们为中医事业发奋图强的热忱之心去著书立论，心感欣慰，可庆可贺，乐以为序。

沈宝藩

2021 年 7 月 18 日

>>> 自 序

　　我出生在 19 世纪 60 年代，自小多病，麻疹、流行性脑脊髓膜炎，几场大病，差点要了性命。进入中学、大学，我参加了学校中长跑运动队，加强了锻炼，体质慢慢好一些，意志也得到了锻炼。在新疆中医学院就读期间，我有幸聆听了全国名老中医张绚邦教授、金洪元教授、国医大师沈宝藩教授的《黄帝内经》、中医内科的讲课，得其亲自教诲，开始对中医懵懵懂懂；利用暑假、寒假时间随张绚邦教授门诊，被他渊博的知识、待患者的热情、认真的态度深深感染。因此，我决心要努力学习，不断提升自己。20 世纪 80 年代末，我通过总结科室 30 例急性心肌梗死患者运用益气养阴化痰活血中西医结合治疗（当时还没有支架、搭桥术）的经验，使本病的病死率降至 15%，比当时文献报道的单纯西医治疗本病 30% 的病死率明显降低，且患者的心功能得到了明显的改善。这些经验对我深有启发：中医确有疗效。我从而开始思考中医，临床辨证运用经方、时方，诊治患者。1993 年，我到中国中医研究院（现中国中医科学院，下同）内科高级研修班学习，亲聆了陈可冀、翁维良、方药中、周文泉、周霭祥、李连达、王琦等大家的授课，参加了他们的临床科研工作，初步领会了临床科研的思路、方法，学习了前辈的诊疗思路和经验；参加了全国第二批名老中医药专家学术经验继承学习，拜国医大师沈宝藩教授为师，跟随他临诊、查房，耳濡目染了他对中医的热爱、对许多经方的娴熟运用、对"痰瘀同病""痰瘀同治"理论的独到见解。这些经历使我受益颇多，对我在中医理论、中医思维方面的进步起到了引领的作用。参加的"全国中医优秀临床人才"研修项目，让我见到了全国 90 多位名老中医，亲聆了焦树德、任继学、陈可冀、邓铁涛、张学文、张琪、王绵之、路志正、张伯礼、刘景源、郝万山等大家的讲座，感悟到了大家们领悟经典、习用临证、灵活自如、推敲揣摩的经验，领略了大家们的风采；随后又跟随全国名老中医焦树德、张云鹏、薛伯寿、林兰、史载祥等专家门诊，问难解惑，多获新传，从而学得根本，博采众方。

　　我迄今已从事临床、科研、教学工作 36 年，其间寻求古训，从经典中启开顿悟，博采众方，在临床实践中探索微隐，从发扬传统中创新学术，在不断进取中求得发微。工作兢兢业业，一丝不苟，勤勤恳恳，即使是节假日，在近 10 年不管床的情况下也要到病房看望患者。我认为，这样可以及时发现患者的病情变化，另外，也是对患者的一种安慰。在坚持不懈的努力下，我在老年病、心血管病、糖尿病及其并发症、高脂血症、脑血管病、骨性关节病、肿瘤及放化疗后的中医、中西医结合诊治等方面形成了一套行之有效的治疗方案，在内科疑难病及妇科病症的辨证施治中也积累了丰富的经验。

医者仁术，故而在深究医术的基础上，还应具仁爱之心及高尚的医德。我对待患者和善耐心，一心一意为了患者。一个冬天的凌晨2点，病房的患者情况危急，值班医师打电话来，我穿起衣服打的赶到医院，进行抢救，患者脱离了危险，我就在办公室休息了一会儿，继续上班。有时患者就医时钱没带够，我就给患者垫上；有时老年患者没有家人照料，我就帮着买饭，或让护士帮助照料。一次在开完会返乌的火车上，广播里播出有位老太太不慎跌伤，哪位医生前来帮助诊治一下，我听到后马上前往，协助诊断，提出治疗建议，并安抚老太太，不用紧张。在繁忙的工作之余，我还经常参与当地广播电台及电视台的健康讲座和老年病的中西医防治节目录制活动，受到患者及听众的好评；多次随新疆中医学会"百会万人下基层"及"三下乡"活动到南北疆巡回医疗，为当地百姓解除病痛。近年来，我先后到奇台县中医院、呼图壁中医医院进行每周一天的专家坐诊、查房、讲课，提升基层中医、中西医结合医务工作者的诊疗水平，为更多的患者服务，得到了广大患者的好评。

学术科研成果丰硕。我主持的自治区级课题"复方五谷虫颗粒治疗老年高脂血症的临床与实验研究"，获得院内制剂批号，获自治区科技成果三等奖；"复方降脂散预防大鼠脂质代谢紊乱的实验研究"获新疆维吾尔自治区自然科学优秀学术论文二等奖；主持的自治区重点攻关课题"络必通（复方芪鹰颗粒）制剂的临床前研究"获自治区科技成果鉴定，新疆医学会三等奖，获新药临床试验批件及院内制剂批件，并已转化；参与的"沈宝藩教授痰瘀同治法在心脑血管疾病应用"项目获得自治区科技进步三等奖及自治区医学科技进步二等奖；获得2项计算机著作权专利；主持的国家中医药管理局标准制修订项目"阿尔茨海默病（修订）"，现已出版发行；主持市级项目"乌鲁木齐地区亚健康人群中医证型分布及中医药干预研究"；参与国家自然科学基金项目及省部级项目5项，培养硕士研究生30名。代表性著作：《沈宝藩临床经验辑要》（主编，获中华中医学会全国中医药优秀学术著作评选三等奖，中国医药科技出版社）、《沈宝藩临床经验集》（副主编，人民卫生出版社）、《沈宝藩临证治验辑要》（主编，西安交通大学出版社）、《常见老年病的中西医结合防治》（主编，西安交通大学出版社）、《中医角药学》（副主编，陕西科学技术出版社）、《中国中西医结合内科学》（编委，中国医药科技出版社）。

胡晓灵

2021年7月

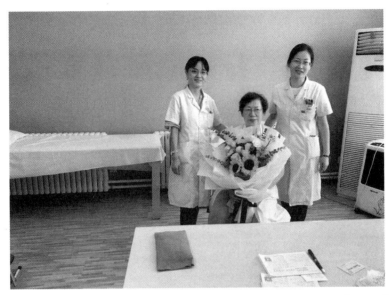

图 1　胡晓灵主任医师与第六批全国中医师承徒弟胡金霞、王洪霞教师节合影

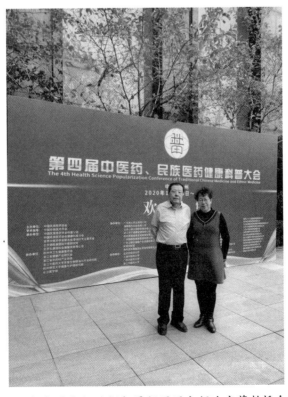

图 2　胡晓灵主任医师与恩师国医大师沈宝藩教授合影

>>> 前　言

　　胡晓灵主任医师、研究员，出生于二十世纪六十年代，生活之艰辛练就了其坚忍不拔之志；成长于改革开放初期，就读于新疆中医学院，学习岐黄医道，上崇中医四大经典，下研历代名家医著，医才初具；再其后，跟师全国名医、国医大师沈宝藩教授，侍诊临证，得传其术，汲采精华，开启顿悟；工作三十载，将生平所学投之临床、科研、教学，三者兼顾，相得益彰，医技入化，验案集备，终成一家之言。

　　《胡晓灵临床经验撷英》分三篇辑著：上篇总论其学术思想；中篇继承，撷英其临证治要；下篇简述其科研教学之体会。①上篇学术思想，遵循守正。提出气阴乃人体生命的物质和功能活动基础，脾肾气阴亏虚是老年病发生的根本；人一生不可能不病，除本虚之外，还有其致病因素"毒"邪，其既是病理产物，又是致病因素，体现在痰、瘀、毒等方面；强调临床诊治，离不开辨证这一根本，在整体辨证的前提下坚持辨证与辨病相结合；推崇治病求本、重视脾胃，气血同调，痰瘀同治；推崇《黄帝内经》"治未病"养生防病思想，注重养生，强调未病先防、既病防变。②中篇临证治要，体现继承与创新。从循环、呼吸、神经、消化、代谢及内分泌系统常见病、多发病以及临床疑难杂病诊治等方面，介绍其临床诊疗思路、辨证用药及案例分析，内容丰富，实为其临床有效的真实案例；方药经验部分主要介绍了其临证常用角药及配伍机制，膏方在老年慢性病中的调养应用以及临床较为成熟的外治方法。③下篇介绍结合临床有效方药、地方药材开展临床与实验研究，如复方降脂颗粒、复方芪鹰颗粒的研究思路及临床与试验研究成果；简介在中医教育及医学继续教育方面的认识和体会。

　　"天地转，光阴迫。"在人生最宝贵的年华，胡晓灵主任医师孜孜不倦于临床实践、科研创新，尤其在老年病的中医、中西医结合治疗方面，以其广博扎实的临床经验，严谨求实的治学方法，系统独到的学术思想，丰富灵验的临床经验，取得了丰硕的学术成果。挖掘胡晓灵主任医师的学术思想及临床经验，将其整理出版，是我们多年的愿望。今蒙中国中医药出版社大力支持，才使愿望终为现实。

　　我们学识浅陋，对于博大精深的中医理论领悟不深，谬误和疏漏在所难免，恳请同道批评指正。

编　者

2021 年 7 月 18 日

>>> 目　录

下　篇　科研创新与中医教育

上 篇
学术思想

第一章

气、阴乃人体生命的物质基础和功能活动

第一节 气的概念及其功能

气是中国传统哲学的初始概念，也是贯穿中国传统学术发展的主要范畴，是古代自然观和辩证法的体现，反过来又对中国的生产和科学技术起规范和指导作用，其对中医学也有深远的影响。

《管子》说："有气则生，无气则死，生者以其气。"《素问·至真要大论》说"本乎天者，天之气也；本乎地者，地之气也。天地合气，六节分而万物化生矣"，《素问·宝命全形论》在此认识的基础上提出了"夫人生于地，悬命于天，天地合气，命之曰人"的观点。"人以天地之气生，四时之法成"，"天食人以五气，地食人以五味"，说明人的生命本质是气，需要从天地之气中摄取营养物质，以维持机体的生命活动。《灵枢·决气》指出，人的精、气、津、液、血、脉乃是一气为六名。《素问·五常政大论》特别强调"气始而生化，气散而有形，气布而蕃育，气终而象变，其致一也"。中医学从阴阳五行、天人相应、脏象经络、五运六气、病因病机、辨证诊断到预防、论治乃至方药，无不贯穿着"气"的思想。诚如《难经·八难》所言："气者，人之根本也。"明·张景岳说："人之有生，全赖此气。"清·喻昌《医门法律·明胸中大气之法》曰："气聚则形成，气散则形亡。"

第二节 气的生成与分类

《黄帝内经》把气作为人体内外环境的物质基础，将自然界乃至人体所具有的一切物质及其动力皆归纳为气。气大致分为自然界之气（包括天地之气、四时之气、五行之气）、生理之气、病邪之气、药物之气四类。

自然界之气是指与人体生命活动相关的外界环境的物质及运动规律。生理之气是指与人体生理活动有关的物质及其功能活动，包括精气、神气、真气、正气、宗气、中气、营气、卫气、血气、大气、脏腑之气、经络之气等。气流行全身，内至五脏六腑，外连皮毛肌腠，无处不到，贯穿生命的始终。由于气的推动、温煦、防御、气化、营养、固摄、升降出入等有序的运动，使机体能达到运动和平衡的动态统一。

第三节　肾为气之根与脾胃为气之本

气作用于人体，分属于五脏六腑，虽然其所属部位不同，功能各异，但其生成来源不外乎"先天之气"与"后天之气"。先天之气，亦称"元气""真气"，是以先天遗传的生命力为基础，依靠后天饮食所提供的营养不断充实。如李东垣《脾胃论·脾胃虚则九窍不通论》云："真气又名元气，乃先身生之精气也，非胃气不能滋之。"气在人体内散布流动，内达脏腑，外至肌肤腠理，作用于机体的各个部分，推动人体生长发育，生命延续，温煦和激发脏腑经络的整体活动，故称肾为气之根。

在诸多气中，大多赖于脾胃中州所化生的脾胃之气的充养，故称脾胃为"后天之本"也。《素问·经脉别论》云："食气入胃，散津于肝，淫气于筋；食气入胃，浊气归心，淫津于脉；脉气流经，经气归于肺；肺朝百脉，输精于皮毛；毛脉合精，行气于腑；腑精神明，留于四脏，气归于权衡；饮入于胃，游溢精气，上输于脾，脾气散精，上归于肺；通调水道，下输膀胱。水精四布，五经并行，合于四时五脏阴阳，揆度以为常也。"李东垣《脾胃论·脾胃胜衰论》认为，"胃乃脾之刚，脾乃胃之柔，表里之谓也"，"脾禀气于胃，而灌溉四旁，荣养气血者也"，说明脾胃具有受纳饮食和运化精微的功能，为气血生化之源，其生成的营养物质，循环于脏腑、皮毛、四肢、百骸，并适应于四时、阴阳的整个生理过程。

《灵枢·玉版》曰："胃者，水谷气血之海也。海之所以行云气者，天下也。胃之所以出气血者，经隧也。经隧者，五脏六腑之大络也。"此论说明水谷经脾胃运化产生了"气"，对人体产生的巨大的动力，是生命的源泉，是健康之根源所在。"气"正如《素问·六微旨大论》所说"非出入，则无以生长壮老已；非升降，则无以生长化收藏，是以升降出入无处不有"，正是气的这些运动变化，使物质向功能转变，维持人体基本的生命活动。因此，脾肾作为先天与后天之本，对于人体生命维持起根本作用。

第四节　阴的概念及其功能

阴是相对阳而存在的。《周易》以乾坤代表阴阳，用以阐释自然界普遍存在的对立统一规律。《素问·阴阳应象大论》所说"阴阳者，天地之道也，万物之纲纪，变化之父母，生杀之本始，神明之府也"，《素问·上古天真论》曰"法于阴阳，和于术数"，均以阴阳离合精辟地概述了阴阳之间的辩证关系，蕴含了阴阳分之为二，合之为一的对立统一的观点。

人体，是一个有机的整体，人的生理结构，五脏六腑，气血津液，都可以用阴阳来加以概括。例如：人体内气属阳，血液、津液属阴；卫气属阳，营气属阴。人体正常的生理功能有赖于脏腑阴阳升降出入运动（即气化）保持平衡。正如《素问·阴阳应象大论》曰，"清阳出上窍，浊阴出下窍；清阳发腠理，浊阴走五脏；清阳实四肢，浊阴归六腑"，"阳化气，阴成形"，"阴在内，阳之守也；阳在外，阴之使也"；《素问·生气通天论》曰"阴阳之要，阳密乃固……故阳强不能密，阴气乃绝，阴平阳秘，精神乃治"；《灵枢·五乱》曰"阴阳已和，清阳不相干，如是则顺之而治"。此皆说明阴阳之间相互为用、相互依存、相互转化的关系。

与气一样，精、津液也是人体不可缺少的最宝贵的基本物质。《灵枢·决气》云："两神相搏，合而成形，常先身生……腠理变化，汗出溱溱，是为津……谷入气满，淖泽注于骨，骨属屈伸，泄泽，补益脑髓，皮肤润泽，是谓液……中焦受气取汁变化而赤是谓血。"《灵枢·邪客》云："营气者泌其津液，注之于脉，化以为血。"《灵枢·痈疽》云："津液和调，变化而赤为血。"这些论述说明了精、津液、血的生成及功能。清·张璐曰"气不耗，归精于肾而为精；精不泄，归精于肝而化精血"，说明精血同源，血液的生成与肾、肝有密切关系。津和血均属于阴液，二者之间能够相互渗透，相互转化。津液为体内一切水液的总称。清稀者称为"津"，有濡润皮肤、腠理的作用；黏稠者称为"液"，有养脏腑、益脑髓、利关节、润孔窍的作用。饮食水谷，经过胃的消化，小肠的分清泌浊，脾气的转输，肺气的宣降，膀胱与肾的蒸化，使津液布散于周身，即津液源于饮食，所谓"三焦气化"的作用。津液在还流过程中，渗入孙络，成为血液的组成部分。《灵枢·营卫生会》云："营卫者，精气也。血者神气也，故血之与气，异名同类焉。故夺血者无汗，夺汗者无血。"这从生理方面充分说明津血之间是具有相互转化关系的，故称"津血同源""血汗同源"。

第五节　气与阴相互转化为用

中医学文献所见津液之属有髓、精、血、营气、乳、汗、液、津、涕、泪、溺等不同，皆为有形之物质属于阴的方面。这些物质相互之间既独立存在，又相互联系，对人体产生着不同的作用，而其作用的发挥都离不开人体阳气的作用。正如明·赵献可《医贯·阴阳论》："阴阳之理，又根阴根阳之妙，不穷其根，阴阳或几乎息矣。谈阴阳者，气血是矣……阴阳又各互为其根，阳根于阴，阴根于阳，无阳则阴无以生，无阴则阳无以化，从阳而引阴，从阴而引阳，各求其属而穷其根也。"《素问·阴阳应象大论》云："阳化气，阴成形。"张景岳指出："阳动而散，故化气；阴静而凝，故成形。"可见"阴化"是静而凝成形体物质，是指气化过程中出现物质变化的现象，包括五脏六腑、四肢百骸以及筋、脉、肉、皮、骨等组织器官的形成。"阳化"是"动而散"的功能活动，是指在气化的过程中出现变化的现象，包括人的精神、意识、思维活动，以及各组织器官功能活动及维持其功能活动所需的能量。这些都说明了阴阳之间是相互依存，相互为用，相互制约，相互转化，消长平衡的。阴阳之间达到"阴平阳秘"，是维持机体生长、发展、壮大等一切生命过程的根本要求。

第二章
脾肾气阴两虚是老年病发生之根本

人体的生理功能与形态结构变化体现在气血阴阳的变化，具体讲气血阴阳是五脏六腑功能活动的物质基础，而气血阴阳失调是脏腑病机之纲。

第一节 脾与肾的功能

脾主运化，消化、吸收水谷精微。其升清功能使脾运化水谷精微到身体各部分，内而五脏六腑，外而四肢百骸、皮毛、筋骨，以营养周身的脏腑、组织器官。脾运化水谷精微功能不足，生化无源，脾为胃行其津液的物质基础匮乏，可产生以脾虚为主要表现的各种症状。生理情况下，胃"游溢精气"，脾"散精"，肺"通调水道"，小肠"分清泌浊"都依赖肾的蒸腾气化实现。先天禀赋不足，后天肾气亏虚或肾阴不足或年老肾气衰弱，肺、脾、肾发生病变，均以肾虚为病变中心。无论何种因素，均可致肾阴亏虚，虚火内生，灼津耗液。

第二节 脾肾气阴两虚在老年病的表现

老年人脾胃多虚，气血不足，脏腑功能衰退，则见气短、乏力、懒言、语言低微、纳呆，并有自汗症状。脾气虚，则升降失职，清阳不升，则水谷不化，若气虚较甚者，还会导致气虚下陷之证，如脏器下垂、腹泻、肌肉痿软无力等。脾虚，生化不足，不能统摄血液，则易出现皮肤紫斑、便血、尿血等证，老年女性还可有崩漏证及种种出血症状；同时，又会导致气虚加重，即所谓"气随血脱"。气虚血分不足，则易出现血虚诸证。血不养心，则心鼓动无力，故心悸；心主血，其华在面，心血不足，则面色㿠白而无华；肝藏血，其华在爪甲，肝血不足，则爪甲不荣；血虚不能养神，则易失眠多梦；肌肤失养，则毛发干枯、肌肤干燥；筋脉失养则肢体麻木。此皆为血虚、机体失养的病理表现。气为血帅，气虚影响血液运行，即所谓"气虚血瘀"。气血运行不畅，则经络失养，出现周身窜痛；气血瘀滞者，则出现胀满憋闷、疼痛，甚则出现紫斑、积聚，以及痹证等。这些是老年人发生多种急、慢性疾病的因素。朱丹溪在《格致余论·养老论》中指出："比及五十，疾已蜂起，气耗血竭，筋柔骨萎，肠胃壅瘀，涎沫充溢。"

精是生命活动的物质基础，其含义有二：一是禀受于父母的先天之精，这是生殖、生长、发育的基本物质；一是源于水谷精微，为后天之精。生命之形成，由精起始，如《灵枢·经脉》中说："人始生，先成精。"后天之精可补养先天之精，以促进人体的生长发育。故人体之精充盛，则生命力旺盛，长寿不衰；精不足，则生命力衰弱，导致体弱多病，甚至早衰。人至老年，阴精亏损是一个突出的生理、病理变化。精不足则不能濡养脏腑、经络，故会出现生理功能低下的种种衰老表现。精亏脑髓失养，故神疲健忘；阴精不能荣养五官九窍，则耳不聪、目不明、牙齿枯、毛发脱、性欲减退；肾精亏虚，髓海不充而发生脑转耳鸣，目眩昏冒；阴精亏损，肾不藏精，则形坏无子。阴精不足，则虚阳浮越，易引起阴虚阳亢诸证。如水不涵木，肝阳上亢之头晕头痛，急躁易怒；水火不济之心肾不交之证，如失眠、健忘、虚烦等。老年人脏器虚弱，津不足则无以濡润皮肤、腠理，在上则咽干、口渴；三焦气化不利，泌别失司，在下则肠燥便秘，小便频数，尤以夜间明显；在关节则活动滞涩；津液不得正常输布，稽留而为水肿，积于关节则肿胀，积于脏腑，则成湿痰；气化失职，则津液不得约束，在外则汗出；或见尿闭小便不通或点滴而下，在上鼻涕泪俱出、流涎。此皆老年人津液失调的病理特点。

老年病阴阳失调，主要表现在阴阳的虚衰方面。阴虚则无以制阳，虚阳偏亢，则生内热，临证表现多以津亏内热为主，如低热、颧红盗汗、咽干心烦、失眠、头晕、耳鸣、干咳、午后潮热、形体瘦小、便秘、舌红少苔、脉象细数等，甚则筋脉失养而出现的肢体颤动、步履不稳、舌光、色如猪腰等。阳虚则阴无以化，阳虚无力温养固护肌表，内不能温煦脏腑，可见畏寒怕冷、自汗、喘息、手足不温、精神萎靡、神疲嗜卧、食欲减退、大便溏泻、小便清长，或二便失禁、腰膝关节冷痛、浮肿、尿闭、阳痿阴缩、体虚胖而浮肿，甚则张口撒手、四肢厥逆，舌质淡而水滑，脉沉弱或沉迟无力或脉微欲绝。

临床实践中，老年人阴虚者较多，而阳虚者相对较少。正如朱丹溪在《格致余论·养老论》中所说："六七十后，阴不足以配阳，孤阳几欲飞越。"阴虚则阳气偏胜，故徐大椿指出，老人"阴盛者十之一二，阳盛者十之八九"。

第三节　脾肾气阴两虚是老年病难愈之症结

《医方考》曰："气化则物生，气盛则物壮，气弱则物衰，气正则物和。"气推动和调节人体内的新陈代谢，是构成人体的精微物质之一，也是人体生命活动的最基本的物质，故古人有"气聚则生，气散则死"之说。老年病气阴两虚证的形成除与先天有关外，与后天人们的生活习惯、心理和年龄等因素亦密切相关。随着人们物质生活水平的提高，食入较多高蛋白、高热量、高脂肪的食物，从而化火伤阴；老年忧愁多思，生活压力加大，"五志过极而化火"，则火热内生，耗气伤阴。《黄帝内经》言"年四十，而阴气自半也……年六十，阴痿，气大衰"，随着年龄的增长，人体的脏腑功能渐衰，气血津液渐少，加之年迈体虚，以气阴两虚为首要，故气阴两虚为老年病本虚之所在，也是老年病难愈的主要原因之一。

随着病情的发展，脾阴亏极致脾气虚，部分精微物质既不能上归于肺，亦不能输布于周身，而随浊气下流至肾，而肾阴本虚，固摄无权，便成溲而出；此时肺金输布乏源，脏腑所需精微物质更亏乏，纳谷不香，或虽多饮多食，但运化、吸收、转运、输布、调节无力，且不断下脱流失，周而复始，更加重脾的负担，使脾气更虚，形成恶性循环。久之，脏腑气血功能日渐衰败。

第三章
"毒"邪理论

第一节　痰为病理产物，又为致病因素

《说文解字》云："澶，水摇也。"古时"痰"作"淡"，在晋唐时如《脉经》《千金翼方》中均作"淡饮"，张仲景《金匮要略·痰饮咳嗽病脉证并治》中首次把人体内的津液作为病理产物，并将痰饮分为四饮——痰饮（狭义）、悬饮、支饮、溢饮。古代医家对痰是"水液"所化的代谢产物的认识是普遍而一致的。隋·巢元方在《诸病源候论·痰饮病诸候》中，除了用这一概念阐述四饮之外，还分论了"流饮""癖饮"。王永炎《临床中医内科学》指出：痰与饮都是水液代谢障碍所形成的病理产物，是痰概念不容置疑的全部内涵以及无形之痰的实体存在。而元·朱丹溪"怪病多属痰""痰火生异证"等，把痰的概念泛化出实体概念，明·张景岳《景岳全书》阐述"痰随气生，无处不到"，是"痰生百病""百病多兼有痰"的机制所在，在病因病机上突破了"水液"病理形成的实体范畴。

痰为老年病的主要致病因素。老年人多脏腑功能亏虚，脾肾气虚，易于外感，六淫邪袭，聚津生痰。风寒侵袭，肺失宣降而咳喘，寒湿困脾而失运化则乏力，水湿停于肌肤可水肿，阻碍气机而脘胀腹满；津聚成饮，燥结火灼热蒸，炼津成痰。由于现代社会，人们多住楼房，老人与子女分开居住，老年患者多独处寡居，可导致七情内伤，脏腑气机逆乱，津液失于输化，聚湿生痰或气郁化火炼液成痰。如清·李用粹《证治汇补》曰："内见惊怒忧思之扰……痰乃生焉。"脾胃功能亏虚，加之饮食内伤，饮食不节，恣食肥甘厚腻，损伤脾胃，脾不升清，胃不降浊，水湿停聚变痰浊。正如明·李中梓《医宗必读》所说："脾土虚湿，清者难升，浊者难降，留中滞膈，瘀而成痰。"津液代谢障碍皆可生痰，但主要与脾肾关系最为密切。

五脏损伤皆可生痰。在五脏损伤基础上变生痰浊，虽主责肺、脾、肾，但与心、肝、三焦亦相关，其五行生克，母子相连，相互影响。如心肾阳虚，津液温蒸气化不利，开合失司，水液停聚，变生痰饮，出现小便少、下肢水肿、面色晦暗；心肾阴虚，虚火可灼津生痰而出现烦热、手足心热、咳痰不爽、腰酸；消渴患者久病情志不舒，肝气郁滞，气不行津，阻滞气机，气滞痰阻则多为抑郁、胁腹胀满、口苦烦躁等常见症状。故明·张景岳云："五脏之病，俱能生痰，谷之化无不在脾，而痰之本无不在肾。"

清·沈金鳌《杂病源流犀烛·浊痰饮源流》有"脾为生痰之源，肺为贮痰之器""肾为生痰之源"之论。三焦为水液代谢之通路，三焦气化闭塞，津聚生痰。

痰既是体内水液代谢异常停聚而形成的病理产物，同时也可作为新的致病因素，导致更为广泛的病理变化。其致病特点则为遏阳性、凝滞性、流动性、阻塞性、兼杂性、多样性、严重性。其症状特性为广泛性、怪异性、重浊性、季节性，体现在冠心病、糖尿病中则为病症繁杂、病种众多、人群发病率高、病程长的特性。如清·沈金鳌所言："其为害，上至颠顶，下至涌泉，随气升降，周身内外皆到，五脏六腑俱有。"元·朱震亨说："痰之为物，在人体随气升降，无处不到，无所不至。"

痰由水湿津液凝聚而成为阴邪，故是水湿津液的凝化、浊化体。沉积于人体的某些部位，抑遏升气，甚则坠阳陷气，或使病邪沉积伏藏于脉络，难以清除。导致肢体、组织、脏腑、器官等功能障碍、感觉异常，亦是痰之重浊性的表现。清·何梦瑶："痰在四肢……或重浊……或不举……或心下如停冰铁。"痰浊犯阳，则阳气不振；犯阴可致阴精败浊，阴痿不长；痰浊犯及经络则其沟通、感应、传导等"行气血而营阴阳"等功能受遏；痰浊流窜于脏腑器官的腔窍、络脉、孙络、经脉，均可出现不同症状。如明·孙文胤《丹台玉案·痰门》"左瘫右痪，麻木蜷跛……或走马喉痹……或关格不通"，于脉道，可致经络痹阻，脉管作痛，面部麻木不仁等病症；于水道，可致癃闭、水肿等；于精道，可致遗精、不射精等；于头面诸窍及前后阴，可致耳聋、耳鸣、喉痹、鼻塞、白内障、二便不通等病症。痰浊阻滞的临床表现为"不通"，不通则局部气血津液不继、不荣，不通则痛，不荣也痛，"气虚不用，血虚不仁"，胶黏脏腑，可致脏腑气化受阻，隧道欠畅。这些正是消渴病并发肌痹、血痹、阳痿、肾病等所具有的特点。病情缠绵，病症迁延难愈，这正是痰之黏滞性的特征。故清·冯兆张说："故病有痰者，必淹延久。"

第二节　瘀亦为病理产物，又为致病因素

一、血瘀的概念

血瘀学说始于《黄帝内经》。瘀血名称，首先提出于《伤寒杂病论》。而翁维良明确指出其定义是"血液停滞不能疏通"，并就其瘀血证分为广义和狭义。张景岳所称"败血"等有形之血液瘀滞为狭义瘀血证。广义的瘀血证主要包括四个方向：①离经之血。②血流缓慢或血流阻滞，停积于脏腑经络。③污秽之血为瘀血。④内积之瘀血。印会河认为：血瘀既是疾病过程中形成的病理产物，又是某些疾病的致病因素。

二、老年病中的瘀血阻滞机制

瘀血贯穿于老年病的整个发病过程。其机制在于：①津血同源，互为滋生，阴血不足，脉道不充。②燥热又可消烁津液，耗伤阴血，血行不畅，瘀血停滞。③阴虚津亏，

伤及阳气，鼓动无力，瘀血内停。④多种慢性病缠绵难愈，久病入络，久虚入络，气血不畅而成瘀，此即"病久入深，营卫行涩"。

瘀血内结，郁久化热，热灼阴伤，则会导致或加重病证。就糖尿病而言，唐容川在《血证论》中说："瘀血在里而渴，血与气本不相离，内有瘀血，故气不得通，不能载水津上升，是以口渴。瘀血去则不渴也。"瘀血气滞，水液代谢障碍，津不得布，水和精微不得濡养脏腑、经络、四肢百骸，反随小便而去，发为消渴。瘀血是糖尿病常见的病理产物和致病因素。血瘀证在糖尿病中具有普遍性，文献报道其发生率为50%～77.7%。研究表明，微循环障碍存在于糖尿病的早、中、晚各期，持续的高血糖常造成微血管特异性障碍，还可促进动脉硬化，并存在血液流变学改变和血液凝固性异常，这亦成为"消久必瘀"的有力佐证。有研究表明糖尿病血瘀证患者甲襞毛细血管视野模糊，管祥不整齐，粗细不均匀，管祥畸形及管祥迂曲扩张的数量明显多于正常人。也有研究发现该类患者的全血黏度、血浆比黏度、血沉、体外血栓长度、湿重、干重、血小板黏附率及纤维蛋白原等多项指标均高于正常人。

三、糖尿病血瘀证临床特征

头痛、心前区疼痛、双侧肢体麻木疼痛、皮肤瘙痒、下肢水肿为糖尿病血瘀证的常有症状；舌质暗，舌体有瘀斑、瘀点，舌下静脉曲张，表现了瘀血证的共性；视网膜微小血管瘤形成、出血、增生，反映了糖尿病瘀血证的特性。

第三节 毒邪亦为老年病的病理产物及致病因素

一、毒邪及来源

在古代医药典籍中"毒"具有多重含义。有医家将"毒"作为致病因素，如《黄帝内经》中的"大风苛毒"，《金匮要略·百合狐惑阴阳毒病脉证治》的"阴阳毒"等。孔颖达疏"毒者，若恶之物"，这里的毒实际上指有害物质，姜良铎将"体内不需要乃至有害于健康的物质同归于内生之毒的范畴"。可见，毒之本意是指对人体有害的物质或致病因素，毒邪的性质和来源主要为以下两个方面。

1. 邪之甚者为"毒" 《素问·五常政大论》王冰注："夫毒者，皆五行标盛暴烈之气所为也。"刘完素《伤寒直格·主疗》云："凡世俗所谓阴毒诸证者，从《素问》造化验之，皆阳盛亢极之证，但蓄热极深在内，而身表有似阴寒也。"这些论述说明邪气偏盛化毒，不但可导致阴阳偏盛之证，甚至邪气至极还可导致真寒假热现象的出现。"毒"是邪气阴阳偏盛，或者阴盛，或者阳盛的产物，从而对人体产生很大的危害，使人体各脏腑机能失去阴阳平衡，最后导致疾病产生。

2. 邪之蓄积蕴久为"毒" 尤在泾云"毒者，邪气蕴蓄不解之谓"，清·沈金鳌《杂病源流犀烛·阴毒阳毒源流》云"然邪在阳络，久而炽盛则为毒，故有阳毒之病。盖阴毒云者，乃寒邪直中阴经，久而不解，斯成毒也"，说明如果邪气长时间蓄积于人体内留而不走，久而不去，同样可以化毒，对人体造成严重危害。

二、内外毒邪合而为病

初始因饮食失节，损伤脾胃，水湿内停为痰，血凝为瘀，痰瘀交阻，浊毒内生而成具有毒害作用的病理产物。如果浊毒未得到有效的清除，必胶着黏着于阴血之中，以致化热酿致毒邪，相夹为患而生痰浊瘀毒，又可致病证加重，两者互为因果，此类患者正气不足，又易复感外毒的侵袭，形成恶性循环，致病缠绵难愈，变证蜂起。

随着社会的发展，人们也不断发现：外感邪毒对人体的伤害也是发生内伤疾病的一个重要因素。如病毒感染、化学污染等因素与当今人类糖尿病、高脂血症、肿瘤、尿毒症等的发病率的显著上升有密切关系。因此，老年病的许多疾病不外乎先天肾不足，后天脾胃亏虚，饮食损伤，七情失调，致损脾伤肝，脾肾亏虚，气血壅滞等内因致毒；亦有外界毒邪加重为害之因素。

三、毒邪致病病机

毒邪致病，因毒致虚。《黄帝内经》云："邪气盛则实，精气夺则虚。"毒邪深伏体内或复感毒邪、毒邪侵袭，如感受外来病毒、电离辐射、化学物质、药物等多种毒邪，均可致病。若毒邪过盛，正气不足以抵抗，毒邪侵入，损害机体；若毒自内生，蕴久化热，毒热炽盛，伤及脏腑。毒邪内蕴，壅结脏腑，由表入里，瘀滞骨髓。毒邪随内而发，髓不化血、脏气不足则正虚，日久耗伤阴血，阴损及阳，致阴阳气血均虚。

四、毒邪致病特点

毒邪致病，由于毒邪来源、毒力大小、滋生条件、病损部位、兼夹他邪以及患者体质的不同，临床表现各异。由于毒邪多具有内在的、共同的病理基础，故不论毒邪外感、内生，均具备许多类似的临床特征，如：①暴戾性。②顽固性。③多发性。④内损性。⑤依附性。毒邪的特点，体现了许多慢性病，如糖尿病、冠心病、尿毒症等的病情顽固，病期漫长，易于反复，难以根治，病变广泛，临床表现多样，易犯内脏，多脏同病，易伤正气，易感外邪以致后期病情危重之特点。

第四节　老年病痰瘀致毒的机制

痰、瘀、毒皆为多种老年疾病的病理产物。毒邪常以气血为载体，无所不及，壅滞气机，败伤血分，又善入津液，酿液为痰，而痰浊、瘀血蓄于体内，久则生毒，故互为因果，相兼为害。

一、痰饮与毒邪

痰浊为内伤疾病的病理产物。痰浊蕴久化热而成毒是谓痰毒。毒邪侵犯机体，在其致病过程中，又可化生痰饮，形成痰毒交夹。痰成之后，又助毒势，痰毒相互交结，使病情加重。

二、瘀血与毒邪

瘀血之证是内伤疾病病理产物。瘀可化毒，毒可致瘀，久病多瘀，瘀血蕴蓄日久而成瘀毒。毒邪致瘀血机制有六：一是毒邪煎熬熏蒸，血被煎炼为瘀；二是毒邪伤络，血溢成瘀；三是毒邪伤津耗阴，阴伤血滞为瘀；四是毒壅气机，血脉凝滞；五是热毒损脏，血行失司；六则阳弱气虚，血行凝滞，瘀阻脉内，毒邪内生。综上所述，毒邪致瘀的病理过程是多方面的、综合性的。若在内有瘀血的情况下，阳热毒邪或阳虚寒毒皆易与之纠结，与毒瘀交结为患。

三、痰浊瘀毒为患的演变规律及临床特点

老年疾病的发生与外感邪毒及痰湿、水饮、瘀血等病理产物的代谢失常密切相关，而邪毒、痰湿、水饮、瘀血均可视为"浊毒"。浊毒之邪，不仅具有胶着壅滞的特点，亦因其毒邪性烈、善变，可直接伤脏腑。浊毒蕴热，上可灼肺津，中可劫胃液，下可耗肾水，可扰入血络，壅腐气血，或毒瘀血络，灼伤血脉。

第五节　老年病痰瘀致毒的规律——由痰浊致毒

初始病机多为壅滞之气内郁血分而成痰浊。早期阶段多单纯以痰浊为主，逐渐内蕴化热，耗伤人体的气血阴津。随着疾病的发展，则以痰浊血瘀内蕴并成毒为主，且两者常相互影响，不仅耗气伤阴，还可内伤脏腑而再生痰浊，使肾不固藏，精微泄露，或浊毒难泄。这个过程对于机体来说，是一种慢性渐进性的损害，临床表现如下。

1. 隐匿阶段　隐匿阶段以壅滞之气助生痰浊瘀血为主要病理变化，此阶段往往临床症状不明显，或无症状，或仅伴有动辄心悸、胸闷、口干多饮、尿浊多沫，或尿液黏浊等临床症状。

2. 显现阶段　此阶段病理变化为浊毒内蕴或化热，多伴有伤阴热毒内炙，临床常见胸痛、口干苦黏腻，乏力，头身困重，大便不爽或干燥，舌暗红，苔黄腻或燥，或伴有皮肤及外阴瘙痒，或伴疔疮肿痛或潮热。

3. 变异阶段　痰浊瘀毒随气机升降，因毒邪性烈善变，可直伤脏腑，继而损害脏腑气血，成为疾病发展变化的病理基础和浊毒致病病机的重要环节。痰浊瘀毒缠绵难愈，迁延日久，败坏形体，是引发多种并发症的重要因素，随痰浊瘀毒所伤脏腑经络的不同而呈现诸多相关变证。

第六节　老年病痰瘀致毒临床特点——虚实夹杂

内毒为机体代谢失常的病理产物，正常状态下机体可以及时和有效地排泄体内毒性物质。若老年人机体正气内虚，解毒排毒能力下降，则浊毒易停滞于内，亦即痰浊瘀毒内蕴。若伴随气阴本虚，基于浊毒内蕴脏腑，尤易化热、化燥，呈现虚实夹杂之证的病机特点。此外，痰浊瘀毒亦可因耗气而伤阳，或阴损及阳，导致阳虚或阴阳两虚而见虚实错杂之证。

第七节　痰浊瘀毒兼杂顽恶——老年内伤疾病之核心所在

老年内伤疾病本因脏腑本虚，再加痰浊瘀毒损伤，气机升降失调，水湿停滞不化，脉络壅滞，易再生痰浊瘀毒，进一步耗灼气血津液，促使气血津液之生成、输布代谢紊乱，形成恶性血循环障碍；又因浊毒积甚可酿生火毒，常与其他病邪相间为恶，如有外邪相助则变邪毒，与瘀毒相兼变瘀毒，与痰相混则生痰毒等，并随毒损脏腑脉络之部位不同，而使并发症丛生。

一、脑卒中

痰浊瘀毒邪之至，疾如风雨，猝然伤人，而致昏仆跌倒，发为中风。或为气虚，鼓运无力，至血行不畅，更易与痰浊互结化毒；或为阴虚火旺之人，肝肾阴虚，水不涵木，肝阳上亢，阳化内风，风火灼津生痰，加之风阳上亢，气机逆乱，痰瘀蕴结于脑，不得外泄，化生内毒，损伤脑络，发为卒中。痰瘀可以化火、化毒，痰瘀互结更易产生内生毒邪，后者既是病理产物，又是中风发病的主要致病因素，是中风发病最直接的致病环节。从现代医学生物学基础上讲，脑缺血时产生了大量的自由基和代谢物质，超过了机体自身对这些物质的清除能力，即成为有害物质。兴奋性氨茶碱的毒性作用、一氯化氮的神经毒性作用、血小板壁的代谢物质血栓素过多的释放、自由基和某些细胞因子毒性损伤等，均与中医中风之毒邪的认识有一定的相通之处。

二、心血管病变

中医认为动脉粥样硬化的形成，概言之是"无邪不有毒，热从毒化，变从毒起，瘀从毒结"。胸痹多为气虚及心，心阳虚衰，或心阴亏虚之本虚证。痰饮、瘀血作为津液代谢的病理产物，其本身皆能化毒为害，形成痰毒、瘀毒，且精血同源，痰瘀相关，毒、痰、瘀三者相互促生，形成恶性循环，以毒为引发关键，以痰瘀为有形之病灶，正与现代医学因炎症而致动脉粥样硬化灶相吻合。动脉粥样硬化的主要发病机制主要围绕三种学说：脂质浸润学说、血栓形成学说和损伤反应学说。近年认为动脉粥样硬化的临床表现符合炎症的普遍规律。在这一过程中，内皮细胞损伤、巨噬细胞参与和血管平滑肌细胞增殖始终是构成动脉粥样硬化病灶的三个要素。三者通过化学因子、细胞因子和生长因子，相互促进，相互作用，使其发生发展。淋巴细胞作为一种重要辅助细胞，引起该病灶内的免疫反应。氧化修饰型低密度脂蛋白（OX-LdL）、脂多糖（Lps）作为一种刺激因素也参与了这一过程的发展。炎症学说所提及的各种病因及介质，均可归于中医毒邪学说的内毒与外毒。动脉粥样硬化发病是炎症的刺激形成动脉粥样硬化灶，即毒邪致病，亦可因毒而成痰成瘀。

三、糖尿病

糖尿病初始时以阴虚燥热为先，或起初即见痰热盛之证，在病变发展到一定时期，则阴损及阳、气阴两虚，而随着病情的发展，痰、瘀、毒等标实之证更加凸显。消渴日久，其阴亏耗，脏腑功能失调，水饮、痰浊、瘀血等病理产物，阻滞络道，致使络中之津不能渗出脉外，络外之津亦不能还于脉中，津液聚集化生痰浊，或瘀血积聚，化生浊毒，若浊毒日久不解，入络或浮伏于内，耗劫脏腑经络气血，变生百病，如雀目、疮疡、中风、肺痈、瘙痒、疼痛、麻木、水肿等。如《素问·逆调论》指出："营气虚则不仁，卫气虚则不用，营卫俱虚，则不仁不用。"清·张璐《张氏医通》中进一步指出："麻则病痰病虚，木则全属湿痰死血，一块不知痛痒，若木然似也。"故痰瘀毒交杂为病，痹阻肢体关节而生麻木、疼痛等症，缠绵难愈，迁延日久，败坏形体。现代医学证实，高血糖、高血钙、高血液黏滞在糖尿病并发症中起着重要的作用，是糖尿病导致各种代谢紊乱、血液流变学异常、神经血管损害、神经营养障碍的原因所在。高血糖即糖毒，可化痰生热，高血脂即脂毒，血脂性质黏滞，均可视为痰浊之毒，高血黏导致瘀血形成，而痰浊、瘀血聚积日久可产生浊毒而致其周围神经病变发生。

四、肿瘤

瘤是瘀血、痰滞、浊气停留于人体组织之中而产生的赘生物。其临床特点是：局限性肿块，多数生于体表，发展缓慢，一般没有自觉症状，长期不易消散。瘤的发生原因，薛己认为"夫瘤者留也，随气凝滞，皆因脏腑受伤，气血乖违"，说明瘤是内脏功能失调而引起的一种疾病。气瘤是肺的功能异常，气机郁结；血瘤是心的功能异常，血络纵横丛集；肉瘤是脾的功能异常，痰聚肉里；筋瘤是肝的功能异常，筋脉曲张；骨瘤是肾的功能异常，骨络瘀阻。因此，瘤的发生由脏腑功能失调，气血逆乱，从而导致瘀血、浊气、痰凝，热毒留着聚结而成。

五、肺系疾病

肺脏系统由肺叶、肺系、肺窍、肺经以及皮毛五个部分组成，与大肠相表里。肺位于上焦，主气，司呼吸，为水之上源，主宣发肃降，主行水，朝百脉，主治节。在生理状态下，肺对人体的水津、气血运行起着重要的调节作用。肺气的宣发作用可将津液和水谷精微敷布周身以充养四肢百骸，司腠理之开合以御外邪之侵犯及调节汗液的排泄。

同时，肺之肃降使体内水湿下输膀胱。肺叶娇嫩，不耐寒热，上通于鼻窍，外合皮毛，与外界相通，是大气出入的通道，容易受到诸邪的侵犯，故有"娇脏"之称谓。此外，因肺脏质地空虚，内如蜂巢，上连气道，与咽喉相通，是一个以幽微难见、以通为用为特点的气液通道系统，故生理上为"清虚之脏"。外感六淫、毒邪，以及内生邪气犯肺，使肺的宣发肃降功能失司，则水湿停聚成痰；或外邪侵袭，肺气受阻，气郁化热，热灼津液成痰；肺气虚不能输布津液，聚而成痰，引起血液运行不利，产生瘀血。久之由表及里，津气虚损，由气分逐渐波及血分，毒邪内生，气血津液代谢失调，内毒伤肺，肺失宣降，连及他脏，进而脏腑实质受损，由功能障碍发展为器质病变，病理性质以虚实夹杂为主。总之，毒邪所致肺系疾病以痰瘀内阻、毒邪壅滞玄府、气液宣降失常为基本病理，以咳喘有痰、呼吸不利、憋气、水肿、尿少、紫绀为主要临床表现。

六、骨痹

老年骨痹主要是由于脾、肝、肾三脏亏虚，及其他致病因素导致邪气阻滞，脾失健运，聚湿为痰，因痰致瘀，由瘀致痹，肝肾亏虚，日久则骨枯髓减，发为骨痹。《灵枢·经脉》曰"足少阴气绝，则骨枯……骨肉不相亲……骨先死"，《素问·痿论》曰"肾主身之骨髓……则腰脊不举，骨枯而髓减，发为骨痿"，指出肾虚是骨痹发生的关键因素。《黄帝内经》和《三因极一病证方论》分别提出"痰致痹痛""因痰致痹"等观点。陈士铎在《辨证录》中则着重强调"治痹必治痰"，《诸病源候论》云"诸痰者，此由血瘀壅塞……故能痰也"，指出"痰瘀同病"。《脾胃论》曰："脾病则下流乘肾……是为骨蚀，令人骨髓空虚。"脾为气血化生之源泉，脾病日久，运化失司，则气血乏源，脾又主湿，聚湿为痰，痰阻脉络则为瘀，髓海失养，则骨枯髓减，亦可致痹，此即"因痰致虚"。清·王清任《医林改错》中提出"元气既虚……血管无气，必停留而瘀"，指出在老年人肾气肾精不足之后，气血运行不畅，易形成瘀血，导致痹痛。肾主先天，主骨生髓，脾主后天，化生气血，肾虚则骨枯髓减，脾虚则气血生化乏源，健运失司，聚湿生痰，日久则因痰致瘀，由瘀致痹，痰瘀互结，久而化毒，毒结关节，关节变形，红肿热痛，肝血亏虚，筋骨失养，骨痿髓空，变生疼痛。脾肝肾三脏亏虚、失调，健运失司，聚湿生痰，因痰致瘀，由瘀致痹，毒结关节，筋骨失养，骨肉不相亲，乃至髓空骨枯。

第四章

辨证思维特点

第一节 整体辨证，个性治疗

辨证论治是中医认识疾病和治疗疾病的基本原则，是中医独特治疗体系的具体体现，是中医学治疗的核心，也是中医学极其重要的组成部分，并贯穿于治疗、预防和康复等医疗保健实践过程。

一、中医理论是辨证论治的坚实基础

1. 辨证论治 其具体体现是理法方药。"理"是指中医理论，"法"是指治疗法则，"方"是具体方剂、方名，"药"是指用的中药。如果把它们结合起来，则"理"是贯穿在法、方、药三个方面之中，起主导作用，并占首要地位的。理、法、方、药不可截然分开。

2. 整体观念 中医理论最大的特点是整体观念，它通过阴阳、气血、脏腑、经络、五运六气等，把人体的生理与病理、内与外、上与下、器质与功能、精神与物质，甚至机体与外界环境等都统一为一个整体。例如，"肺"居胸腔，主气，其华在毛；鼻为肺之窍，主呼吸与知香臭（上）；与大肠相表里，下络大肠（下）；藏魄，其志为悲（忧）；色白，如华盖；主呼吸，朝向百脉，主通调水道（生理）；诸气膹郁，皆属于肺（病理）；在季节属秋，等等。举此一脏，余脏不多述，可见五脏并不仅是形态上的分类，而是用这种归纳法把人体的功能、器官、上下、内外、生理、病理等统一起来，并通过它们把机体与外界环境统一起来，并以这个整体来考虑问题。如在临床上，有些年轻女性，有月经前流鼻血之症，中医称之为"倒经"，运用调气、活血通络的治法，在月经前服药，来月经时则"倒经"症状消失。这就是中医从整体出发，认为病变虽然发生在上（鼻），而与下的关系非常密切，上部不该出的血（鼻出血），与下部该来而不来的血（月经），是统一的一体。经中医理论分析而诊为倒经之病，治疗从整体考虑，采用了上病下取，以调经法则而治愈。所以临床上应用辨证论治时，对某一局部症状或某一精神症状，某一脏腑症状或某一功能障碍，都必须从整体出发，全面考虑。

3. 动态变化观 中医学运用阴阳五行、五运六气、经络、脏腑、气血津液等学说，认为天地间一切物质都是在不停运转变化着的。当然，人体的生命现象也是在一刻不停

地新陈代谢中有规律地运动、有制约地变化着，在一定条件下维持着机体的动态平衡。如《素问·天元纪大论》曰"动静相召，上下相临，阴阳相错而变由生也"。而《素问·六微旨大论》曰"亢则害，承乃制，制则生化"，揭示如果太多，则疾病不停地传变转化，如果使其条件改变，恢复其"承乃制，制则生化"的功能，使之向有利的方面改变，则病变在动变、制化中诱导其向自愈的方向转变，达到"阴平阳秘"的目标。如2020年的新型冠状病毒肺炎，在全国肆虐，中医专家们依据所在的地区环境及患者发热、周身困乏、腹泻、甚则气喘气短的症状，制定了散寒宣肺祛湿、清泻肺热、回阳救逆等治法，不是直接抗病毒，而多是在改变机体的阴阳平衡，提高自身的免疫力，维持机体在一定条件下的动态平衡，以至痊愈。正如《素问·至真要大论》曰："谨察阴阳所在而调之，以平为期。"

不仅如此，中医还注意其性质变化。也就是说，不仅病邪不同可以引起不同疾病，即使病邪相同，有时也可以出现不同的疾病。病邪虽同，从化各异，从阳化热，从阴化寒。如在同一地方，感受邪气相同的三个患者，由于体质不同，体内的阴阳虚实不同，病证可出现不同表证，或为太阳表实证，或太阴里寒证，或风温卫分证，也就是"从化各异"。而也有许多不同的疾病，在其发展变化过程中，出现大致相同的病机，表现为大致相同的证候，因而采用大致相同的治法和方药来治疗。如胃下垂、肾下垂、子宫脱垂、脱肛等不同病变，其病机的关键是"中气下陷"，可表现为大致相同的证（中气下陷证），故皆可用补中益气汤来治疗。正所谓"证同治亦同，证异治亦异"，这是辨证论治的精神实质。

二、辨证与辨病相结合

辨证与辨病都是认识疾病的思维过程。"病"即疾病的简称，指有特定的致病因素、发病规律和病机演变的一个完整的过程，常常有较固定的临床症状和体征、诊断要点及鉴别点。疾病反映的是贯穿一种疾病全过程的总体属性、特征和规律。如感冒、胸痹、消渴、积聚等，皆属疾病的概念。

而"证"，是对疾病过程中一定阶段的病因、病位、病性、病势等病机本质的概括，如脾肾两虚证，病位在脾肾，病性为虚。证是病机的概括，病机是证的内在本质。证所反映的是疾病的本质。而证候，即证的外候，是指疾病过程中一定阶段的病因、病位、病性、病势等本质有机联系的反映状态，表现为由临床可被观察到的、由一组相对固定的、有内在联系的、能揭示疾病某一阶段或某一类型病变本质的症状及体征构成。如食少纳呆，腹胀便溏，倦怠乏力，腰膝酸软，面黄少华，舌淡苔白，脉沉尺弱，属于脾肾两虚证的证候表现。证具有个体差异性、时相性、空间性和动态性特征。

而"症"，即症状与体征，是机体发病时表现出来的异常表现，包括患者所述的异常感觉与医生所诊查到的各种体征。如恶寒发热，恶心呕吐，烦躁易怒，舌苔脉象等，都属于症的范畴。症是判断疾病、辨识证的主要依据，是疾病的表面现象甚至假象，未必能完全反映疾病和证的本质。同一个症状，可由不同的致病因素引起，其病机不尽相同，也可见于不同的疾病和证中。

因此，胡晓灵医师认为辨证与辨病都是认识疾病的思维过程。辨病侧重对贯穿疾病全过程的基本矛盾认识，辨证则侧重对疾病当前阶段主要矛盾的把握。临床实践中，她强调在"辨证论治"的同时，还应注重辨证与辨病相结合，运用辨病来确诊疾病，如对感冒的病因、病变规律和转归预后，有一个总体的认识；而运用辨证思维，根据感冒的季节，得病患者的体质，及当时的临床表现和检查结果来辨析其目前处于病变的哪一阶段或是哪一证型，从而确定每一个个体当时的证，据"证"确定治疗方法和处方用药。如感冒的辨证治疗，或辛温发散，或辛凉透表，或益气解表，或益气解表清热等方法。对于一些一时难以确诊的病证，如新型冠状病毒肺炎早期，西医诊断不是很明确时，发挥中医辨证思维的优势，根据当时时令、节气、患者的临床表现辨析出证，随证施治，可以取得较好的效果，正如《黄帝内经》所言"谨守病机，各司其属"。辨证论治则体现了《伤寒论》所言"观其脉证，知犯何逆，随证治之"。

第二节 治病求本，重视脾胃

"治病必求于本"首见于《黄帝内经》，已指导中医临床诊疗数千年。历代医家根据自己的临床实践，对"本"做出了各自不同的解释。现就胡师"脾胃为本"的认识加以阐述。

人之本者，先天者责之于肾，后天者求之于脾。明·薛立斋强调"人以胃气为本"。李中梓"肾为先天本，脾为后天本"之论为大多数中医人接受。胡师认为"治病必求于本"当求其后天之本——脾胃，即宜时时顾护脾胃之气。脾胃为后天之本，气血生化之源，脾胃受病，其余脏腑均受影响。"一有此身，必资谷气，谷气入胃，洒陈于六腑而气至，和调于五脏而血生，而人资之以为生者也"，说明治病时须不忘此"本"。正如《黄帝内经》曰："大毒治病，十去其六；常毒治病，十去其七；小毒治病，十去其八。"此则告诫后世，凡治病中病即止，不可过剂，若过则首伤脾胃。因中药的给药途径十之九为口服，脾胃受之。假使脾胃运化转输功能失调，水液尚不能转输，此"毒"又怎能直达病所？

如仲景之桂枝汤为外邪所伤太阳中风证而设，但其中加用大枣、甘草以养胃，更兼啜热稀粥助胃气、生津液以发汗。考究被奉为"方书之祖"的《伤寒论》发现，其113方中含甘草者70首，有大枣者40首，且方后多附饮食调护之法。李东垣认为，脾胃为后天之本，气血生化之源，是元气来源之一，也是人身生命活动的动力源泉，突出强调了脾胃在人体生命活动的重要作用。脾胃之气充盛，化生有源，则元气随之得到补充而充盛，方能保证后天气血调和，外邪不可内干，故保命而全形；反之，若脾胃之气衰，则元气得不到充养而随之衰退，正气内虚，外邪乘虚而入伤及五脏六腑。李东垣提出了"脾胃内伤，百病由生"，"诸病以脾胃而生"，脾虚则"气促憔悴""血气虚弱""皮毛枯槁"等观点。李中梓论述脾胃为后天之本时言："盖婴儿既生，一日不再食则饥，七日不食，则肠胃涸绝而死。经曰：安谷则昌，绝谷则亡。犹兵家之饷道也，饷道一绝，万众立散，胃气一败，百药难施。"因此，脾胃气衰是导致衰老发生的主要原因，维护后天之本，只要元气充足则百病不生。

由此，胡师提出固护胃气应注意以下几点：①诊察疾病必问胃纳、二便如何。②对于危重之病，用药应注意脾胃之功能，积极调治。③对急症者，亦切忌恣意攻伐，应兼顾脾胃；若用攻伐之品，也要适量加健脾调气之陈皮、鸡内金、砂仁、麦芽等。④对于慢性病，久病体虚者，治疗更应治本为先，重在脾胃。⑤对于小儿用药，亦应注意攻补的分量，同时注意使用山楂、麦芽、鸡内金之助消化吸收之品。⑥脾为"中土"，为枢纽，四季饮食不同，以顺应四时，五谷六气、瓜果蔬菜皆有时令，不违其时，方能益身保生，延长生命。

第三节　气血同调，痰瘀同治

一、气血（阴）乃人体之本

气血乃人体阴阳之主要组成部分，受历代医家重视。《素问·调经论》曰"气血正平，长有天命"，指出了人的根本乃气血。气的温煦、血的濡养，维持着人体五脏六腑、四肢百骸的正常生理功能。津血同源，如《灵枢·痈疽》曰"津液和调，变化而赤为血"，《章太炎医论》云"萦绕于人之一身，使营养不匮者，血与津液而已，所自有者唯血与津液也"，说明人赖气血津液的荣养，气血津液的运行赖脏腑的运化，心主血脉，肺主升降，肝主疏泄，脾主运化，肾主蒸腾气化，使五脏六腑功能正常，气血津液输布如常，而四肢百骸各行其职，而度百年。

二、气血本虚或失调，痰瘀致病

《素问·举痛论》曰："余知百病生于气也……思则气结。"《景岳全书》曰"凡病之所虚所实，为寒为热……则止一气字足以尽之"，"所以病之生者，不离乎气，而医之治病，亦不离气；但所贵者，在知气之虚实乃气所从生耳"。《医学入门》曰："人知百病生于气，而不知血为百病之胎也。"王清任有云："无论外感内伤，要知初病伤人何物……所伤者无非气血。"故生理上气与血互根互用，病理上亦互相影响。如《素问·调经论》曰"五脏之道皆出于经隧，以行血气，血气不和，百病乃变化而生"，说明疾病发生源于气血的变化，气血失和是疾病产生的根本原因。

胡师认为，血之与气，两者皆要。万物之用即为万物受损之机。故人之所有者，唯血气也。气血荣养周身，无处不用，无处不到。若外感内伤，则气血首当其冲。若脏腑功能失调，气化不利，化物不全变生污秽，水停不行生成痰浊，经脉闭阻，孔窍不通，纳垢藏污，皆为痰浊之所生之机。而久病、难病多夹瘀。瘀之病因病机相当繁杂。胡师认为，瘀证本源为血，以血为纲，以气为要。她认为瘀血的成因不只因气滞血瘀、气虚血瘀，而气滞、气虚而致血停、津液停滞也可成痰，血热、血寒皆有血凝，津液凝滞亦可为痰。所以痰瘀之成因，虽言之有别，但几多相同，只因考虑的侧重面有别而已。然而血瘀之论当以"血病"为纲，痰饮之病当以"津病"为纲，而津血本同源，故当同病，同病则痰瘀同生。

三、痰瘀互为因果，相互转化，共同消长

1. 津液的生成、输布和排泄都赖于气的升降出入，都离不开肺、脾、肾、三焦、膀胱的气化功能，一旦瘀血发生，留而不去，脉络不畅，气机升降失常，津液停聚而成痰浊；反之，五脏六腑的升降输布、运化津液、化生气血功能不利，生成水湿痰浊，停阻脉络，而变生瘀血。

2. 痰瘀互相转化。痰饮和血瘀均是病理产物和致病因子，同源而异物，异名而同类，有其同一性和特殊性，故痰能转化为瘀，瘀也能转化为痰。唐容川《血证论》曰"血积既久，亦能化为痰水"，"瘀血化水，亦发水肿"。如中药中许多药既有化痰作用，又有活血作用，如《本草求真》谓白僵蚕为"祛风散寒，燥湿化痰，温行血脉之品"；《得配本草》谓白芥子可"通经络，散水饮，除疟癖，治咳嗽"。也有些活血之药既有活血化瘀作用，又有化痰作用，如《神农本草经》曰桃仁"主瘀血、血闭癥瘕、邪气、杀小虫"，《本草分经》谓桃仁可"破积消痰"。

3. 痰瘀共同消长。痰瘀同是致病因素，其消长与疾病的转归是密切相关的。其消长过程，即为疾病的进退变化过程，痰滞则血瘀，血瘀则痰滞，相互作用，恶性循环，胶着难解，导致多种病变迁延难愈。这在许多疾病如冠心病、脑卒中、糖尿病并发症、痹证、脂肪肝、肺心病等病变中充分体现。因此，在治疗疾病中，当两者兼顾，或以化痰为主佐以化瘀，或以化瘀为主兼以化痰，或两者兼治。当然这要据痰与瘀的偏盛偏衰而定，以使痰瘀共同消退。不过，无论以治痰为主、治瘀为主、或痰瘀同治，都不能忘记加用调气、理气之品，以其可达到事半功倍的效果。如在冠心病心绞痛的治疗中，痰瘀为标，气阴为本，治疗中用宣痹通阳、化痰活血之瓜蒌、薤白、半夏、丹参、桃仁、红花、当归、川芎，伴阳虚者加桂枝或肉桂，伴气阴两虚者加太子参、沙参，适当加理气之延胡索、佛手、郁金、陈皮，及山楂、鸡内金、砂仁等品，效果更佳。

四、气血同调，痰瘀同治中的注意事项

在跟师学习的过程中，胡师对国医大师沈宝藩教授的"痰瘀同病""痰瘀同治"的学术思想有了较深刻的理解，在临床时强调要注意以下几点。

1. 首先要分清气血之实、虚，这牵扯到气血之标本之分。如气虚则补气，气滞则理气行气。如为气虚所致生痰生瘀，则补气调气、化痰瘀，标本同治。如气滞痰瘀阻闭，行气理气，助力痰瘀皆去。当然如气虚者，行气之品不宜太多太猛，而气滞之证，不宜过用补气升气之品，以防适得其反。

2.痰瘀同治之时，当分清痰瘀彼此所占的轻重、主次，以确定化痰与祛瘀药之分量不同。

3.痰瘀同治时还应分清其病所在。沈老认为，其部位不同，用药当不一样。如痰瘀在心脉者，用瓜蒌薤白半夏汤；若痰瘀痹阻于心肺，用葶苈大枣泻肺汤加减。

4.痰瘀同治，不宜急于求成。正如沈老所说，痰瘀同属阴邪，多为久病、难病，而痰湿性黏滞，难取速效，故当缓图，确定正确辨证处方，服药无不适，则守法守方，需较长时间方可奏效，且能巩固疗效。

5.痰瘀同治当分清标本、虚实、寒热。痰可是热痰、寒痰、虚痰、实痰，瘀可是寒凝血瘀，可是热迫血瘀等。故沈老强调：在急性期，攻邪不伤正，中病即止，根据证情选用化痰、涤痰、清痰、逐饮、破血、活血之品；而病久者，或缓解期，注意扶正固本之品，可据证选用益气、助阳或养阴补血，活血则选用益气养血通络之品，化痰者多选健脾化痰或润肺化痰之品等。

6.胡师还强调，治疗此类患者还应注意饮食不宜辛辣生冷、膏粱厚味，以避助湿生痰、碍气成瘀之患。

第五章
养生之根本

　　《黄帝内经》是中医四大经典之首，是我国医学宝库中现存最早的一部医学典籍。她以生命为中心，叙述了天文、地理、历法、生物、心理等知识，并应用最初始的唯物论和辩证观、系统观的思想对人体解剖生理病理及疾病的诊断、治疗、预防做了全面的阐述，建立了中医学独立的理论基础。所谓养生，就是保养生命，采取各种方法，使人体达到健康长寿的目的。养生理论最早在《黄帝内经》中记载，并占有极其重要的地位，是《黄帝内经》理论科学的重要组成部分，可以说是养生的圣典，历代医家养生之道，养生著作皆源于此。

　　《黄帝内经》有关养生的观点散见于多篇中，以《上古天真论》《生气通天论》《宝命全形论》《四气调神大论》为代表。

第一节 《黄帝内经》对生命的认识

一、阴阳是生命的根本

　　《素问·阴阳应象大论》指出："阴阳者，天地之道也，万物之纲纪，变化之父母，生杀之本始，神明之府也，治病必求于本。"其意是说，阴阳是宇宙万物存在和变化的根本，阴阳的变化规律是宇宙万物的纲纪，万物产生与消亡的原因。万事万物神妙莫测的变化，是阴阳运动的结果。每一个事物都是由阴阳构成的，其性质是由阴阳来决定的。如每个人的性格都有阳刚的一面，也有阴柔的一面，每一个可以在阴阳之间收放自如的人就是一个阴阳平和的人。阳主"动"，升散而化气成为天；阴主"静"，凝聚成形而为地。阳能生万物，太过亢盛会使万物焦枯而杀万物。阴能长万物，太过阴柔就会令万物凝固而封藏万物。

　　《素问·阴阳应象大论》指出："天地者，万物之上下也；阴阳者，血气之男女也；左右者，阴阳之道路也；水火者，阴阳之征兆也；阴阳者，万物之能使也。故曰：阴在内，阳之守也；阳在外，阴之使也。"这个论述不仅运用阴阳学说，对人体的生命活动规律进行了概括，而且所论之阴阳依存、阴阳互根的理论，对中医临床辨证论治和中医养生都有重要意义。

二、阴阳和谐是养生的法则

《素问·生气通天论》曰:"阴平阳秘,精神乃治,阴阳离决,精气乃绝。"人体的九窍、五脏、四肢、百骸与天气相通。"阳气者,若天与日,失其所则折寿而不彰。"人的阳气就像天与太阳一样,人体没有阳气,就像天上没有了太阳,万物的生命力就会折损或者减弱。人的阴精像大地一样,是生命的物质基础,只有阳气没有阴气者,就像只有太阳没有湿润的土壤,种子是不会发芽开花结果的。所以天地阴阳是生命的根本。阴阳是天地自然的规律,自然界的千变万化,万紫千红的生命和各种事物产生、变化、衰老之根源就是阴阳。《素问·宝命全形论》曰:"人生有形,不离阴阳。"生命健康的关键在于阳气致密于外,才能发挥固守阴精不致妄耗的作用。阴阳如果不和,就像有春没秋,有冬没夏。人体阴阳和谐运转,才是养生的最好法则。

1. 生病起于过用 疾病是怎样产生的?《素问·经脉别论》曰:"故春秋冬夏,四时阴阳,生病起于过用。"人体要依靠天地之气提供的物质条件获得生存,同时要适应四时阴阳的变化规律,才能健康地成长。明代名医张景岳说:"春应肝而养生,夏应心而养长,长夏应脾而变化,秋应肺而养收,冬应肾而养藏。"人的脏腑、经脉、气血、阴阳在适应春、夏、秋、冬的自然气候变化,以及自然相应的生长化收藏、四时昼夜、喜怒哀乐、饮食倦怠等自然与人事变化时,有一个能自动调节的范围,此调节范围是有限的,人的潜能极强,冷一下,热一下,贪黑,熬夜,在潜能范围内可以自我调节,如果超出人体调节和承受的范围,脏腑功能就会先衰而生病,即生病起于过用。这个思想有着很深的人文内涵,中医病因中"七情""六淫"都证明了正常情况下"正气存内"是人体必需的,过之则为发病的原因。

中医诊脉断病在《黄帝内经》中可归纳为:辨阴阳,阴阳互比,懂得升降出入。大自然云雨的变化,实际上是阴阳二气之间要相互交泰,要相互吸纳。天阳在上,但要下交于地,地阴在下,但要上交于天,这样阴阳才能和谐。但阳升而无节制,阴降而无控制,阴阳不能相互依存,相互吸纳、交泰,就会阴阳离决。阴阳离决人就会死亡,大自然的阴阳离决就是灾难、毁灭。四时阴阳如果相互不受控制,过用就会生病。

2. 不治已病治未病 《素问·四气调神论》指出了防病治病的具体指导思想,那就是"圣人不治已病治未病,不治已乱治未乱",认为"病已成而后药之,乱已成而后治之,譬犹渴而穿井,斗而铸锥,不亦晚乎?"强调了在疾病还没有发生的时候就开始发现与预防,"防患于未然"。《黄帝内经》强调四时生长收藏的规律:认为春气之应,善生之道;夏气之应,善长之道;秋气之应,善收之道;冬气之应,善藏之道。我们必须随四时之气的变化来调养精神意志,才能防止疾病的发生,保持身体健康。现在国家已将"治未病"纳入了卫生健康的重要工作,就是希望将中医的这种"治未病"的思想,通过各种方式告知全国的民众,思想上高度重视,方式上多种多样,行动上加强落实,从而达到增强体魄,减少疾病的发生、发展,提高民众的生活质量。

第二节　养生之方法论——法于阴阳

《素问·上古天真论》曰："上古之人，其知道者，法于阴阳，和于术数，食饮有节，起居有常，不妄作劳，故能形与神俱，而尽终其天年，度百岁乃去。今时之人不然也，以酒为浆，以妄为常，醉以入房，以欲竭其精，以耗散其真，不知持满，不时御神，务快其心，逆于生乐，起居无节，故半百而衰也。"

"法于阴阳，和于术数"是《黄帝内经》养生方法的总原则。所谓"法于阴阳"的法，即效法、顺应阴阳，就是按照自然界的变化规律而起居生活，如"日出而作，日落而息"，随四季的变化而适当加减衣被，即效法自然与寒暑交替的阴阳变化规律。

和，为调和、协调。术数，即修身养性之本。所谓"和于术数"，就是根据正确的养生保健方法进行调养、锻炼。如张介宾"修身养性之法"，如心理平衡，生活规律，合理饮食，适量运动，戒烟限酒，不过度劳累等。

《素问·宝命全形论》言"人应天地之气生，四时之法成"，认为人存在于自然界中，是自然界中的一部分，并受自然环境的影响和制约。

《灵枢·岁露论》曰："人与天地相参也，与日月相应也。"人应该根据自然界四时的变化，与天地阴阳保持协调平衡，能动地调整机体，以适应自然环境的变化，达到人体内外环境的和谐统一，即要顺四时，适环境，调阴阳，以增强适应自然界气候的变化的能力；同时要用自然界四时阴阳来调整充实人体之阴阳，使之恢复阴阳的动态平衡；还要注意调节情绪，没有过分喜怒波动，要安心于平淡的日常生活，性格上努力做到平和，既不刚愎自用，也不优柔寡断，刚柔自如，没有偏颇固执。这样就会五脏神安，六腑气调，经脉通畅，致病之邪气就无从侵入，从而使生长壮老死的过程和谐圆满。

《黄帝内经》所倡导的"恬惔虚无，真气从之""乐其俗""精神内守，病安从来"，都强调养神、养心的重要性。如何养心神呢？养心神重在"静定"二字，静定则安。

道家讲静心，就是要使心中安定宁静。生活中常说静下心来，才能干好一件事。心定则气和，气和则血顺，血顺则精足而神旺，精足神旺，人体的免疫系统才能正常工作，才能对疾病有抵抗力。

《素问·四气调神论》曰："夫四时阴阳者，万物之根本也。所以圣人春夏养阳，秋冬养阴，以从其根，故与万物沉浮于生长之门。逆其根，则伐其本，坏其真矣。故阴阳四时者，万物之终始也，死生之本也。逆之则灾害生，从之则苛疾不起，是谓得道。道者，圣人行之，愚者佩之。从阴阳则生，逆之则死，从之则治，逆之则乱，反顺为逆，是谓内格。"

这段证明"四时阴阳，万物之根本"既是《黄帝内经》"天人相应"整体观的理论基础，又是中医养生治病理论支柱。而"春夏养阳，秋冬养阴，以从其根"，是讲顺应四时季节，而春夏应顺应生长之气即养阳，秋冬顺其收藏之气即养阴。

春季阳气展放，夏季阳气上升，这是阳气的阳性运动。人体也要顺应自然界阳气的阳性运动特征，来使自己的阳气在春季能够很好地展放，在夏季能够很好地上升，这就叫"春夏养阳"。秋季阳气内敛，冬季阳气下降，这是阳气的阴性运动。人体也要顺应自然界阳气的阴性运动特征，使自己的阳气在秋季很好地内敛，在冬季能很好地潜降，这就是"秋冬养阴"。

历代医家继承了"春夏养阳，秋冬养阴"这一原则，并在实践中不断创新，扩大了这一养生原则的应用。如近十几年我们开展的"冬病夏治"穴位贴敷，就是根据"春夏养阳"这一原则，结合天灸疗法，在人体穴位上进行药物敷贴以鼓正气，增强抗病能力，从而达到防治疾病的目的。而冬季进补膏方，则是根据"秋冬养阴"这一原则，应用膏滋方在冬季补虚扶阳，抗衰延年，纠正"亚健康"，防病治病。

第六章

未病先防，注重养生

第一节　亚健康状态的调查与思考

一、概念

所谓亚健康状态，是指人的身心处于疾病与健康之间的一种健康低质状态及其体验，是从健康到已病的过渡状态；是机体虽无明确的疾病，但在躯体上、心理上出现种种不适应的感觉和症状，从而呈现活力和对外界适应力降低的一种生理状态。

亚健康状态发生率逐年增高，人口趋于年轻化。20 世纪末，全世界约有 70% 以上的人处于亚健康状态。据不完全统计，我国处于亚健康状态的人已超过 9 亿，占全国总人口的 60%～70%，多发于 35～45 岁，目前 25～35 岁的患者比例上升速度惊人。有关统计资料显示，在我国约有 15% 的人是健康的，15% 的人非健康，70% 的人呈亚健康状态。

二、我们的研究

2008—2009 年，我们开展了对乌鲁木齐市亚健康人群分布情况及中医证候分析的流行病学调查课题。依据《亚健康中医临床指南》（孙涛，王天芳，何丽云，等．中国中医药出版社，2006），对年龄在 18～55 岁的不同职业、不同性别的 2562 例乌鲁木齐市民采取问卷调查及中医临床专家现场访谈后进行中医证候判断，符合亚健康标准的2033 例。

三、结论

1. 在 2562 例调查者中，符合亚健康状态诊断标准者占 79.36%，此结论与中国亚健康学术研讨会数据基本一致。目前城市人群亚健康状态高发原因可能主要是城市生活节奏过快，人们长期处于激烈竞争环境，心理压力过大、超负荷运转的紧张状态，同时更多暴露于污染环境及营养过剩等不良因素都容易导致亚健康状态的形成。

2. 本次调查发现亚健康状态的人群分布无明显性别差异，在年龄方面有显著差异，以 30～39 岁，40～49 岁居多，其原因可能由于此年龄段人群在工作、婚姻、家庭生活等多方面付出较多精力，相对较少顾及自身保健，由此导致此年龄段亚健康状态发生率较高。

3. 在亚健康人群中医证型中虚证以肝肾阴虚证最多，实证以肝郁化火多见，8 个证型构成比排列顺序为：肝肾阴虚证＞心脾两虚证＞肝郁化火证＞肝气郁结证＞肝郁脾虚证＞脾虚湿阻证＞肺脾气虚证＞痰热内扰证。本调查结果与国内其他相关研究结果类似。

4. 中医证型与性别的关联方面，女性以肝郁化火证或肝气郁结证为主，男性以肝肾阴虚、心脾两虚为多见，可能与女性以气血为本，男性以阴精为主有关，此外与目前工作压力、生活方面等因素密切相关。

5. 中医证型与年龄的关联方面，肝肾阴虚证在 40～49 岁最为多见，《黄帝内经》曰"年四十而阴气自半也"，故肝肾阴虚型多见于 40 岁以后；30～39 岁人群处于事业起步阶段，家庭负担重，还有社会压力，情志易于抑郁，而致肝气郁结，长期处于激烈竞争的环境中，导致化热化火，故肝郁化火型多见；西北地区寒凉多燥，这种地域性的致病因素影响人体肺系，燥气通于肺，肺为娇脏，喜润恶燥，燥伤肺气，故新疆人群肺气素虚，随其年龄的增长，人体正气相对较弱，故肺脾气虚型在 50 岁以上为多。

这些对于我们中医药工作者在今后治未病（亚健康状态）的中医干预治疗、预防方面，提供了线索，起到了指导作用。

第二节　治未病的思想

未病先防的思想早在几千年前的《黄帝内经》中就有阐述。"未病"是说还没有达到中医学所说的病证，或现代医学所说的疾病的范畴，其和西医学所称的"亚健康状态"有不谋之合。

一、治未病思想的渊源

《素问·四气调神大论》指出："乱已成而后治之，譬犹渴而穿井，斗而铸锥，不亦晚乎。"唐·孙思邈在《备急千金要方·论诊候》曰："古人善为医者，上医医未病之病，中医医欲病之病，下医医已病之病。"胡师认为"未病"即本无症状的正常人，"欲病"是有临床症状而达不到疾病诊断标准的，即亚健康状态，而"已病"就是已达到疾病的状态。古籍都强调了治"未病""欲病"的重要性和其意义。

二、治未病的体现

未病先防是指疾病未发生之前但有临床表现者应提前治疗。比如前面所说的亚健康，流调结果中不同年龄段的所发症状不同：30～39 岁者以肝气郁结、肝郁化火者为多，40～49 岁者脾肾阴虚、心脾两虚为多；其中，女性多为肝气郁结、肝郁化火，男性多为肝肾阴虚、心脾两虚。虽然在这次调查中没有涉及中小学生，但从现实生活中我们发现，由于学习压力大、竞争激烈、家长的要求较高，许多中学生都存在睡眠质量问题，情绪心理方面的亚健康状态。这些都要求我们医务工作者对于不同的人群有的放矢地进行心理的、药物以及健康锻炼、生活习惯等方面的指导、帮助，使社会各层面的人们了解、掌握中医养生之道，从而利人利己。

1. 扶助机体正气

（1）顺应自然　自然界四时气候和昼夜晨昏等变化必然影响人体，使之发生相应的变化。只有顺应自然变化而摄生，人体才能健康长寿。如果冬季不保温，夏季过用空调及生冷饮食，随心所欲，机体无法适应自然的变化则疾病迭起。依据"法于阴阳""和于术数"的顺时养生原则，人们应顺应季节、气候变化规律自觉调节衣食起居，采取修身养性的方法，从而摄生防病。如《老子》曰："人法地，地法天，天法道，道法自然。"《养老奉亲书》曰："人能执天道生杀之理法四时运用而行，自然疾病不生，长年可保。"

（2）调畅情志　人的精神情志活动与机体生理病理密切相关。突然强烈或持续的精神刺激或过度压抑，不仅可以直接伤及脏腑，引起气机紊乱、气血阴阳失调而发病，还可使正气内虚、抗病能力下降，易感外邪而引发疾病。如怒伤肝而气上，喜伤心而气缓，悲伤肺而气消，思伤脾而气结，恐伤肾而气下等。这些情志失调都可引发和加重病情，故《黄帝内经》重视精神的调养，要求做到"恬惔虚无"。《老老恒言》："人借气以充其身，故平日在乎善养，所忌最是怒。"《备急千金要方》："凡心有所爱，不用深爱，心有所憎，不用深憎，并皆损性伤神。"《退庵随笔》："大喜荡心，微抑则定，甚怒烦性，小忍即歇。"无论老、少、壮年，胸怀开阔、乐观，心情舒畅，精神愉快，则人体气机调畅，气血和平，正气旺盛，避免日常忧、悲、惊、怒等不良情绪，静坐、欣赏音乐等活动，可产生良好的调节效果，对机体具有积极的调节作用。故此对于预防疾病发生和发展，促进病情好转，都是非常重要的。

（3）饮食有节　随着社会发展，人民生活水平提高，解决了吃饱吃好的问题。但另一方面又出现了许多儿童肥胖，中老年心血管病不断增加，年龄提前的问题。其影响因素是多方面的，但饮食膏粱厚味、高热量、少纤维素，暴饮暴食，起了重要作用。饮食有节，养成良好的饮食习惯，定时定量，不过饥过饱，粗细搭配，克服偏嗜（尤其小儿），保持食性的寒温适中，不过食辛温燥热、生食寒凉，少酒饮茶，常醋低盐。注意饮食卫生，平衡膳食，提倡全面合理营养饮食。

日本和美国提倡，少量饮白酒（50mL/天），有健身和预防癌症的作用。同时，还有助于加强男女性功能的作用。

茶对人体有多种保健作用，其中最明显的是抗衰老作用，龙井、黄山毛峰、碧螺春等 10 余个品种，均为抗衰老的上品。

（4）起居有常　中医很重视起居作息的规律性。如春季应早起晚睡，夏季应早起晚睡，秋季应早起早睡，冬季应晚起早睡，这就是顺应四时与昼夜的变化。合理安排作息时间，可起到增进健康和预防疾病的目的。现代社会人们往往劳逸失度，熬夜、吃夜宵、生活不规律，过劳则耗伤气血，过逸又可致气血阻滞，长久则导致无精打采，甚则功能失调，引起疾病。如《退庵随笔》："人勤于体者，神不外驰，可以集神；人勤于智者，精不外移，可以摄精。"《呻吟语》："心安常持，身要常劳。"

（5）锻炼身体　俗谚有"人怕不动，脑怕不用"，"水停百日生虫，人歇百日生病"，"生命在于运动"。经常锻炼，可使人气血调畅、关节活利、肌肉壮实，提高抗病力，减少疾病发生、发展，同时也有一定的治疗作用。如慢性心衰患者，适当锻炼可以改善心肌功能。

锻炼身体也要注意以下几点：①运动量要因人而异：如青少年适合较剧烈的运动，跑步、足球、越野、极限运动等；而中年人则适合快步走、游泳、羽毛球、乒乓球、广场舞等中等强度的运动；老年人则适合太极拳、气功、按摩等。老年女性可以锻炼耻骨尾骨肌，直立深吸气，就可感受到直肠与阴道收缩，反复收缩、放松，可帮助女性锻炼盆底肌肉，增强子宫、膀胱和肠道的运动能力，降低子宫脱垂、尿失禁的危险。老年男性常按摩神阙、气海、关元穴及足底，可改善前列腺增生、肥大而引起的夜尿频数、腰困等症状。②运动量应循序渐进：无论老少，运动安排需循序渐进，运动量由小到大，不能过于猛烈，以免拉伤筋骨。③持之以恒：必须持之以恒，非一两天所能达到。④固护阴精：阴精是指肾精，亦包括其他脏腑之精。中医视精为构成人体及促进人体生长、发育的基本物质，对于中老年人更有益处。吞津是中医长期倡导的抗衰延寿方法之一。其做法是：每天做舌在口腔内转动数下，即"弄舌"，且叩齿，上下牙齿叩动；搓丸，淋浴时，用双手托住阴茎，轻搓 100 次，再托住阴囊、睾丸和阴茎轻搓 100 下，功能是直接促进生殖器的血液循环（行气活血），减缓生殖器衰老，促进性功能。冷浴，常用冷水洗澡或冬泳（因人而异），可产生"冬眠素"收缩血管，使血管的硬化和脆性减慢，延缓血管狭窄而推迟心脏血管病变产生。大脑每降低 1℃ 可使代谢下降 7%，更有利于抗衰老。擦按淋浴（加沐浴露）用双手擦按腰部、腹股沟、大腿内侧、尾骨，特别是长强穴至会阴穴一带，有助于督脉、任脉的经络活跃，使肾气充盈，更有助于肾经脉的血循环和功能。

2. 防止病邪侵害

（1）避其邪气　邪气是导致疾病发生的重要条件，如外邪侵入、各种冻伤、烧烫伤、电击伤、化学伤、虫兽伤、突起伤害等。故提高自身抗病能力，特别是注意病邪的侵害，也是非常重要的。《素问·上古天真论》曰"虚邪贼风，避之有时"，即适时躲避外邪的侵害。如春季防风邪，夏日防暑邪，秋天防燥邪，冬天防寒邪等；避疫毒，预防疠气之染易，如 SARS 的预防、新型冠状病毒肺炎的防控，都是几十年来最严格的。还有日常生活和工作中要用心防范，防止外邪和虫兽伤害；讲究卫生，防止环境、水源和食物的污染，不吃野生动物，保持人与自然的和谐共处。

（2）药物预防　除了增强体质，保持良好心态，均衡膳食，充足睡眠外，在外邪流行之时，适当先用某些中药，可提高机体的抗邪能力，有效地防止病邪的侵袭，从而起到预防疾病的作用，亦是防患于未然的一个重要举措。《素问·刺法论》曰："小金丹……服十粒，无疫干也。"我国 16 世纪就发明了人痘接种技术预防天花，开创了人工免疫之先河。近年来，用板蓝根、大青叶预防流感、腮腺炎，用马齿苋预防菌痢，用茵陈、贯众预防肝炎；在 SARS、甲型 H_1N_1 流感、新型冠状病毒肺炎的防治中，藿香正气水（或胶囊）、连花清瘟胶囊等中药都发挥了重大作用，值得我们记忆和发扬。

3. 既病防变　人的一生不可能永远不得病，在疾病发生后，应见微知著、防微杜渐，以防止发展和传变。《素问·阴阳应象大论》曰："故邪风之至，疾如风雨，故善治者治皮毛，其次治肌肤，其次治筋脉，其次治六腑，其次治五脏。治五脏者，半死半生也。"如我们所说的亚健康，是其理化指标皆正常，但其人又确实有症状。经过我们辨证施治，不用多久，其症状消失，身体又恢复正常状态。再如这次新型冠状病毒肺炎，如在轻证初起时，辨证施治用药，防止传变，大部分患者取得了很好的效果。正如《医学心悟·医中百误歌》谓："见微知著，弥患于未萌，是为上工。"如果未及时治疗，就会加重病情，出现肺实变，甚至多脏器衰竭。

而对于已有慢性病患者，则要分清主次，轻重缓急，病变规律，及时采取适当措施，截断传变途径，防止病情发展或恶化。同时，中医还强调先安未受邪之地。《金匮要略·脏腑经络先后病脉证》曰"见肝之病，知肝传脾，当先实脾"，主张在治疗肝病的同时，常配用调治脾胃的药物，脾气旺盛而不受邪，以防肝病传脾。再如新型冠状病毒肺炎患者往往不思饮食、腹胀腹泻，通过中药健脾化湿，调气助消食治疗，可使正气得扶，人体免疫力、抵抗力提高，抗病邪能力加强。

4. 愈后防复　中医认为，疾病是人体在邪正斗争下出现的阴阳失衡状态，治疗的目的就是调整阴阳偏盛偏衰，通过扶弱抑强、补虚泻实、散寒清热、升降浮沉来调整气血、疏通经络、调和气血、顾护正气，以达到阴阳平衡。《素问·至真要大论》曰："谨察阴阳所在而调之，以平为期。"患者病初愈后，阴阳刚刚达到新的平衡。一般来说，大病后多有邪气留恋之势，机体处于不稳定状态，生理功能尚未完全恢复，这就要求在病愈或病情平稳之后，根据患者邪正虚实，扶助正气，消除宿根，康复锻炼，避免诱因，防其复发，促进脏腑经络功能尽快恢复正常。

中 篇
临证治要

第七章
循环系统疾病证治经验

第一节　冠心病

冠心病是指冠状动脉发生粥样硬化引起管腔狭窄或闭塞，导致心肌缺血、缺氧或坏死而引起的心脏病。目前中国冠心病死亡率约为 86.9/10 万，而且呈逐年上升趋势。该病属于中医的"真心痛""厥心痛""胸痹心痛病"等范畴，轻者胸闷或胸部隐痛，发作短暂；重者心痛彻背，背痛彻心，喘息不得卧，痛引左肩或左臂内侧，常伴有心悸，气短，呼吸不畅，甚则喘促，面色苍白，冷汗淋漓等。胡师对本病认识如下。

一、病因病机

生活不规律，尤其是当今社会，社会进步，生活节奏加快，青壮年往往精神紧张，工作压力加大，饮食过于膏粱厚味，缺乏锻炼，从而气机不畅，痰浊、瘀血内蕴，阻于脉道而发病；或老年人有多种慢性病变，或气虚或阴虚，气机推动不利，加之油脂丰厚，阻滞脉道而发病。汉·张仲景在《金匮要略·胸痹心痛短气病脉证治》云："夫脉当取太过不及，阳微阴弦，即胸痹而痛，所以然者，责其极虚也。今阳虚知在上焦，所以胸痹……"

二、治疗原则

胡师认为无论老者、青者，在急性发作时以胸痛为主要症状时，多以痰浊瘀血阻闭，即是"阴弦"之证明显，治以化痰宣痹、活血化瘀、通络止痛为主。我们继承国医大师沈宝藩痰瘀同治的治法，临床验证，确实有明显的疗效。而危重之气脱体弱者，即是原本阳虚，此时更当以益气固脱之法治疗。对于缓解期患者当辨虚实、标本、轻重，是心之气虚、阴虚、气阴两虚，心脾之虚还是心肾之虚者，选用补益心气、心阴或气阴双补，或心脾同补、心肾同补，或为虚实夹杂而攻补兼施。在泻去阴邪的同时，温通胸中阳气，在临床也常常多用。

三、中西医并重

对于有此类病证的患者，需中西医结合治疗，方可取得持久的效果。

四、生活调摄

应注意饮食，应清淡而富有营养，心情平静，不宜过怒过郁，生活应有规律，劳逸结合，适当运动，都是非常有必要的。

五、病案

病案1

许某，男，55岁，汉族。就诊日期：2005年1月2日。门诊号：51340。

病史摘要：曾于2004年10月因急性心肌梗死在自治区人民医院住院，因不愿装支架，病情稳定后出院，经熟人介绍前来找胡师诊治。问诊仍感心前区隐痛，行走快时明显，连及双臂酸、刺痛，乏力，上楼则气短，大便偏干，纳可，胸闷不明显。查体：心尖区第一心音低钝，舌质暗淡，苔薄腻，脉左寸无力。心电图示窦性心律，T波、V_1、V_2倒置0.6mV，V_3、V_4倒置0.2～0.4mV。

西医诊断：冠状动脉粥样硬化性心脏病（前间壁心肌梗死，稳定期）。

中医诊断：胸痹。

中医证型：气阴两虚，痰瘀阻滞。

治则治法：补气养阴，化痰活血通络。

处方用药：

西洋参3g^{另煎}	生黄芪12g	薏苡仁20g	茯　苓12g
山茱萸12g	丹　参15g	当　归12g	莪　术9g
全瓜蒌15g	桃　仁12g	冬瓜仁12g	川　芎9g
鸡内金10g	炒枳壳6g		

30剂，水煎服，每日2次。

西药降脂、抗凝、扩张血管药物继续服用。

二诊：一般情况可，无心前区疼痛，舌质暗淡，苔薄，寸脉弱。1月2日方加补气之生黄芪至25g，茯苓至20g，瓜蒌至20g，加白术9g，山药15g，陈皮6g，化痰行气通阳加郁金10g，延胡索10g，桂枝6g，减川芎至6g，因牙龈晨起出血，莪术减为6g。

7剂，水煎服，每日2次。

三诊：无明显胸闷、心悸。仍左肩部隐痛，上抬稍受限，久坐需长吸气。舌淡苔薄，脉小弦。痰浊已去，1月2日方去山茱萸、瓜蒌、冬瓜仁，加益气养阴通阳之力，故加郁金10g，延胡索10g，麦冬10g，五味子6g，桂枝6g，山药12g，细辛2g，青风藤10g，白芍9g，生麦芽10g，炙甘草6g。

15剂，水煎服，每日2次。

此后又以上方多次加减，肩臂疼痛加川芎、桑枝、丹参、桃仁；左下肢麻木加木瓜、金毛狗脊、怀牛膝以祛风舒筋通络；口干加生脉饮方中药物，以加强养阴之力。

36剂，水煎服，每日2次。

按语： 患者年过五旬，就诊前急性心梗（中医属真心痛）经住院治疗1个月后，证情稳定，但时有胸闷、心前区隐痛，行走快时明显，连及左肩臂酸困、疼痛，乏力，上楼气短，听诊心尖区第一心音低钝，舌质暗苔薄腻，脉左寸无力。心电图示窦性心律，T波、$V_1 \sim V_4$倒置明显。患者大病之后体必虚，且夹有痰有瘀，治疗以补益心气为先，活血化瘀随之，而西药降脂、抗血小板聚集药继续服用。治疗3个月，症状明显改观，气力大增。6个月时，用大剂量生黄芪和麦冬代西洋参，且加强补肾（因肾为下元，心为上元，温肾阳以补心阳），肉苁蓉、淫羊藿、山药以温阳益气，黄精、党参、茯苓健中补脾，体现急则治标、缓则治本的原则，治本以提高患者的体质。胸痹心病，病因多端，病机复杂，证情多变，但"痛则不通"贯穿于病的始末。中医接诊大病瘥后气阴两虚，虚中夹实，痰瘀互阻，标本同治，通补兼施，随症加减，服药百余剂，心电图提示倒置T波明显改善。患者坚持服药10余年，未再发作，心功能基本正常，生活如常。

病案2

张某，男，汉族，69岁。初诊日期：2018年3月19日。门诊号：251340。

病史摘要：患者2年前因活动后频繁胸闷、偶有心前区隐痛不适，曾在外院行冠脉造影术（前降支狭窄85%），确诊为冠心病，建议患者行冠脉支架，拒绝接受。近1个月患者自感活动或劳累后出现反复心前区疼痛，向左肩背放射，前来门诊就诊，要求中医治疗。症见：胸闷、气憋、疼痛频繁，活动多时症状较为明显，伴气短乏力，纳食一般，大便偏干，两日一行。舌质暗红，苔薄黄，脉微细。既往高血压病史4年，目前血压控制一般，吸烟史20年，每日十余支，已戒烟3个月。辅助检查：总胆固醇6.08mmol/L，甘油三酯1.59mmol/L，低密度脂蛋白3.98mmol/L。心电图：窦性心律，广泛前壁心肌缺血。

西医诊断：冠状动脉粥样硬化性心脏病，稳定型心绞痛，高脂血症。

中医诊断：胸痹。

中医证型：痰瘀互结。

治则治法：养血活血，化痰理气。

处方用药：

当　归15g	丹　参10g	红　花5g	川　芎10g
瓜蒌仁20g	薤　白6g	桔　梗10g	远　志8g
茯　苓10g	延胡索10g	厚　朴10g	桃　仁10g
郁　金6g	枳　实10g	麦　芽13g	

7剂，水煎服，每日2次。

二诊：自述胸闷、胸前区疼痛有所缓解，自感头晕乏力，口干，后肩背放射性疼痛较前有所减轻，大便稀。舌质暗红，苔薄，脉细。体格检查：血压135/70mmHg，心率68次/分。胸闷、胸前区疼痛有所缓解，证以气阴本虚为主，治疗加益气养心之品，3

月 19 日方去厚朴、远志，加太子参 15g，葛根 10g，酸枣仁 20g。

7 剂，水煎服，每日 2 次。

三诊：患者自述活动后略感胸闷、气短、乏力，无明显心前区疼痛，无明显后肩背顿胀，纳寐一般，二便正常，舌质暗红，苔薄白，脉弦细。3 月 19 日方去郁金，加黄芪 15g，白术 15g，加强补气之力，继服。

7 剂，水煎服，每日 2 次。

按语： 本患者年近七旬，吸烟史 20 年，高血压病史数年。脾肾本虚，运化失衡，聚湿为痰，上犯心胸，清阳不展，气机不畅，心脉闭阻，逐成本病。心阳不振，血脉失于温煦，血脉瘀阻，痰瘀互阻，胸阳阻滞，而见胸闷痛，属本虚标实之证。胡师认为应分清攻补时机，急则治其标，当以通为用，故用活血之桃仁、红花、丹参、当归养血脉络之品；化痰之时要适度添加理气之药剂，如延胡索、郁金、厚朴、枳实等；瓜蒌、薤白化痰宣痹通阳；茯苓、陈皮则健脾化痰；桔梗理肺气，调气机。二诊时，患者主要表现为标实已大减而以本虚为主，故方中加太子参、葛根、酸枣仁以益气养阴。三诊时，患者诸症已宁，偶有胸闷，时有活动后气短之症，标实症已减大半，故此时以扶正为主，方中加黄芪、白术以益气健脾，养血通脉。

病案 3

王某，男，62 岁，汉族。就诊日期：2019 年 12 月 23 日。门诊号：281340。

病史摘要：自 2018 年下半年起，患者时有胸闷、心前区隐痛，活动后明显。于 2018 年 9 月 4 日前往新疆医科大学第一附属医院做冠脉计算机体层摄影血管造影（CTA）示前降支近段软斑形成，合并局部管腔轻度狭窄，回旋支显示纤细。给予降脂、抗凝、β 受体阻滞剂口服，但症状时有发作，故前来胡师门诊。患者纳寐一般，小便可，大便偏干，日一次。舌质暗红，苔薄腻，脉弦滑。既往重度吸烟史二十余年，每日 20 支左右，现已戒烟半年。平素喜油腻饮食，有冠心病家族史。

西医诊断：冠状动脉粥样硬化心脏病。

中医诊断：胸痹。

中医证型：痰浊血瘀。

治则治法：化痰降浊，活血化瘀。

处方用药：

瓜 蒌 20g	薤 白 9g	法半夏 10g	薏苡仁 30g
泽 泻 12g	丹 参 15g	檀 香 9g	三七粉 3g^冲
赤 芍 9g	千年健 13g	砂 仁 6g	山 楂 13g
炒枳实 9g			

21 剂，水煎服，每日 2 次。

同时服用降脂、抗凝西药。

二诊：服药后胸闷、胸痛症状减轻，便稍干，睡眠可。舌质暗淡，苔薄，脉弦。12

月 23 日方加当归 15g，桃仁 12g。

30 剂，水煎服，每日 2 次。

三诊：服药后无胸闷痛，精神可，纳寐调，二便正常。舌质红，苔薄，脉小弦。12月 23 日方继服。

30 剂，水煎服，每日 2 次。

四诊：因新冠病毒疫情，患者近 2 个月未服药，但临床无不适症状。于 2020 年 6月 2 日到医学院查冠脉 CTA，冠状动脉重建结果示冠状动脉各支血管未见明显异常，未见明显钙化及软斑块。患者非常高兴，愿意继续口服中药汤剂。患者舌质正红，苔薄白，脉小弦，12 月 23 日方去赤芍，加茯苓 12g，山药 12g。

7 剂，水煎服，每日 2 次。

按语： 患者年过六旬，平素过食肥甘厚味，吸烟史二十余载。损伤脾胃，脾失健运，聚湿成痰，上犯心胸，清阳不展，痰浊内生，血凝气滞，痰瘀交阻，痹阻心脉，而成胸痹，故胸闷重而痛；痰为阴邪，重浊黏滞，阻于心脉，胸阳失展，气机不畅，故活动后症状加重。医圣张仲景首创瓜蒌薤白汤类方。瓜蒌薤白半夏汤通阳泄浊、豁痰宣痹，主治痰浊闭阻、胸阳失展所致的胸痹心痛。方中瓜蒌性润，用以涤垢腻之痰，胸痹得开，心痛得止；薤白辛温化痰通阳，行气止痛；半夏化痰开结，消痰燥湿，开胃健脾。汪机曰："脾胃湿热，涎化为痰，此非半夏，曷可治乎？俗以半夏为燥，不知湿去则土燥，痰涎不生，非其性燥也。"心胸隐痛，苔薄腻，舌暗红，为痰瘀交阻证，当活血通脉，化痰散结，故加当归、丹参、桃仁、三七粉、赤芍等活血药。心主血，脾统血，肝藏血，故当归为血药，入三经。丹参安神散结，益气养阴，去瘀血，生新血。丹参色合丙丁，独入心家，古称丹参一味，与四物功同，嘉其补阴之绩也。加以檀香行气温中止痛，砂仁理气燥湿健脾，三者合为丹参饮。久病脾胃虚弱，故加薏苡仁、泽泻、千年健以健脾利湿，脾胃得运，痰浊自消。患者连服中药 2 个月，症状改善明显，复查冠脉 CT，轻度狭窄消失。现代药理学研究显示瓜蒌薤白半夏汤及丹参饮具有扩张冠状动脉血管、改善心功能、增加心肌供血等作用。

病案 4

罗某，女，64 岁，汉族。就诊日期：2005 年 2 月 16 日。门诊号：51340。

病史摘要： 患者近 1 个月来无明显诱因自感胸闷，心悸，夜间入睡困难，饮食可，大便不畅，但不干，下肢酸困无力。舌质暗淡，苔薄，脉小弦右尺弱。颜面目眶黧黑。冠心病史 10 年，胆石症手术史 10 年。

西医诊断： 冠状动脉粥样硬化性心脏病。

中医诊断： 胸痹。

中医证型： 心肾阳虚，心神失宁。

治则治法： 宁心安神，化痰宣痹，活血通络。

处方用药：

炒酸枣仁 30g^{先煎}	磁　石 20g^{先煎}	合欢花 10g	延胡索 12g
丹　参 15g	生龙骨 30g^{先煎}	生牡蛎 30g^{先煎}	瓜　蒌 12g
薤　白 6g	淫羊藿 10g	杜　仲 12g	枸杞子 10g
桃　仁 13g	远　志 9g	伸筋草 13g	狗　脊 15g
生地黄 12g	天花粉 12g	鸡内金 10g	炒枳壳 6g

7剂，水煎服，每日2次。

二诊：睡眠改善，胸闷减轻，小腿抽筋，反酸，夜间怕冷、发热交作。舌质暗淡，苔薄，脉右尺弱。治宜加强潜阳补肾之力，佐以敛胃酸。2月16日方去磁石，加珍珠母30g，茯苓12g，木瓜15g，怀牛膝30g，煅瓦楞13g，知母9g，沙参12g，加狗脊至30g。

7剂，水煎服，每日2次。

西药常规降脂、抗凝，使用硝酸盐类药物。

三诊：主诉怕冷之症减，时感发热，小腿仍抽筋，泛酸。舌质暗淡，苔薄，脉尺弱。治宜加强养心安神、益肾通络、健脾敛酸之力。2月16日方去淫羊藿、磁石，加女贞子13g，珍珠母30g，海蛤壳13g，茯苓12g，薏苡仁30g，僵蚕10g，怀牛膝10g，合欢花加至30g。

7剂，水煎服，每日2次。

按语： 心肾同源，水火济济。该患者年过六旬，肾之阴阳本亏，肾阳不足无以温煦心阳，则心阳不足，推动无力而胸闷、心悸；心阳不足，心神失宁而不寐；肾阳不足，下元之火不足，固摄无力而小便频频；面失所荣则目眶黧黑。故治之先治其标，安神宁心镇静及宣痹通阳，后以补肾助阳，养心脾肾之气阴以求其本，而渐使症平体安，达到标本兼治之目的。后虽复诊易药，方不离法，病势趋稳。

第二节　高血压病

高血压病是临床上最常见的心血管疾病，眩晕为其主要临床症状之一。其症状、体征为头晕、血压升高等。目前，随着人们生活水平的提高，老龄化社会的到来，高血压发病率也随之不断升高。2018年中国心血管报告指出，我国约有3.4亿高血压患者。目前，西医治疗高血压病主要是依靠降压药物来控制血压。降压药物常存在不同程度的副作用，且都有各自的适应证和禁忌证。部分患者用降压药治疗血压可达标，但临床症状并无明显改善，甚至因不良反应而不能继续服药。高血压病相当于中医的"眩晕"范畴。胡师认为，高血压病致病因素复杂，但不外乎内外因引起，致人体脏腑气血逆乱，阴阳失调而发作。

一、病因病机

眩晕的病因为风、火、痰、瘀、虚。疾病初期在肝为多，或表现为肝经实火或肝阳上亢，日久气病及血、阴虚阳亢则以阴虚为主，发展为气血瘀阻、阴阳两虚的虚证，甚则多脏器受损。从年龄上看，实证多见于青壮年，而虚证和虚实夹杂者多为老年人。在疾病发展中，本病多伴有夹痰夹瘀证，临床或见胸闷痛、语言不利、喉中痰多、肢麻指痛、活动不遂、舌暗苔腻等脑血管疾病表现。

胡师与研究生曾调查1338例老年高血压患者的中医证候分布特点，发现肝阳亢盛证92例（占6.84%），阴虚阳亢证321例（占24.33%），痰湿壅盛证313例（占23.29%），瘀血阻络证553例（占41.15%），阴阳两虚证59例（占4.39%）。

二、治疗原则

由于眩晕在病理表现为虚证与实证的相互转化，或虚实夹杂，故一般急者多偏实，可选用息风潜阳、清热化痰、活血化瘀等法以治其标为主，以治肝为主。肝阳上亢证，选用天麻钩藤饮加减以平肝潜阳，滋养肝肾；肝火上炎者以龙胆泻肝汤加减以清肝泻火，清利湿热；痰浊上蒙证以半夏白术天麻汤加减燥湿祛痰，健脾和胃；瘀血阻窍证以通窍活血汤加减以活血化瘀，通窍活络。缓者多偏虚，当用补养气血、益肾、养肝、健脾等法以治其本为主。气血亏虚证以归脾汤加减以补养气血，健运脾胃；肝肾阴虚证以左归丸加减以滋养肝肾，养阴填精。阴阳失调的更年期高血压病患者，多以二仙汤化裁；若为阴阳两虚证，多用桂附地黄汤加减。

胡师在论治本病时强调临床中应当抓住主症及发病时机，是标实为主还是本虚为主，还是夹杂为患，肝风、肝阳、肾虚、肝旺、痰阻、血瘀孰先孰后，主次标本，轻重缓急，辨别清楚，方能立法处方准确，决不能生搬硬套，"对号入座"。古人之"乙癸同源""治肾即治肝""治肝即息风，息风即降火，降火即所以治痰"等，均可指导临床治疗。

三、常用中药降压药的归类

1. 清热降火降压药，如龙胆草、黄芩、黄连、黄柏、山栀子、夏枯草、苦丁茶、槐花、白薇、木贼草、决明子、桑白皮等。

2. 平肝息风降压药，如钩藤、天麻、地龙、菊花、白蒺藜、全蝎等。

3. 重镇潜阳降压药，如珍珠母、灵磁石、代赭石、生龙骨、紫石英、紫贝齿、石决明等。

4. 活血化瘀降压药，如茺蔚子、红花、川芎、生山楂、葛根、豨莶草、丹参等。

5. 健脾化痰利湿降压药，如茯苓、半夏、泽泻、新塔花（维药）等。

6. 补肾降压药，如杜仲、淫羊藿、山茱萸、玄参、枸杞子。

7. 引血下行降压药，如怀牛膝、桑寄生、益母草、当归、鸡血藤等。

此外，还有一些具有双向调节作用的中药，如生黄芪、人参、刺五加、灵芝、北五味子，即可使偏低的血压升高，又可使病态的高血压降低。

临床上，以上诸药均可结合辨证选用，如在平肝息风潜阳药中常加泽泻，其可泻肝经郁热（古称肝经相火），使邪热下行而出，肝经郁热从小便而出。

四、中西医结合治疗高血压病

中药治疗高血压病可能没有西药那么快。如果老年人收缩压＞ 170mmHg，可先调整一下西药用药或用量，因老年人病多渐积而来，去病亦如抽丝，察其标本，施治中药，待血压平稳后可逐渐减少西药用量。中药需守法守方，据病情药量可稍重。例如钩藤，不但药量需较大，且要注意"后下"，久煎则降压效果不好；而生代赭石、珍珠母、生石决明、生龙骨、生牡蛎、灵磁石等药的药量需重，并先煎 15 分钟。中药即可协同降压，又可调节机体的阴阳平衡，达到治标又治本的效果。如能长期配合中药汤剂（或颗粒剂，或膏方，或成药）治疗，往往可减少西药的品种和用量。

五、高血压病的调养

生活调养，起居有常，寒温适度，忌烟酒，清淡饮食，节戒色欲，心情愉快，适当锻炼（快走、太极拳、八段锦、游泳、气功等）都是非常有益的。

六、病案

病案1

贾某，女，64 岁，汉族。就诊日期：2005 年 11 月 13 日。门诊号：278548。

病史摘要：患者 2003 年起出现头晕、头昏、耳鸣、性情急躁、易怒，到外院测血压（具体不详），诊断为高血压病，服用尼群地平，血压尚平稳，但上述症状时发时止，并渐进加重，故今日来我院门诊要求服用中药汤剂。症见：头晕头昏，口苦咽干，视物模糊，急躁易怒，纳少，稍恶心，多梦，周身灼热，且窜痛，形体稍瘦，面色潮红。舌质暗，苔薄黄，脉滑。

西医诊断：高血压病。

中医诊断：眩晕。

中医证型：肝肾阴虚，阳热亢盛。

治则治法：滋阴泻热，平肝息风。

处方用药：

生地黄 18g	白 芍 15g	知 母 10g	百 合 15g
炒酸枣仁 18g	茯 苓 12g	炒栀子 10g	牡丹皮 8g
黄 连 6g	天 麻 10g	钩 藤 10g	吴茱萸 3g
桑 叶 10g	菊 花 10g	怀牛膝 10g	

7 剂，水煎服，每日 2 次。

二诊：服药后仍有头痛，头胀，视物模糊，易上火，唇周起疮，咽干口苦，胸闷身热，易出汗，多梦，纳食不香，小便色黄，大便干燥不畅，血压不平稳。舌暗红，苔薄，脉弦。阴虚阳亢之证仍显，加强补肾平肝潜阳之力，11 月 13 日方加枸杞子 10g，石决明 15g。

7 剂，水煎服，每日 2 次。

三诊：诸症好转。效不更方，继续口服。

14 剂，水煎服，每日 2 次。

按语：患者年过六旬，肝肾本虚，肝阳火旺而现头晕、耳鸣、视物模糊、急躁、易怒；阴虚热甚，心神被扰而多梦、身热。胡师以百合地黄汤与天麻钩藤饮合伍治之。生地黄、百合、白芍补肝肾之阴，知母、黄连、牡丹皮、炒山栀清热邪，桑叶、菊花清肝火而泻肝热，天麻、钩藤平肝息风，牛膝引阳热之邪下行，吴茱萸、黄连和胃止呕。7 剂后又加强补肾平肝之力，加枸杞子、石决明。治肝之病必虑其肾，肝肾同源也，滋阴必配泻热，养阴不忘柔肝，肝为刚脏，喜柔而恶燥，本气调和，阴平阳秘则气血调畅，诸证缓解。

病案 2

陈某，女，56 岁，汉族。就诊日期：2006 年 6 月 15 日。门诊号：288929。

病史摘要：1996 年，患者因头晕而到某院门诊就诊，测血压 160/90mmHg，服用降压药物（具体不详），血压时有波动。近 1 个月来头晕头痛，在外院就诊给予硝苯地平缓释片等降压药口服，但仍感周身不适，前来我院门诊求治于胡师。症见：头晕，头痛，心前区不适，口干不欲饮，便溏，乏力，睡眠可，二便正常。舌体暗红，舌苔薄腻，脉细。

西医诊断：高血压病 Ⅱ 期。

中医诊断：眩晕。

中医证型：风痰上扰，心脉瘀阻。

治则治法：平肝健脾，宁心通络。

处方用药：

天 麻 9g	钩 藤 13g	珍珠母 30g^{先煎}	生石决明 30g^{先煎}
生龙骨 30^{先煎}	生牡蛎 30g^{先煎}	茯 苓 13g	薏苡仁 30g
生山药 13g	沙 参 13g	红 花 9g	川 芎 9g
延胡索 9g	郁 金 9g	陈 皮 6g	麦 芽 13g

14 剂，水煎服，每日 2 次。

二诊：患者头痛，头晕减，但大便日作三四次，无脓血黏液，仅为溏稀便，便前腹痛，不胀。舌体暗红，舌苔薄，脉细。痛则泻，泻后痛减，肝脾不和，前方加调气健脾之痛泻要方之意，用天麻钩藤饮合痛泻要方化裁。6 月 15 日方去沙参、郁金、石决明，加炒白芍 13g，防风 9g，生白术 10g。

7 剂，水煎服，每日 2 次。

三诊：腹痛缓解，时有腰困，大便溏泻有所改善。舌体暗红，舌苔薄，脉细。前方有效，巩固疗效，加强健脾之力度。6 月 15 日方去沙参、郁金、石决明，加炒白芍 13g，防风 9g，炒白术 10g，将薏苡仁改为炒薏苡仁 30g。

7剂,水煎服,每日2次。

按语:《素问·至真要大论》曰:"诸风掉眩,皆属于肝。"肝木克脾土,脾运失司则便溏乏力;痰浊瘀阻心脉而见心前区不适。胡师归纳本患者证为风痰上扰,清窍不利,痰浊瘀阻心脉。治宜平肝健脾、宁心通络,以天麻钩藤饮加减。钩藤息风止痉,平肝潜阳,祛风通络,以息肝风;石决明既平肝潜阳又清肝火;生龙骨、生牡蛎平肝潜镇;茯苓、薏苡仁、生山药、陈皮健脾益气;川芎、红花活血通络;延胡索、郁金行气活血宽胸;沙参养肝兼益脾肾。服7剂后,头晕、头痛大减,但大便日行三四次,便前腹痛,泻则痛减,为肝强脾弱之证。前方去沙参、郁金、生石决明,加痛泻要方之炒白芍、生白术、防风,痛泻证除。本例治疗体现了胡师法随症变,施治不同的灵活辨证用药思路。高血压病Ⅱ期属既有风阳上扰,又有脾虚泻泄者,从风、从痰、从虚论治,因证而宜。

病案3

李某,女,68岁,汉族。就诊日期:2006年4月6日。门诊号:278664。

病史摘要:2006年初患者因头晕,在外院门诊就诊测血压187/80mmHg,做脑CT示腔隙性脑梗死,在区人民医院住院,当时给予舒血通静点,随之服非洛地平、立普妥等药物,症状改善不明显,故来我院胡师门诊求治。症见:时有头晕、头痛,大便干结,每周1次,无腹胀,咳黄黏痰,饮食可,睡眠可。舌体暗红,苔腻,脉小弦。

中医诊断:高血压病Ⅱ期。

中医诊断:眩晕。

中医证型:肝风上扰,清窍不利,腑气不通。

治则治法:平肝通腑。

处方用药:

天 麻 10g	钩 藤 13g后下	珍珠母 30g	决明子 13g
枳 实 9g	厚 朴 9g	莱菔子 15g	陈 皮 6g
川 芎 9g	丹 参 13g	麦 芽 13g	牛 膝 10g
酒大黄 6g			

7剂,水煎服,每日2次。

二诊:头晕、头痛已减,大便已通。舌暗红,舌苔薄腻,脉小弦。4月6日方有效,稍加和胃消食之品山楂13g。

10剂,水煎服,每日2次。

三诊:头晕、头痛症减,时有肢麻。舌体暗红,舌苔较腻,脉细。4月6日方加和胃消食之品山楂13g,搜风通络之虫类药全蝎6g。

7剂,水煎服,每日2次。

按语:患者年近七旬,肝肾阴虚,阴不敛阳,风阳上扰清窍而发头晕、头痛。阳热亢盛,耗竭津液则大便干结。肝阳反乘于肺,失于宣肃,郁而化热则咳黄黏痰。归纳其证属肝风上扰、腑气不通，其病在肝。故确立平肝息风、通腑泻浊为治法。以《杂病证治新义》之天麻钩藤饮化裁。天麻、钩藤、珍珠母、决明子平肝息风；枳实、厚朴、莱菔子以行气通腑、酒大黄泻热通便，使邪热下行；川芎、丹参活血化瘀；牛膝补肝肾、引邪走下；陈皮、麦芽调和中气、助消化。7剂后，患者头晕、头痛、大便干已消失，时有肢麻、胃胀而加和胃消食之山楂，同时还具有活血通络作用。三诊加搜风通络之全蝎，症状全解，血压平稳。

第三节　慢性心力衰竭

慢性心力衰竭是指心脏长时间处于负荷过重的状态，心肌功能受损，心脏的收缩力减弱，心脏的排出血液难以维持机体组织的代谢需求。慢性心力衰竭是心血管疾病的较重的常见并发症；同时，也是造成病患死亡的主要原因。本病以往临床上主要采用西医对症治疗，虽然可以暂时缓解症状，但不能获得长期有效的治疗效果。本病属于中医"心悸""胸痹""怔忡""喘证""水肿"范畴。近年来随着中医学对本病的认识不断深入，中医药在慢性心衰的治疗上疗效较好，现将胡师的经验总结如下。

一、病因病机

本病病因病机错综复杂，病位在心，与肺、脾、肝、肾四脏关系密切，属本虚标实之证。心气阴两虚或心脾气虚、心肾阳虚是本。心气阴两虚导致心失所养，心阳不振，推动温运无力，心动失常，心阳不足，致宗气衰少，胸阳不展。肾虚蒸腾气化失司，水饮上凌于心，心主血脉失常，久则血瘀阻于脉道，变生痰饮、水湿、瘀血而为标。故气阴两虚，阳气虚衰，痰浊、水湿、瘀血阻滞是其病机关键。

二、治疗原则

胡师运用中医药辨证与辨病相结合，强调临床上必须审清阳损，还是阴伤，或阴阳俱衰，辨病位，定病性，辨气血、脏腑、经络，审其病机，立其治则，遣方用药。如在心者益气养心、活血通脉，在脾者健脾利湿，在肾者温肾助阳、回阳救逆。治病求本，本标兼治，或化痰，或利水，或逐瘀，随症加减，取得明显的疗效。

三、临床用药加减

1.补与泻的权重。如在心衰重症时，应稳、准、狠。阳气衰微呈脱状时，可用淡附片10～60g温肾回阳，配干姜温中焦三阳而除里寒，助附子升发阳气；同时加用山茱萸滋心肾之阴，以求"阳中有阴，阴中有阳"，且防附姜过于温燥；配甘草和中，解附子之毒。待阳回阴邪势减后，可逐渐减少附子剂量。用附子10g时不需先煎，大于10g者必须先煎1小时。

2.当为心气阴不足者时，以参（人参、西洋参、党参、太子参据情选用）补心气，麦冬、沙参养心阴，五味子敛心阴，再配合利水化湿、活血化瘀之品。

3. 用活血化瘀药时，常用丹参、当归、赤芍、桃仁、红花等活血、养血，不宜使用破血峻猛之品。

4. 此类患者往往胃肠道功能虚衰，故用药时应兼顾胃纳脾运之功，需加健脾运脾之茯苓、山药、薏苡仁、砂仁等，以及助消化之鸡内金、麦芽等。且砂仁还可引药入肾，具助阳化气之力。

5. 此类患者往往有多种慢性病变在身，经中医治疗病情缓解后，建议要长期服药，以使五脏气血充足，延缓疾病的发展。而对于危重症者，中西医结合，扬长避短，对提高生活质量、延长生命更有益处。

四、生活调摄

心力衰竭患者，应尽量避免精神紧张及刺激，保持良好的心态，给予良好安静的环境，充分休息，加强生活护理，少食多餐，忌油腻或膏粱厚味，少盐，特别是盐腌的咸肉、咸鱼、酱菜。清淡易消化而富于蛋白质的饮食，对老年心衰者，尤为重要。增强体质，预防感冒。当心功能改善之后，适当参加轻度劳动和体能锻炼，如打太极拳、慢走等；心功能较差时，则应减少室外活动，做些肢体功能运动锻炼。

五、病案

病案 1

蔺某，男，69 岁，汉族。就诊日期：2018 年 4 月 2 日。门诊号：3741600。

病史摘要：患者既往风湿性心脏病病史 10 余年。近年来，心悸怔忡、乏力明显，时有气短，活动后明显，偶有胸闷不适，夜寐一般。2 年前在外院住院，确诊为风心病，心功能不全Ⅱ～Ⅲ级。现该院要求手术治疗，患者拒绝，故前来求胡师中医治疗。主诉：活动后气短，乏力明显，胸闷心悸，动则汗出，面色暗而少华。舌质淡暗胖，边有齿痕，苔薄白，脉沉细。既往史：甲减病史 2 年，目前口服优甲乐每日 1/4 片。体格检查：血压 135/70mmHg，心率 76 次 / 分，心律齐，心脏二尖瓣听诊可闻及舒张期吹风样杂音，双肺呼吸音清，双下肢微肿。心电图：窦性心律，T 波低平。心脏彩超：主动脉硬化，二尖瓣轻中度关闭不全，EF 46%。

西医诊断：风心病，慢性心力衰竭，心功能不全Ⅲ级。

中医诊断：心悸。

中医证型：心肾阳虚，水犯瘀阻。

治则治法：温阳益气，活血利湿。

处方用药：

附 片 10g	山茱萸 10g	生黄芪 10g	太子参 30g
麦 冬 20g	五味子 9g	茯 苓 20g	山 药 10g
薏苡仁 30g	丹 参 20g	当 归 10g	砂 仁 6g

桃　仁 9g　　　　鸡内金 10g　　　　炒枳壳 6g

7 剂，水煎服，每日 2 次。

二诊：患者口服中药后，气短、心悸怔忡较前有所改善，乏力不显。活动后易汗出，口干间作，纳寐一般，二便正常。舌质淡暗胖，苔薄白，脉沉细。体格检查：血压 125/80mmHg，心率 82 次 / 分，双肺呼吸音清，未闻及干湿性啰音，双下肢肿消。处方：4 月 2 日方加红景天 10g，生黄芪加至 15g。

14 剂，水煎服，每日 2 次。

三诊：患者自述气短乏力较前有所改善，汗出较前减少，自述活动后胸闷症状较前减轻，纳寐一般，二便正常。舌质淡暗，苔薄白，脉弦。心脏超声：主动脉硬化，二尖瓣轻中度关闭不全，EF 52%。加强益气养心之力。处方：4 月 2 日方减附片至 6g，加黄芪至 30g，改太子参为党参 15g。

14 剂，水煎服，每日 2 次。

按语：患者年近七旬，既往有风心病史 10 余年，心脏彩超提示心功能不全。患者脏腑本虚，再患本病，更使心肾亏虚。下元不足，无以温煦，蒸腾气化无力，在下则小便不利，水溢肌肤则下肢水肿，上凌于心则气喘；心阳心气不足则心悸怔忡、乏力、气短，偶有胸闷，活动后疲乏不适，动则汗出；脾肾阳虚加之瘀血，则面暗少华，舌质暗淡，舌体偏胖，苔薄白，脉沉细。胡师辨证为心肾阳虚，水犯瘀阻。治疗以补益心肾，活血利湿为法。方选真武汤与生脉饮化裁。方用附子振奋心阳，《本草汇言》曰"附子，回阳气，散寒湿，逐冷痰……乃命门主药，能入其窟穴而招之，引火归原，则浮游之火自熄矣"；黄芪、太子参益气助心气，使上之心元得助；茯苓、山药、薏苡仁健脾益气以助心气，加强利水之力；麦冬、五味子、山茱萸滋心肾之阴，以"阴中求阳，阳中求阴"；本病在心，久病多瘀，加丹参、当归、桃仁养血活血通络；鸡内金、枳壳、砂仁健中护胃、助消化，且砂仁引药入肾。复诊时心悸怔忡、乏力有所改善，在原方基础上加红景天及生黄芪用量。新疆地产红景天，味甘、涩，性寒，入心、肺、脾经，能益气活血。三诊时，心悸、乏力症状有所改善，服中药后心脏射血分数较前改善，加大黄芪用量，并且改太子参为党参，加强补心气之力。通过中药治疗，患者心功能较前有所改善，现已坚持服用中药近 3 年，临床无不适症状，如若常人，很少感冒，生活质量明显提高。

病案 2

王某，女，74 岁，汉族。就诊日期：2012 年 10 月 17 日。门诊号：3033538。

病史摘要：患者冠心病史多年，时有心悸、气短。近半年来出现下肢浮肿，午后较为明显，气短，乏力，面色少华，语音低怯，目干涩，口干口渴，小便偏少，大便稍干，2 日 1 次。前来我院住院。舌尖红，少苔，脉小弦。心电图：窦性心律，频发房早，T 波、$V_4 \sim V_6$ 低平。心脏超声示 EF 34%。

西医诊断：冠状动脉粥样硬化性心脏病，心律失常，心功能Ⅲ级。

中医诊断：胸痹，心悸，水肿。

治则治法：益气养阴，活血利水。

处方用药：

太子参 15g	麦　冬 12g	沙　参 13g	五味子 9g
丹　参 20g	郁　金 10g	防　己 12g	生地黄 10g
延胡索 12g	猪　苓 20g	茯　苓 10g	车前草 13g
通　草 6g	黄　精 30g	桃　仁 12g	枳　实 6g
甘　松 20g	炙甘草 12g		

7剂，水煎服，每日2次。

二诊：心悸、乏力症状减轻，下肢水肿较前减轻，仍感口干。舌质红，少苔。10月17日方去车前草、防己，麦冬加至30g，沙参加至20g，炙甘草加至20g。

10剂，水煎服，每日2次。

三诊：诸症缓解，右手掌有湿疹，自感瘙痒不适，二便正常。舌质淡红，苔薄，脉小弦。10月17日方去车前草、防己，麦冬减至20g，沙参减至20g，加炙甘草至20g，加地肤子10g，白鲜皮10g。

7剂，水煎服，每日2次。

按语：患者年过七旬，久病气阴两虚，诊断为冠心病、慢性心力衰竭，属于中医"心悸""水肿"范畴。久病伤阴伤气，阴虚则内热，津不上唇，故口干、口渴、目涩不适、舌红少苔；脾气不足，失其运化、输布作用，水液趋下，故见下肢水肿；气虚蒸腾化气不利，故小便偏少。辨证为气阴两虚、心脉瘀阻，选方用生脉饮加减治疗。生脉饮源自《医学启源》，主要治疗暑热、温热、久咳伤肺、气阴两虚。本病治疗宜以心为主，结合调治肺肾，由此谨守病机，以益气养阴、活血利水为主。生脉饮的主要成分是人参、麦冬、五味子。人参补元气，麦冬养心阴，五味子滋肾生津。气虚帅血无力，血脉运行不利，久则血脉瘀阻，水湿内停，因虚致瘀，气化不行，脏腑功能失调。因此，在益气养阴基础上化瘀、利水亦是治疗的关键所在。桃仁、丹参以活血畅脉行瘀；茯苓、猪苓健脾利水；车前草、通草，通利三焦，利肺以逐水。综观本方，心气得补，以助血运，健脾益气，以助利水湿，活血而泻瘀浊，理气宣通，助心行血，故心衰得以纠正。中药药理研究显示：人参可兴奋血管运动中枢，增强心肌收缩力，且具有抵抗疲劳和应激的能力，减慢心率，降低外周血管阻力，从而降低心脏后负荷，减少心肌耗氧；麦冬具有正性肌力作用，可扩张周围小血管，降低心脏负荷，增加心脏的冠脉流量和心排血量；五味子增强心肌收缩力，同时又有调节血压的作用。

第四节　心律失常

心律失常是内科常见病，可单独出现，但往往伴随其他疾病出现，也有一部分是功能性的，如冠心病、高血压病、心肌炎、心肌病、心力衰竭、肺心病、心脏神经症等都可出现心律失常。人的一生中，一部分人在某个阶段可出现心律失常，就是人们常说的"心慌"。中医称之为"心悸""怔忡"。两者都表现为心慌、心跳或快，或慢，还可伴有惊恐、胸痛、胸闷、睡眠欠佳等症状。

一、病因病机

心悸是因外感或内伤，致气血、阴阳亏虚，心失所养，或痰饮瘀血阻滞，心脉不畅，引起以心中急剧跳动，惊慌不安，甚则不能自主为主要临床表现的一种病证。心悸除可由心本身的病变引起外，也可由他脏病变波及于心而致。而怔忡多为自我感觉。心悸多伴怔忡。本病病机不外乎虚实两方面。虚证由脏腑气血阴阳亏虚、心神失养所致。实者常因外感邪气、气滞、痰饮、瘀血等，扰乱心神。

二、治疗原则

虚者当补益气血，配合养心安神之品。实者治以祛邪、化痰、涤饮、活血化瘀，并配合应用重镇安神之品，以求邪去正安，心神得宁，调理阴阳，气血调畅，阴平阳秘。临床上常见虚实夹杂时，当根据虚实之多少，攻补兼施，标本兼顾，但多以扶正为主。

三、生活调摄

胡师还强调：精神乐观，情志调畅，避免惊恐刺激及忧思恼怒，饮食有节，忌烟、限酒、少喝浓茶，避免外感六淫邪气，生活作息有规律，增强体质等是预防本病的关键，对预防和治疗心悸发作具有重要意义。轻证者可从事适当体力活动，以不觉劳累、不加重症状为度，避免剧烈活动。重证者应卧床休息，还应及早发现变证、坏病先兆症状，做好急救准备。

四、病案

病案1

陈某，男，33岁，汉族。就诊日期：2006年2月22日。门诊号：1162762。

病史摘要：患者自诉2005年11月因患外感、发热，未及时治疗，加之劳累后心悸、胸闷、气短、乏力明显，曾在乌鲁木齐县医院住院，心电图示频发室早，诊断为心肌炎后遗症，经治疗（具体不详）症状改善不明显，时轻时重。故来我院门诊求胡师诊治。症见：心慌，气短，胸闷，乏力，胃部不适，恶心，纳可，大便如常，夜寐安。舌暗，苔较腻，脉沉细。

西医诊断：心律失常，心肌炎后遗症。

中医诊断：心悸。

中医证型：心脾气虚，心失所养。

治则治法：健脾益气，养血通络。

处方用药：

黄　芪 13g	炒白术 9g	茯　苓 13g	炒薏苡仁 30g
远　志 9g	桔　梗 9g	砂　仁 6g	红　花 9g
川　芎 9g	山　楂 13g	麦　芽 10g	丝瓜络 6g

鸡内金 10g

14 剂，水煎服，每日 2 次。

二诊：仍感心悸、胸闷、气短，时有胃不适，恶心。舌体暗，苔较腻，脉细。2 月 22 日方加化痰宁心之石菖蒲 9g，去丝瓜络。

7 剂，水煎服，每日 2 次。

三诊：心悸、气短、胸闷之症减轻，胃不适，恶心改善，但感乏力。舌体暗，苔较腻，脉细弱。证方相符，已见效果，仍守 2 月 22 日方服用。

14 剂，水煎服，每日 2 次。

按语：胡师据此患者症状，认为其正虚感遇邪盛，未及时调治，心脉失养，血运不畅，发为心悸。外邪侵袭，耗伤心气，鼓动无力，动则气短；母病及子，致脾胃不和，气机不利，时感胃胀不适；胃气上逆则恶心；苔薄腻，脉沉细属气虚不运之象。故本病病位在心、脾，病属心脾气虚，心失所养，心脉瘀阻，属本虚标实之证，以本虚为主。胡师抓住本虚为心脾气虚，确定了重在健脾益气，佐以活血通络之法。方用黄芪、炒白术、茯苓、炒薏苡仁益气以健脾生血，而茯苓、远志又可化痰宁心安神。《本草备要》曰："桔梗苦辛而平，兼入手少阴心、足阳明胃经升提气血……开胸膈滞气。"《本草备要》云砂仁："辛温香窜，补肺益肾，和胃醒脾，快气调中，通行结滞。"胡师取其心脾同治，母子同调，使气血双补，气机通畅。红花、川芎活血通脉。丹溪曰"川芎气升则郁自降，为通阴阳血气之使"，《本草备要》云"其入气分，乃血中气药"。山楂、麦芽、鸡内金健脾助消化，使精微物质得以生成，气血得充。丝瓜络通络行血脉以助红花、川芎之功。后加石菖蒲助开心孔，芳香化散而宁心。服用 14 剂，心悸、胸闷、气短之症均明显减轻，但感稍有乏力，嘱上方续服，以固其效。

病案 2

华某，女，79 岁，汉族。就诊日期：2006 年 6 月 15 日。门诊号：12913791。

病史摘要：阵发性心悸，反复发作 10 余年。近 1 个月来发作频繁，伴见失眠、心烦、口苦。发作时心电图示窦性心动过速。无其他慢性病史。舌体暗红，苔较腻，脉弦细。

西医诊断：冠心病，心律失常。

中医诊断：心悸。

中医证型：痰热内蕴，阻滞心脉。

治则治法：化痰清热。

处方用药：

枳　实 10g	竹　茹 6g	茯　苓 10g	法半夏 6g
龙　齿 30g^{先煎}	远　志 10g	陈　皮 6g	连　翘 13g
赤　芍 10g	丹　参 13g	川　芎 10g	炒酸枣仁 10g
牛　膝 10g			

4 剂，水煎服，每日 2 次。

二诊：口苦、心悸、睡眠明显改善，已能安眠 5～6 个小时，心悸未作，然胃不适。舌暗稍红，苔薄腻，脉弦细。守法原方加理气和胃之品，6 月 15 日方去牛膝，加麦芽 13g，紫苏梗 10g。

7 剂，水煎服，每日 2 次。

三诊：服药后上述症状明显缓解，心悸时有轻微发作，口苦明显减轻，口黏，饮食可。舌暗稍红，苔薄腻，脉弦细。效不更方，上方续服。

7 剂，水煎服，每日 2 次。

按语：温胆汤原为孙思邈《备急千金要方》所裁，由半夏、枳实、陈皮、竹茹、甘草、生姜组成，治疗大病后虚烦不得眠。胡师临床多采用《三因极一病证方论》之温胆汤。本方较《备急千金要方》原方多茯苓、大枣而减生姜之量，为燥湿化痰、清热除烦而设，主治胆胃不和、痰热内扰而致虚烦不眠、呕吐、呃逆、惊悸不宁等证。胡师取用此方治疗痰热内扰之心悸、失眠，加连翘"泻心经客热，降脾胃湿热"（《景岳全书·本草正上》），用龙齿、炒酸枣仁等镇心养心安神之品，又因病久入络，心脉瘀阻而取用丹参、川芎、赤芍通络之品，且弃用大枣、生姜，以防助湿生热，碍脉络畅通，牛膝引诸邪下行。配方精准，药到症除。

病案 3

任某，男，60 岁，汉族。就诊日期：2006 年 4 月 10 日。门诊号：123246。

病史摘要：患者曾有冠心病史 10 余年。近来阵发性心悸 1 个月，曾在外院做动态心电图示频发室早，为求中医药治疗，来我院门诊求治。现症见：胸闷，气短，睡眠差，多梦，活动劳累后心悸时作，饮食、二便如常。舌体暗，舌苔腻，脉弦细。

西医诊断：冠心病，室性早搏。

中医诊断：心悸。

中医证型：痰瘀阻滞，心神失宁。

治则治法：宣痹、宁心、通络。

处方用药：

瓜　蒌 15g	薤　白 9g	石菖蒲 9g	茯　苓 13g
远　志 9g	郁　金 9g	龙　齿 30g^{先煎}	磁　石 30g^{先煎}
丹　参 13g	红　花 9g	川　芎 9g	丝瓜络 6g
陈　皮 6g			

7 剂，水煎服，每日 2 次。

二诊：睡眠有所改善，时有心悸，次数减少。舌体暗舌，苔较腻，脉弦细。经化痰、宣痹、活血之法，心悸、睡眠改善明显，但手抖动，为风痰之象，加强搜风祛痰之力。4月10日方加丝瓜络至10g，加全蝎6g，僵蚕9g。

7剂，水煎服，每日2次。

三诊：失眠、心悸、手抖均减轻，仍乏力。舌淡，苔白腻，脉弦细。4月10日方加丝瓜络至10g，加全蝎6g，僵蚕9g，黄芪10g。

7剂，水煎服，每日2次。

按语：患者年六旬，气血渐虚，心阳不振，鼓动无力，血行不畅，津液输布失常，乃至痰浊瘀阻，而成胸痹胸闷。正如《素问·痹论》所言："心痹者，脉不通，烦则心下鼓。"胸阳不展，痰浊扰动心神则失眠、梦多；苔较腻，舌暗，皆为痰瘀之征。《血证论》说："心中有痰者，痰入心中，阻其心气，是以心跳不安。"患者年过半百，心气本虚，故劳累后心悸加重。总之，其证病位在心，属本虚标实之证，其标为痰瘀交阻，其本为心气阳不足，现诊标实为重。瓜蒌、薤白化痰、宣痹、通阳；茯苓、陈皮健脾化痰；石菖蒲、郁金、远志化痰宁心通络；龙齿、磁石、石菖蒲镇心安神；红花、丹参活血化瘀；川芎为血中气药，郁金为气中血药，气血同治，瘀血得化，痰浊得祛，心脉得宁。现代药理研究表明：薤白提取物有降解血清过氧化脂质、提高6-酮前列腺素、降低丙二醛、抑制血小板聚集及平滑肌细胞增生和减少泡沫细胞形成的作用，可有效抑制主动脉脂质斑块形成，缩小斑块面积和减少厚度；瓜蒌可扩张冠状动脉、增强心肌耐缺氧能力；丹参使冠脉血流量增加，阻力明显下降，可使心肌缺血及心力衰竭得到改善。治程中见痰浊风动而手抖动，加僵蚕、全蝎，虫类药祛风、定惊、化痰散结，《本草求真》称僵蚕"去湿行血脉之品"，使风痰得除，而诸症明显改善。后加黄芪补气健脾化痰以治其本，善其后。

第八章
呼吸系统疾病证治经验

第一节　上呼吸道感染

　　急性上呼吸道感染简称上感，是包括鼻腔、咽或喉部急性炎症的总称。广义的上感不是一个疾病诊断，而是一组疾病，包括普通感冒、病毒性咽炎、喉炎、疱疹性咽峡炎、咽结膜热、细菌性咽－扁桃体炎。狭义的上感又称普通感冒，是最常见的急性呼吸道感染性疾病，多呈自限性，但发生率较高。本病成人每年发生 2～4 次，儿童发生率更高，每年 6～8 次，一年四季均可发病，冬春或秋冬较多。轻型感冒虽可不药而愈，重症感冒却能影响工作和生活，甚至可危及小儿、老年体弱者的生命。尤其是时行感冒暴发时，传播迅速，感染者众多，症状严重，甚至导致死亡，可造成严重后果。而且，感冒也是咳嗽、心悸、水肿、痹病等多种疾病发生和加重的因素。故感冒不是小病，须积极防治。现将胡师对此病的诊治体会介绍如下。

一、感冒概述

　　感冒是感受外邪，或为风寒，或为风热，或夹暑湿，或燥热之邪，但常以风为首，多从口鼻或皮毛而入，肺卫首当其冲，肺卫受邪，卫表不和，肺失宣肃而致病。故初期感冒治疗上应以疏散表邪为主，正如《素问·阴阳应象大论》"其在皮者，汗而发之"之意。若夹寒邪者治宜辛温解表；夹热邪（或体热者）则疏风清热；如邪在半表半里者则用和解之法；而对于暑季感冒者，用清解暑湿法。

二、治疗原则

　　胡师治疗感冒时往往重视清泻里热。因为新疆地处西北，夏季燥热少雨，冬季气候室外寒冷而干燥、多风，居室多暖气、湿度低，加之人们喜食辛辣或补益动火的食品，内热蓄于肠胃，外出不慎受寒，则形成内热外寒之证，又往往在病初之时，患者自己购药服用，故到医院来时已是外邪入里化热之时，故治疗多用清热利咽，用银翘散加浙贝母、蝉蜕。如无发热者去金银花、淡竹叶，加芦根、茅根使邪热从小便而出；伴有咳嗽明显者加桑菊饮化裁；凉燥者加款冬花、紫菀；温燥者加桑叶、浙贝母、天花粉、枇杷叶。感冒一周后，仍有咳嗽夜间明显，痰不多，少阳之气机不舒，加柴胡、黄芩、半夏以疏解少阳之机，以助肺气宣发。便干者，加瓜蒌仁、制大黄、莱菔子等通便。而有咽痛，咽部充血，滤泡增生者，加海藻、甘草效更好。此二药虽为中药"十八反"之一，但在胡师十几年的临床应用中，未发现有明显的毒副作用，但剂量不用太大。在王延章主编的《重审十八反》中介绍了他服用此二药 25 天，确无毒副作用，认为"二药同用，有清热利湿，清利咽喉，止咳平喘，增进食欲，相须为用之功"。

三、虚人外感的治疗建议

正如《素问·评热病论》曰："邪之所凑，其气必虚。"恶性肿瘤术后，放、化疗期间，使用激素过程中，老年人或妇女经期、产后之感冒患者，机体免疫力下降，感受外邪，对此应分清气虚外感或气阴两虚外感。气虚外感者多见发热汗出，恶风，乏力，气短，纳差，咳嗽，痰不多，舌有齿痕，脉虚无力，应扶正祛邪以补中益气汤加防风、苏叶、薄荷、芦根等，轻清解表，不可专事发散，以免过汗伤正；而气阴两虚感冒者，见发热，面色苍白，舌甲无华，头晕，乏力，口干，心烦，手足心热，舌淡，脉细数，用生脉饮加白薇、芦根、薄荷、竹叶、茅根等。

四、治疗时应注意的事项

1. 辨证时要基本辨清是风热、风寒还是暑湿之邪，而症状不明显时，以辛平宣肺之法治之。

2. 在辨证中一定要注意邪盛与正虚的关系，注重祛邪与扶正的用药用量，尤其是小儿、老人，不可一味祛邪而伤正。

3. 感冒发热势重，尤其是时行感冒时，应要求患者多饮水，或必要时适当补液，并可选用解热镇痛药或口服或栓剂（肛门用药），以解燃眉之急。

4. 感冒之时，胃纳往往不香。病邪累及胃肠者，用药应注意顾及脾胃，用陈皮、鸡内金、砂仁、麦芽等和中消食之品，辅以化湿、和胃、理气等法治疗，照顾其兼证，嘱患者饮食清淡。

5. 治疗上呼吸道感染的中药中，具有抗病毒的中药有：苏叶、防风、麻黄、桂枝、香薷、佩兰、野菊花、柴胡、连翘、板蓝根、牛蒡子、浮萍、黄芩、紫菀、射干、百部、鱼腥草等。

五、病案

病案 1

李某，男，8 岁，汉族。就诊日期：2006 年 3 月 3 日。门诊号：238938。

病史摘要：恶风、咽痛而干、发热 2 天，服用西药后疗效不佳，来胡师门诊求治，要求中医药调治。现症见：发热，恶风，偶有干咳，口渴，不出汗，咽痛，饮食欠佳，大便不干。查体：咽部充血，双侧扁桃体Ⅱ～Ⅲ度肿大，无充血及脓性分泌物。舌质红，舌苔薄，脉细。

西医诊断：急性上呼吸道感染。

中医诊断：感冒。

中医证型：风热犯肺。

治则治法：疏风清热，解毒利咽。

处方用药：

桑　叶 10g	杏　仁 10g	桔　梗 9g	牛蒡子 10g
浙贝母 9g	僵　蚕 9g	连　翘 13g	玄　参 10g
海　藻 9g	薄　荷 6g	荆　芥 9g	陈　皮 6g
炒枳壳 6g	生甘草 6g		

7剂，水煎服，每日2次。

二诊：服药汗出后体温正常，咽痛也减，咽部仍干燥。患者空腹服药胃不适，故建议饭后0.5～1小时服药。舌淡红，舌苔薄，脉细。3月3日方去薄荷、荆芥、牛蒡子、玄参，加木蝴蝶5g，芦根13g，以加强利咽生津及和胃之力。

7剂，水煎服，每日2次。

三诊：胃不适好转，自感左耳后疼痛、发胀、压痛。舌尖红，苔薄微腻，脉微数。外感诸症均宁，然左耳乳突处胀痛，压痛存在，是为外感邪热循经引起的耳后痛，应在疏风清热基础上加清泻肝胆之品。3月3日方去薄荷、荆芥、牛蒡子、玄参，加木蝴蝶5g，芦根13g，麦芽13g，以加强利咽生津及和胃之力，加蔓荆子6g，牡丹皮9g，及通络之赤芍10g，川芎9g，引邪下行之牛膝10g。

7剂，水煎服，每日2次。

按语： 患者8岁，稚阳之体，感受外邪而发病。肺之脉络上系咽部，感于外邪，上冲肺之络则咽部疼痛；正邪相争于肺卫肌表则时有发热；风邪束于肌表则恶风，不汗出；热伤于肺络则干咳，口渴；外邪所伤，子病及母，脾运胃纳受阻则饮食欠佳。胡师据此选用桑杏汤化裁。其中，桑叶、薄荷、荆芥疏风解表；杏仁、桔梗、牛蒡子宣肺清热利咽；浙贝母、僵蚕、玄参、连翘疏风解表，利咽凉血散结；海藻、甘草以解毒散结，利咽消肿；陈皮、炒枳壳调气和胃。服药后，咽痛、发热之症消失，但感胃不适，故加利咽和胃之木蝴蝶、芦根，再去性寒凉之玄参、牛蒡子，以护胃，数日后诸症除。

病案2

刘某，女，49岁，汉族。就诊日期：2018年1月18日。门诊号：4683937。

病史摘要：患者自诉两天前因外感后引起咽痛，微恶风寒，周身酸痛，偶有咳嗽，无痰，自测体温最高可达38.6℃，无明显气喘、气憋不适，自行口服"肺力咳胶囊"后症状未见缓解，故来胡师门诊求治。除上述症状外，纳尚可，夜寐欠安，小便正常，大便偏干，2日未解。舌质暗红，苔薄黄，脉浮数。既往史：慢性胃炎数年。查体：咽部略充血，扁桃体不大，双肺呼吸音清，未闻及明显干湿性啰音。辅助检查：血常规白细胞计数7.06×10^9/L，中性粒细胞61.31%。胸部正侧片提示双肺纹理增粗，余未见明显异常。

西医诊断：急性上呼吸道感染。

中医诊断：感冒。

中医证型：风邪犯卫。

治则治法：疏风解表，清热解毒。

处方用药：

金银花 20g	连　翘 10g	桑　叶 10g	荆　芥 9g
淡竹叶 6g	桔　梗 10g	牛蒡子 13g	射　干 9g
丹　参 10g	郁　金 10g	芦　根 20g	板蓝根 20g
生甘草 9g。			

3 剂，水煎服，每日 2 次。

二诊：患者自诉口服上述中药后周身酸痛、畏寒、怕冷等不适症状较前有所缓解，目前自感咽痒、咳嗽不适，咳少许白色黏痰，纳寐一般，二便可。舌质暗红，苔薄白，略欠津，脉弦。查体：咽部轻微充血，双肺呼吸音清。1 月 18 日方去金银花、荆芥、竹叶，连翘加至 15g；加海藻 13g 与生甘草相配以利咽散结；加杏仁 10g 宣肺肃降；加川贝母 6g 配以沙参 15g，麦冬 20g 以润肺；木蝴蝶 6g，蝉蜕 6g 以祛风利咽；鸡内金 10g 以助消化。

5 剂，水煎服，每日 2 次。

三诊：自诉服药后略感咽痒，咳嗽轻微，无痰，自感周身困乏，气短，劳累后症状加重，纳差，寐一般，二便可。舌质淡，苔薄白，边有齿痕，脉弦。查体：咽部无明显充血，双肺呼吸音粗。辨证为肺阴不足，正气未复。治以益气养阴，健脾扶正。

处方用药：

沙　参 20g	麦　冬 10g	桔　梗 10g	五味子 9g
川贝母 6g	茯　苓 10g	白　术 10g	百　部 10g
薏苡仁 10g	天花粉 10g	麦　芽 10g	甘　草 9g。

5 剂，水煎服，每日 2 次。

按语： 该患者初诊症状主要表现为畏寒，周身酸痛。"有一份表证，便有一份恶寒"，故畏寒、恶风；邪犯肺卫，卫表不和，邪束肌表故周身酸痛；肺失宣降，肺气上逆故见偶有咽痛，咽痒，咳嗽不适；舌质暗红，苔薄黄，脉浮数均为有热之象。胡师辨证为风热犯卫，治法以疏风解表，清热解毒，方以平凉之剂银翘散加减。金银花、连翘、荆芥、淡竹叶解表清热，桑叶、牛蒡子、射干、芦根、生甘草利咽化痰，桔梗降肺气，板蓝根加强清热之力，丹参、郁金理气活血以利肺气。复诊时畏寒症状消失，主症为咳嗽，咽痒，舌质略红，苔薄白，略欠津，脉弦，可见久热久咳外邪已去大半，表邪已解。肺中燥热伤津，肺之门户不利，故见咳嗽，咽痒，故辨为肺阴不足。方以润肺止咳，上方去金银花、荆芥等，加以沙参、麦冬、贝母甘寒生津润燥，海藻、甘草利咽解毒散结，木蝴蝶、蝉蜕利咽润喉。三诊，咳嗽、咽痒有所缓解，肺之气阴未复，主要表现为气短、乏力，热势已去而肺气未复。患者既往慢性胃炎病史，病后肺脾本虚，加之寒凉之剂易耗伤肺阴，伤脾胃阳气，故见气短，乏力，纳差，舌质淡，边有齿痕。方药加强健脾扶正之力，如茯苓、白术、薏苡仁，久病肺阴不足，故以沙参、麦冬以养阴润燥，而收功。

第二节　咽　炎

咽炎，是咽部的非特异性炎症，分为急性咽炎和慢性咽炎，为临床常见病。本病病程长，容易反复，症状顽固，较难治愈，多见于成年人，儿童也常可出现。其急性发作，或为感冒诱发，或为感冒治疗不彻底遗留的慢性病症，或为环境因素，导致咽部黏膜及淋巴组织发生炎症，出现黏膜层弥漫性充血、咽喉部可见颗粒状隆起。本病临床以咽部不适感、异物感、咽部分泌物不易咳出、咽部痒感、烧灼感、干燥感或刺激感，还可有微痛感等为主要症状。虽然本病不是危重病症，但易影响患者的生活和工作。本病相当于中医的"咳嗽""喉痹"。《素问·阴阳别论》曰："一阴一阳结为之喉痹。"《医学真传》曰："若喉痒而咳，是火热之气上冲也，火欲发而烟先起，烟气冲喉，故痒而咳。"痹者，闭塞不通也。因感邪不同，有风热喉痹、风寒喉痹。由于脏腑亏损，虚火上炎所致，称为虚火喉痹，又称"帘珠喉痹"。

一、病因病机

肺主气，而咽喉又为肺之门户，手太阴肺经过咽喉，咽喉受邪气所侵，不论外感风热，或风寒化热，或火邪内盛，内因情志不遂、饮食不节，加之周围环境改变，皆可导致火热郁结于内，津液被灼而成痰，痰与热胶结难解，搏结于咽喉，致使气道受阻，气机升降失常，肺气上逆，引起咳嗽，最终导致本病的发生。本病的发病关键与脏腑功能失调也有关，如肺胃热盛、肝火刑金、肺肾阴虚，均可导致痰火郁结。故痰火郁结咽喉、气机不利为本病主要的病因病理基础。咽炎病因病机复杂，或正气不足，或正气亏虚，或脏腑功能亏损，不能驱邪外出，致病情复杂，病程缠绵。

二、治疗原则

本病治疗多以清热解毒、利咽散结为主，随症加减。胡师自拟解毒散结利咽汤以清热解毒，利咽散结。其方主要由连翘、桔梗、牛蒡子、射干、蝉蜕、海藻、生甘草等药物组成。该方以连翘为君，清热解毒，消肿散结；以桔梗、海藻为臣，宣肺利咽解毒散结，同时桔梗可以引药上行咽喉部；佐以牛蒡子、射干、蝉蜕，以利咽解毒；甘草为使，既加强了清热解毒之力，又可调和诸药，同时与海藻相配伍，利咽散结。诸药共用可达清热解毒、利咽散结之功效。在中药十八反中，海藻反甘草，但在胡师十余年的临床运用中，海藻缺甘草，或甘草缺海藻，都不能起到使咽部之滤泡尽快消散、吸收的效果，且二药合用未见明显毒副作用。

胡师强调临床上，需结合主症与兼症，抓住主要矛盾，同时结合脏腑，随症加减，效如桴鼓。方药加减如下。

1. 风寒者常常选用荆芥、防风、羌活。

2. 风热者选用桑叶、菊花、薄荷、蔓荆子等。

3. 咳嗽明显，加紫菀、款冬花、前胡、杏仁、紫苏梗以宣肺止咳。

4. 咽部红肿明显，发热者，加强清热之力度，加用大青叶、鱼腥草、鬼箭羽、虎杖、茵陈，有脓点者加夏枯草、马勃、青黛、人中白加强清热解毒利咽之力。

5. 伴有干咳、低热、舌红少苔者，加沙参、麦冬、玄参、知母、桑白皮、地骨皮等以养阴清肺。

6. 咽部疼痛明显、舌下青紫、瘀斑多者，加重解毒、活血化瘀药，如芦根、山豆根、郁金、丹参、乳香、没药等。

7. 咽痒、异物感明显、有刺激性咳嗽者，加浮萍、蝉蜕、薄荷、地肤子、白鲜皮、地龙等以祛风散结止痒。

8. 大便干结者，加瓜蒌子、冬瓜子、枳实以清热解毒，行气通便。严重者加制大黄、枳实，使热从大便而出。

9. 对于老年体弱患者，阴虚甚者多加沙参、麦冬、玉竹、石斛等；正气亏虚，补气益肺为主，多加党参、黄芪、茯苓等。

10. 这类患者，或初病，饮食不佳，或久病伤及脾胃，故吾师在整个治疗阶段，在处方用药上往往配有鸡内金、麦芽、砂仁、陈皮等药物，以健脾和胃，帮助消化，且防苦寒之药伤胃，同时培土生金，促使脾胃功能恢复，肺气宣降正常。

三、生活调摄

要注意饮食调摄，不宜油腻及辛辣刺激性食物。避免受风，避免接触粉尘、有害气体等对咽黏膜不利的刺激因素。过敏体质者尽量避免接触导致慢性过敏性咽炎的致敏原。进行适当的体育锻炼，规律作息，保持口腔清洁，保持良好的心态从而提高自身整体免疫力。

四、病案

朱某，男，22 岁，汉族。就诊日期：2017 年 11 月 27 日。门诊号：4512901。

病史摘要：患者有慢性咽炎、湿疹病史多年。2 天前受凉，出现咽痒，咽痛，咳嗽，流涕，周身酸困，饮食一般，大便不干，小便正常。舌红，苔薄白，脉弦浮。查体：咽部充血，扁桃体Ⅱ度肿大，咽后壁滤泡少量增生。

西医诊断：咽炎，扁桃体炎。

中医诊断：帘珠喉痹。

中医证型：热毒壅结。

治则治法：清热解毒，利咽散结。

处方用药：

连　翘 15g	桔　梗 9g	牛蒡子 13g	射　干 9g
蝉　蜕 6g	海　藻 13g	生甘草 9g	荆　芥 9g
薄　荷 6g	杏　仁 10g	黄　芩 10g	蔓荆子 10g
鱼腥草 15g	炒枳壳 6g	鸡内金 10g	浮　萍 10g。

7 剂，水煎服，每日 2 次。

嘱患者注意饮食调养，禁食生冷辛辣之品，同时避免受风及异常气味刺激。

二诊：服药后流涕、周身疼痛消失，咳嗽、咽痒咽痛减轻，咳嗽无痰，遇刺激明显咳嗽，呈阵发性，晨起明显。舌红，苔薄白，脉弦。查体：咽部充血，扁桃体Ⅱ度肿大，咽后壁充血，滤泡增生。11 月 27 日方去荆芥，加鱼腥草至 20g，另加蒲公英 20g，芦根 13g，地肤子 10g，以加强清热解毒止痒之力。

7 剂，水煎服 每日 2 次。

三诊：咽痛明显减轻，咳嗽明显减少，咽痒偶有，大便干。舌红，苔薄白，脉弦。查体：咽部轻度充血，扁桃体Ⅰ度肿大，咽后壁滤泡明显减少。11 月 27 日方加瓜蒌子 30g，冬瓜子 30g，茯苓 10g，加强清热化痰散结之力。

14 剂，水煎服，每日 2 次。

按语：患者为过敏体质，有慢性咽炎、湿疹病史，本次发病因为感受外邪。风邪外袭，卫气不宣，肺失宣降，夹持痰瘀，阻滞咽喉。故在解毒散结利咽汤方基础上加荆芥、蔓荆子、薄荷疏风清热解表；热象明显，加黄芩、鱼腥草清热解毒，利咽散结；杏仁、桔梗宣肺止咳；浮萍祛风止痒止咳；鸡内金、炒枳壳健脾和胃。二诊时，患者表邪以解，肺热仍甚，加大清热力度，鱼腥草加量，另加蒲公英、芦根以清热解毒，地肤子祛风止痒止咳。后期因为大便干结，加瓜蒌子、冬瓜子以润肠通便、化痰散结，加茯苓以健脾，培土生金，提高免疫力。

第三节　慢性支气管炎

慢性支气管炎是气管、支气管黏膜及周围组织的慢性非特异性炎症。临床以咳嗽、咳痰为主要症状，常常伴有喘息、气短症状，每年发病持续 3 个月，连续 2 年或 2 年以上。近年来，我国整体生活水平提升，人的寿命延长，临床上前来就诊的慢性支气管炎的老年患者越来越多。本病反复发作，如果不及时就医，就会引发阻塞性肺气肿，病情严重更会引起肺动脉高压、慢性肺源性心脏病等严重疾病，而对患者的工作和生活造成严重影响，危及患者的身心健康和生活质量。本病相当于中医的"咳嗽""喘证"。

胡师认为，慢性支气管炎是反复的邪气入侵，导致患者脾、肺、肾渐虚，功能失调，出现长期的咳嗽和喘息症状。在临床上应注意如下几点。

一、辨证要点

1. 辨宿疾新病。老年慢性支气管炎多为宿疾，宿疾病史长，症状反复出现，并逐次加重。新病为新近感染病，病史短。

2. 辨脏腑虚实。老年人脏腑功能虚弱。急性发作期多属标实，病位在肺，可出现较重的咳痰，气喘；缓解期则以本虚为主，常见易感冒、汗多、气短等肺气虚之症，纳差、腹胀、便溏等脾虚之症，腰膝软、畏寒、头晕、耳鸣、夜尿多、动则气喘等肾虚之象。

3. 辨寒热湿燥。寒咳者有痰白而稀、恶寒、肢冷等症状，感染较轻；热咳者痰黄而稠、发热、便干，多伴有明显感染之症状；燥咳者痰少、口干、大便干结；痰湿咳者痰多，易咳出。

4. 本病属于慢性病，久病入络，故常常需要加一些活血通络之品，如当归、川芎、赤芍、丹参、桃仁、红花、络石藤等。

二、论治需要注意

1. "急则治其标，缓则治其本"是本病治则的最好体现。急性期，即慢性支气管炎并感染，以治标为主，甚则要中西药并用，以控制感染。痰热壅肺者，症见发热，咳嗽，痰多色黄，气短，胸闷，喘促，紫绀，呼吸困难，舌红或紫暗，苔黄厚，脉滑数，以麻杏石甘汤合千金苇茎汤加减，以清肺化痰、止咳平喘；痰湿阻肺者，症见发热不甚，咳嗽痰多色白，气短，胸闷，或有喘促，舌淡红，苔白厚腻，脉滑，治以燥湿祛痰止咳，药用二陈汤合三子养亲汤化裁；内有宿饮、外感风寒者，症见畏寒，或低热，咳嗽，痰多清稀，胸闷或有喘促，舌淡，苔白，脉紧，治以宣肺散寒止咳，小青龙汤加减。

2. 对于老年人慢性支气管炎来讲，缓解期的治疗非常重要。因为老年人肺功能本身已衰减，一次次支气管炎的发作，对于虚弱的肺功能都是打击。因此，缓解期需要患者与医生积极配合，长期坚持用药，对减少发作，减轻病情，以致根除此病，延缓本病的发展，都有重要意义。此时治疗要辨别机体之肺、脾、肾之本虚，补肺者选玉屏风散或保元汤加减，补脾者六君子汤加减，补肾阳者参蛤散合金匮肾气丸加味，滋肺肾之阴者沙参麦冬汤或百合固金汤加减。补肺、温肾、调脾，尤以重视治肾是总的治疗原则。

三、随症加减

1. 清肺热可用黄芩、射干、栀子、瓜蒌皮、芦根、茅根、石膏、桑白皮、菊花、桑叶。清肺虚热的有地骨皮、知母。

2. 祛肺寒可用麻黄、细辛、干姜、紫菀、款冬花、苏叶等。

3. 宣肺气可用杏仁、桔梗、麻黄、前胡、牛蒡子、蝉蜕、百部等。

4. 降肺气可用苏梗、紫苏子、莱菔子、前胡、枇杷叶、旋覆花、马兜铃等。

5.清肺热痰可用瓜蒌、浙贝母、黄芩、射干、天竺黄、胆南星、竹沥、海蛤壳、海浮石等。

6.祛寒痰可用白芥子、半夏、橘红、制南星、旋覆花、皂荚、白附子等。

7.化痰散结可用夏枯草、浙贝母、海蛤壳、昆布、海藻等。

8.泻肺水可用葶苈子、桑白皮、芫花、甘遂、商陆、大戟等。

9.通鼻窍可用辛夷、苍耳子、鹅不食草、细辛、白芷、丝瓜络、蔓荆子、薄荷等。

10.止咳化痰可用前胡、杏仁、枇杷叶、百部、橘红等。

11.失音可用凤凰衣、木蝴蝶、蝉蜕、胖大海等。

12.补肺气可用人参、党参、黄芪、山药、炙甘草、百合、冬虫夏草等。

13.养肺阴可用北沙参、麦冬、天冬、阿胶、石斛、天花粉、百合、玉竹、黄精、熟地黄、山药、燕窝、银耳、梨膏等。

14.敛肺气可用五味子、白果、胡桃肉、诃子、乌梅、罂粟壳、五倍子等。

15.止肺血可用白及、藕节、三七、仙鹤草、紫珠草、阿胶、茜草、山茶花、旱莲草、牡丹皮、白茅根等。

在准确辨证的基础上，精准选药，往往能达到事半功倍的效果。

四、预防

1.应注重早期及时治疗。本病急性期多在冬春发作，春暖时缓解，此时治疗容易根除。如反复发作，迁延到晚期，症状常年存在，不分季节，病情进一步发展可并发慢性阻塞性肺气肿、肺心病。

2.忌烟及避免空气污染，减少对呼吸道的慢性刺激也是非常重要的。

3.老年人应加强体格锻炼，包括呼吸体操（深呼吸、腹式呼吸等）及耐寒锻炼（从冬季开始，用冷水洗脸，冲洗鼻子及洗脚等）。

4.冬病夏治。穴位贴敷"三伏"贴，穴位（足三里、合谷穴）按摩。

5.冬季服用膏方，感冒流行季节用感冒茶、涂鼻油膏等预防措施都能有效预防本病。

6.饮食要富于营养，鱼、精瘦肉、鸡、鸭、鸡蛋、豆制品等富含蛋白质的食物、精粮、粗粮、新鲜蔬菜、干果等应适当摄入，以增强体力，防止外邪侵入。

五、病案

病案1

叶某，女，59岁，汉族。就诊日期：2006年5月8日。门诊号：310578。

病史摘要：患者既往慢性支气管炎病史10余年。近1周因为感冒后出现咳嗽加重，曾在外院就诊，服用西药抗生素及止咳糖浆，症未缓解，来胡师门诊要求中医药诊治。症见：咳嗽剧烈，咳痰不多，但较黏，咽干痒，伴见胸闷、气短，不发烧，饮食可，大便不干，睡眠安。舌质暗淡，舌苔较腻，脉小弦。

西医诊断：慢性支气管炎。

中医诊断：咳嗽。

中医证型：风邪伤肺，肺气失宣。

治则治法：宣肺化痰，宽胸通络。

处方用药：

紫苏梗 10g	杏　仁 9g	前　胡 9g	桔　梗 9g
瓜蒌皮 13g	紫　菀 10g	浙贝母 9g	郁　金 9g
远　志 9g	枇杷叶 10g	丝瓜络 6g	

7 剂，水煎服，每日 2 次。

二诊：口服中药后患者咳嗽明显减轻，咽已不干痒。舌暗淡欠津，舌苔薄腻，脉小弦。症减守法，5 月 8 日方加润肺之品沙参 13g。

7 剂，水煎服，每日 2 次。

三诊：患者服药后，咳嗽明显减轻，咽痒消失，口干，乏力。舌红少苔，脉细。5 月 8 日方加润肺之品沙参 13g，麦冬 15g，太子参 15g。

7 剂，水煎服，每日 2 次。

按语：本例患者素体久患咳嗽，气阴亏虚，加之不慎感冒，受风寒，引发咳嗽不止，咳痰不多，咽干痒，但痰黏、苔较腻、胸闷、气短，属肺之气阴亏虚、风邪伤肺、肺气失宣证，取宣肺化痰、宽胸通络之杏苏散化裁治之。肺气失宣，痰浊瘀阻，有化燥化热之势，对于此类患者胡师喜用杏苏散加减。方中配用润肺理肺之紫菀、浙贝母，清热宽胸通络之瓜蒌皮、郁金诸药，使燥痰化、肺气宣、咳嗽除。后期咳嗽消失，口干，乏力，以太子参、麦冬、沙参益气养阴，润肺止咳以善其后。

病案 2

高某，女，39 岁，汉族。就诊日期：2019 年 8 月 25 日。门诊号：5123981。

病史摘要：患者自诉 2 年前因为外感引起咳嗽，缠绵至今。近 1 周又因外感加重现症见：夜间咳嗽明显，伴有气喘，有痰，色灰暗，受凉咳嗽明显加重，乏力，饮食可，大便不干。舌淡苔白，脉迟弱。查体：咽部充血，扁桃体未见肿大。双肺呼吸音粗，可闻及干啰音，少量湿啰音。

西医诊断：慢性支气管炎。

中医诊断：咳嗽，喘证。

中医证型：寒饮伏肺。

治则治法：温肺化饮，祛痰止咳。

处方用药：

炙麻黄 6g	桂　枝 6g	白　芍 10g	干　姜 10g
细　辛 3g	半　夏 10g	五味子 10g	连　翘 20g
桔　梗 10g	海　藻 13g	蝉　蜕 6g	僵　蚕 10g

地　龙 10g　　　　防　风 10g　　　　陈　皮 6g　　　　炒枳壳 6g

鸡内金 10g　　　　生甘草 6g

7 剂，水煎服，每日 2 次。

二诊：服药后咳嗽、气喘明显减轻，近日受凉再次引发咳喘，鼻塞流涕，咽痛，咽痒，咳嗽有痰，出汗，乏力，饮食可，大便不干。舌淡红，苔白，脉细弦。查体：咽部充血，滤泡形成，双肺呼吸音粗。8 月 25 日方去地龙，加海蛤壳 15g，郁金 10g，辛夷 6g，苍耳子 6g，白蔻仁 10g，浮小麦 30g。

7 剂，水煎服，每日 2 次。

三诊：服药后咳嗽、气喘明显减轻，汗出减少，鼻塞流涕减轻，咽痒有痰，饮食可，大便不干。舌暗淡，苔白腻，脉细弦。查体：咽部充血，滤泡形成，双肺呼吸音粗。8 月 25 日方去地龙，加海蛤壳 15g，郁金 10g，浙贝母 10g，辛夷 6g，马勃 10g，白蔻仁 10g。

14 剂，水煎服，每日 2 次。

按语： 本病患者 2 年前因为外感，久病伤及肺脾，肺脾气虚，肺失充养，气失所主而喘促，近又感外邪，外邪引动内饮，蕴结肺脏，遇外邪而发，证属寒饮伏肺，治以温肺化饮、祛痰止咳。方用小青龙汤加减。炙麻黄、桂枝相须为用，共为君药，散寒祛邪，炙麻黄又能宣肺平喘，桂枝温阳化气行水以利里饮之化。干姜、细辛为臣以温肺化饮，兼助麻桂祛邪。防风祛风解表邪。五味子以敛肺止咳。白芍和营养血。半夏燥湿化痰。桔梗宣肺，引药上行。海藻、浙贝母、蝉蜕、僵蚕、地龙以搜风化痰，清热解毒，利咽散结。陈皮燥湿化痰。鸡内金消食。甘草调和诸药，顾护中气。诸药合用既可平喘止咳，又可以防止辛温太过，本方散中有收，开中有合，使风寒解，水饮化，宣降复，肺脾气盛，则诸症自消。

病案 3

陈某，男，66 岁，汉族。就诊日期：2006 年 1 月 8 日。门诊号：342712。

病史摘要：患者慢性支气管炎病史 4 年，随气候变化及食用生冷食物而加重。为求系统诊治，故来胡师门诊求治。现症见：咳嗽，胸闷，气短，咳黏痰，饮食可，头痛，大便不干，夜寐欠安，时有睡醒后难以再入睡。舌暗红，苔薄，脉小弦微数。

西医诊断：慢性支气管炎。

中医诊断：咳嗽。

中医证型：痰热阻肺。

治则治法：化痰清热，活血通络。

处方用药：

瓜蒌皮 13g　　　郁　金 9g　　　　桔　梗 9g　　　　浙贝母 9g

沙　参 13g　　　紫　菀 10g　　　当　归 10g　　　丹　参 13g

红　花 9g　　　　陈　皮 6g　　　　炒枳壳 6g

7剂，水煎服，每日2次。

二诊： 咳嗽减轻，但大便稀。舌暗红，苔薄，脉细。1月8日方去偏养阴润肠之当归、丹参，加健脾淡渗之炒薏苡仁30g，茯苓13g，麦芽13g。

7剂，水煎服，每日2次。

三诊： 患者服药后咳嗽减，但痰不易出，大便不成形，右侧头痛时作。舌暗红，苔薄，脉细。二诊方有效，但痰黏不易咳出，1月8日方去当归、丹参，加健脾淡渗化痰之炒薏苡仁30g，茯苓13g，远志9g，车前草13g，麦芽13g。

7剂，水煎服，每日2次。

按语： 患者年过半百，久病咳嗽，肺气阴两虚。肺为华盖，主皮毛，主宣发肃降，感受外邪，皮毛先受邪气，久则肺之气损伤，失去肃降宣发之常，而感胸闷、气短；邪气束肺，化燥伤津则咳痰黏而不易咳出；痰浊扰心则心神欠宁，故时有睡后醒来再不易入睡；痰瘀阻络则感头痛。总之，其病位在肺及心。其证属痰热阻肺、脉络不畅，属本虚标实之证。胡师给予化痰清热、活血通络之剂。其中，瓜蒌皮、郁金化痰宣肺理气；桔梗开宣肺气，《本草通玄》曰"桔梗之用，惟其上入肺经。肺为主气之脏，故能使诸气下降"；浙贝母、沙参、紫菀清热散结，润肺止咳；当归、丹参、红花活血化瘀，通其肺络；陈皮、炒枳壳理气和中。服药后，咳嗽、胸闷、气短、睡眠醒后难以入睡等症均明显改善。因大便稀的症状，胡师原方去养阴润肠之当归、丹参，加健脾之茯苓、炒薏苡仁、麦芽以及化痰解痉利湿之远志、车前子而症状基本痊愈。本案治疗体现胡师治咳而不止咳、镇咳，而是据其虚实以理肺调肺，调畅气血，有气虚则健脾，有阴伤则养阴润肺，正如《医约便读》曰："咳嗽毋论内外寒热，凡形气病气俱实者，宜散宜清，宜降痰，宜顺气。若形气病气俱虚者，宜补宜调，或补中稍佐发散清火。"

病案4

赵某，女，67岁，汉族。就诊日期：2005年11月6日。门诊号：298301。

病史摘要： 患者有慢性支气管炎病史2年。1个月前因外感后出现咽痛、咳嗽、咳痰，当时曾到外院就诊，给予抗炎、抗病毒、止咳之剂（具体不详），病情稍有改观，但仍觉咽部有堵塞感，连及胸部，咳痰色白呈泡沫样，不易咳出，故前来胡师门诊就治。患者除上诉症状外，还伴随大便日行1次，但便行不畅，时有腹胀、乏力、背发凉。查体：精神欠振，面色少华。舌质暗红，舌尖红，苔白腻，脉弦缓。既往有高血压病史。

西医诊断： 慢性支气管炎。

中医诊断： 咳嗽。

中医证型： 肺脾两虚，寒邪肃肺。

治则治法： 健脾散寒，温肺止咳。

处方用药：

| 桂枝10g | 法半夏9g | 干姜6g | 细辛3g |

生　姜 3 片	党　参 10g	白　术 10g	茯　苓 12g
吴茱萸 4g	五味子 8g	黄　连 2g	大　枣 30g
炙甘草 8g			

7 剂，水煎服，每日 2 次。

二诊：服药后痰减易咳，白痰，但头晕如戴帽状，自服牛黄降压丸后胃脘部疼痛，前额胀，耳鸣，时打呃，背凉，寐差，早醒。舌尖红，苔薄黄略燥，脉细弦。辨证为痰湿壅肺，治以宣肺化痰、健脾定眩。

处方用药：

法半夏 9g	陈　皮 6g	茯　苓 12g	竹　茹 10g
丹　参 15g	黄　连 5g	石菖蒲 9g	远　志 6g
炒酸枣仁 18g	天　麻 10g	钩　藤 10g	枳　壳 10g
炙甘草 8g			

7 剂，水煎服，每日 2 次。

三诊：上述症消，效不更方，原方继服。

7 剂，水煎服，每日 2 次。

按语： 患者外感久咳伤肺及胃脾，气机不调，痰湿难化而见咳痰不利，色白如泡沫样；脾气本虚而腹胀、乏力；太阳经受寒，枢机不利而见背恶寒。胡师视此为寒饮射肺，脾胃本虚，以小青龙汤去麻黄加党参、左金丸以健中散寒为方，脾胃得补而痰邪得化易出。随之又以黄连温胆汤化痰泻热，并加石菖蒲、远志加强化痰之功，天麻、钩藤平肝息风，消除头晕耳鸣。

第四节　慢性阻塞性肺疾病

慢性阻塞性肺疾病（chronic obstructive pulmonary disease，COPD）是一种具有气流阻塞特征的慢性支气管炎和（或）肺气肿，可进一步发展为肺心病和呼吸衰竭的常见慢性疾病。一般认为，本病与肺和气道对有害气体及有害颗粒的异常炎症反应有关，致残率和病死率很高。本病全球 40 岁以上发病率已高达 9% ～ 10%，我国 40 岁以上慢性阻塞性肺疾病的发病率为 13.7%。慢性阻塞性肺疾病的主要临床表现为慢性反复咳嗽、咳痰、气短或呼吸困难、喘息和胸闷，以及伴有疲乏、消瘦、焦虑等。本病相当于中医的"肺胀"。胡师对本病的认识如下。

一、病因病机

肺胀的成因是肺气卫外不固，六淫外邪每易反复外袭，导致久咳、久喘、久哮、支饮等病证的发生，肺气宣降不利，上逆而为咳，升降失常而为喘，反复迁延难愈，导致病机的转化，逐渐演化成肺胀，正如《灵枢·胀论》说"肺胀者，虚满而喘咳"。痰浊、瘀血既是肺胀气虚导致的病理产物，又是肺胀病机演变过程中的主要病理因素。痰由肺气郁闭，脾失健运，津液不化而成，渐因肺虚不能化津，脾虚不能转输，肾虚不能蒸化。如隋代《诸病源候论·咳逆短气候》曰："肺虚为微寒所伤则咳嗽。嗽则气还于肺间则肺胀，肺胀则气逆，而肺本虚，气为不足，复为邪所乘，壅痞不能宣畅，故咳逆短气也。"痰浊潴留，喘咳则持续难已，或从寒化而成饮，或痰郁化热而为痰热之证。饮迫于肺则咳逆上气，凌心射肺，或痰湿困中，或饮溢肌肤，饮停胸胁、腹部，或痰蒙清窍，或痰热内郁，热动肝风，或因动血而咳血，或痰浊久留，肺气郁滞，心脉失畅则血液为瘀，阻滞血脉。

本病早期以痰浊为主，渐而痰瘀并见，终致痰浊、血瘀、水饮错杂为患。痰浊与瘀血交阻是肺胀病机中的中心环节。因此，肺胀病机演变过程中，始终存在本虚与标实两个方面，本虚导致标实，标实为急加重其本虚，而平日则偏重于本虚。本虚标实是肺胀病机的主要特点。正虚与邪实互为因果，致发作频繁，甚则持续不已。由于本虚与标实形成的恶性病理循环，最终将伤及气血阴阳，累及五脏。

本病虽可见于青少年，但终归是少数，而以年老患者为多。年老体虚，肺肾俱不足，体虚不能卫外是六淫反复乘袭的基础，感邪后正不胜邪而病易重，痰浊潴留，气道不利，久则肺虚。气候变化反复罹病，如是循环不已，促使肺胀形成。病变首先在肺，继则影响脾、肾，后期病及于心、肝。

二、辨治要点

1. 辨标本缓急，即辨急性发作和缓解期。急性期以治标为主，缓解期以治本为主。如本虚标实症状均明显，则应标本兼治。

2. 辨病邪属性。病邪有寒湿、热痰，发作期有痰、咳、喘，应辨明寒证、热证、燥痰还是湿痰，有否夹瘀血，根据辨证结果选方用药。如祛邪（寒邪、热邪、燥邪）宣肺、降气化痰、温阳利水、活血化瘀，甚或开窍、息风、止血等法。

3. 辨正气虚实。老年人脏腑多虚，要辨明脏腑虚损，虚损的程度，哪些脏腑虚损为主，属何种虚损，属阳虚还是阴虚，针对虚损而选用补益药。根据标本虚实，分别选用祛邪扶正是本病的治疗原则。补虚可补养心肺，益肾健脾，或气阴兼调，或阴阳兼顾。正气欲脱时则应扶正固脱，救阴回阳。

三、生活调摄

胡师倡导慢性阻塞性肺疾病，预防是关键。"三分治疗，七分养。"在本病患者中"养"至关重要。

1. 调养脏腑之方药，可长期服用。另改变生活方式，低盐低脂、富于营养的饮食，避免辛辣刺激食品，尽可能戒烟、戒酒，防止被动吸烟。

2. 改善环境，减少职业性粉尘和化学物质的吸入。减少室内空气污染，避免在通风不良的空间燃烧生物燃料，如烧柴做饭、在室内生炉火取暖等。积极预防和治疗上呼吸道感染。秋冬季节注射流感疫苗；避免到人群密集的地方；保持居室空气新鲜；发生上呼吸道感染应积极治疗。

3.加强锻炼。根据自身情况选择适合自己的锻炼方式，如散步、慢跑、游泳、爬楼梯、爬山、打太极拳、跳舞；有条件的进行呼吸功能锻炼，如双手举几斤重的东西，在上举时呼气；患者可通过做呼吸瑜伽、呼吸操、深慢腹式阻力呼吸功能锻炼、唱歌、吹口哨、吹笛子等进行肺功能锻炼等。只有保持良好的肺功能才能使患者有较好的活动能力和良好的生活质量。

4.中医贴敷治疗（三九贴、三伏贴）、推拿等，均可预防感冒，详见外治法。

四、病案

病案1

普某，男，68岁，锡伯族。就诊日期：2006年1月8日。门诊号：356145。

病史摘要：患者患慢性咳喘多年，近2年来随年龄增加症见加重，曾多次在我院住院诊治。半月前因感外邪而咳喘，故来胡师门诊。现症见：活动后气喘，咳嗽，有痰色白，背发凉，纳可，大便偏稀，日行数次。舌质暗红，苔薄白，脉数。经X线、超声心动图、心电图等检查，诊断为慢性阻塞性肺疾病、冠心病。

西医诊断：慢性阻塞性肺疾病、冠心病。

中医诊断：肺胀。

中医证型：寒热错杂，上盛下虚。

治则治法：寒温并用，纳气平喘。

处方用药：

党 参 12g	黄 芪 15g	炒白术 12g	厚 朴 12g
诃 子 12g	乌 梅 10g	罂粟壳 6g	白芥子 12g
苏 子 10g	葶苈子 12g	干 姜 9g	细 辛 3g
桂 枝 9g	全瓜蒌 15g	白 果 9g	阿 胶 10g^{烊化}
黄 芩 12g	陈 皮 12g		

7剂，水煎服，每日2次。

西药服用降脂、抗凝及扩张冠脉药。

二诊：服药后症状基本同前，苔脉无变化。1月8日方去全瓜蒌、陈皮，加麦冬12g，五味子6g，人参12g，加强补气养阴，敛肺之力。

7剂，水煎服，每日2次。

三诊：服药后气喘稍减，活动后则甚，大便仍多，质稀。苔薄白，脉沉。痰邪渐去，动则喘甚，肾不纳气，加强补肾敛阴之品。1月8日方去白芥子、苏子、陈皮，加五味子9g，山茱萸10g，生地黄10g。

7剂，水煎服，每日2次。

按语：本患者为一年过六旬的喘证老人，素来便稀次多，喘咳有痰，舌微红，苔少。胡师辨其为寒热错杂、上盛下虚之证。上盛为喘，下虚为便溏。寒则为胃肠虚寒而便溏，热则为喘而无痰，舌微红为虚热，故用乌梅丸之意而又未全用其药。乌梅酸涩，入脾肺之血分，《本草备要》云其敛肺涩肠、消痰、清热解毒；干姜、细辛、桂枝辛甘合而温阳，辛苦合而通降逆气；未用黄柏，而用瓜蒌、黄芩清肺之热；配白果泻肺热，定喘促；配诃子、罂粟壳以加强乌梅之敛肺之功；并与紫苏子、葶苈子泻肺纳气平喘；虚实并治，取补虚汤（人参、黄芪、干姜、厚朴、陈皮等）之意以补肺纳肾，降气平喘；用阿胶甘平清肺养脾，滋肾益气，润燥定喘。随后又加五味子咸酸涩而敛肺，其气寒，能降火，山茱萸、生地黄补肾敛阴，莱菔子、白芥子以化痰多之时。诸药合用，体现了寒温并用、攻补兼施、上下同治、阴阳同调的中医综合性治疗。本案虚实兼夹，寒热错杂，治疗时攻补兼施，上下同治，证对其方，故而奏效。患者服用 10 余年，生活自理，病情平稳。

病案 2

黄某，男，83 岁，汉族。就诊日期：2018 年 8 月 6 日。门诊号：512467。

病史摘要： 患者既往慢性支气管炎病史数年。症见气喘，气短怕冷，咳白痰，在外院经检查确诊为慢性阻塞性肺气肿。近 2 个月因受凉后出现气短怕冷，咳白色泡沫痰，量多，活动后气喘不适，小便可，大便正常，日 1 次。舌质暗红，苔薄，脉弦。

西医诊断： 慢性阻塞性肺疾病。

中医诊断： 肺胀。

中医证型： 风寒束表，水饮内停。

治则治法： 祛风散寒，温肺化饮。

处方用药：

炙麻黄 6g	桂 枝 10g	白 芍 9g	五味子 9g
干 姜 9g	细 辛 3g	半 夏 10g	丹 参 13g
杏 仁 10g	厚 朴 10g	白芥子 10g	乌 梅 6g
前 胡 10g	鸡内金 10g	炒枳壳 6g。	

7 剂，水煎服，每日 2 次。

二诊： 患者口服中药后白色泡沫痰较前减少，气短怕冷减轻，活动后气喘不适，大便正常。舌质暗红，苔薄欠津，脉弦。8 月 6 日方去细辛，加苏子 9g，橘红 9g，丹参 13g。

7 剂，水煎服，每日 2 次。

三诊： 患者活动后憋闷、气喘较前好转，少许白痰易咳出，纳寐一般，二便正常。舌质暗淡，苔薄白，脉弦。8 月 6 日方去细辛、白芥子，加生黄芪 20g，砂仁 6g，丹参 10g，桂枝 6g，以加强补肺气，通阳活血以通肺脉。

7 剂，水煎服，每日 2 次。

按语： 患者高龄男性，既往慢性支气管炎病史。本次因受凉后出现咳嗽，咳痰症状较前明显加重，患者以气短、怕冷、咳白色泡沫痰为主。患者有肺系疾病，肺为华盖，肺之肃降功能失司，贮痰于肺，宿有痰饮，而又感受寒邪，属风寒束表，水饮内停，胡师用小青龙汤加减进行治疗。《伤寒论》曰："伤寒表不解，心下有水气，干呕发热而咳，或渴，或利，或噎，或小便不利、少腹满，或喘者，小青龙汤主之。"小青龙汤主要针对的是寒袭人体，表寒不解，内有水停，故宣肺中寒饮，以平其喘证。其中麻黄、桂枝主要为解表；半夏以止呕降逆，去水气，助脾胃；干姜、细辛通过温运脾胃去水饮，体现了治痰饮者，温而化之，脾为生痰之源，肺为贮痰之器，脾胃运则水饮自除；五味子去水饮，其酸涩，有敛肺之功。小青龙汤是麻黄汤的变方，由麻黄汤去杏仁，加干姜、细辛、五味子、半夏、芍药而成。《医宗金鉴》认为："表实无汗，故合麻黄二方以解外。去大枣者，以其性滞也；去杏仁者，以其无喘也，有喘者仍加之；去生姜者，以有干姜也，若呕者，仍用之。佐干姜、细辛，极温极散，使寒与水俱得从汗而解；佐半夏逐痰饮，以清不尽之饮；佐五味收肺气，以敛耗伤之气。"服药之后咳喘症状较前减轻，白痰减少。复诊加强理气化痰之功，加丹参、橘红。三诊时气短、怕冷症状减轻，加黄芪、桂枝以补气通阳，以治其本。

病案 3

贾某，男，54 岁，汉族。就诊日期：2006 年 5 月 8 日。门诊号：356269。

病史摘要：患者因咳嗽、气短于 1977 年在某医院诊为支气管扩张，行右下肺叶切除术，此后无明显咳嗽，然时有胸闷，胸胀，气短。近 1 个月加重，伴咳嗽，咳痰，动则气喘，在我院进行肺功能检测，确诊为肺气肿。为求中医治疗，来胡师门诊。除上述症状外，患者纳食少，二便调，睡眠尚可。舌质淡暗，舌苔较腻，脉细弱。

西医诊断：慢性阻塞性肺疾病。

中医诊断：肺胀。

中医证型：肺脾气虚，痰瘀交阻。

治则治法：补肺健脾，化痰活血。

处方用药：

黄　芪 13g	生白术 9g	茯　苓 10g	薏苡仁 30
桔　梗 9g	牛蒡子 10g	瓜蒌皮 13g	紫　菀 10g
款冬花 13g	郁　金 9g	丹　参 13g	炒枳壳 6g
山　楂 13g	麦　芽 13g	鸡内金 10g	丝瓜络 6g

7 剂，水煎服，每日 2 次。

二诊：服药后咳嗽减轻，仍感胸闷，胸胀，气短，纳少。舌淡暗，苔较腻，脉弦细。5 月 8 日方加苏梗 9g，当归 10g。

7 剂，水煎服，每日 2 次。

三诊：服药后咳嗽偶有，胸闷胀明显减轻，稍有气短，夜尿频，每夜 2～3 次。舌淡，苔薄，脉细弱。5 月 8 日方加苏梗 9g，当归 10g，百合 10g，炒山药 13g，乌药 9g。

7 剂，水煎服，每日 2 次。

按语: 患者久患肺胀,且有肺叶切除,肺本虚损,故气失宣发肃降之功,而时感气短。脾、肺为母子之脏,久病子病及母,肺脾气虚,气机不利,阻滞胸阳则胸闷。脾运化水谷无力则纳少。舌淡、苔腻为肺、脾本虚。正如巢元方《诸病源候论·咳逆短气候》记载:"肺虚为微寒所伤则咳嗽。嗽则气还于肺间则肺胀,肺胀则气逆,而肺本虚,气为不足,复为邪所乘,壅痞不能宣畅,故咳逆短气也。"胡师认为,久病多虚,久病多瘀,久病多痰。此证因气虚生痰浊、成瘀血。故治疗上强调以补肺脾之气为先、为本,化痰宽胸、活血通络为辅。黄芪、白术、茯苓、薏苡仁益气健脾;桔梗、苏梗、炒枳壳调气宽胸,升提肺气;牛蒡子、紫菀、款冬花以宣肺止咳;少佐以瓜蒌皮化痰;郁金、丹参、当归养血活血通络,理肺脉;山楂、麦芽、鸡内金和胃助消化受纳。其中郁金、山楂、桔梗为同治痰瘀之良药。诸药合用,补虚为先,标本兼顾,症状消除,体力得增。

附：古代化痰方介绍

1. 二陈汤(《太平惠民和剂局方》)

组成:制半夏 9g,橘红 9g,茯苓 6g,炙甘草 3g。

适应证:主治痰湿所致之咳黏痰,痰多,恶心呕逆,脘腹胀满,食欲不振,头眩心悸,舌苔厚腻,脉滑等症。本方为治一切痰湿的基础方。

2. 金水六君煎(《景岳全书》)

组成:当归 6～9g,熟地黄 9～15g,陈皮 5g,半夏 6g,茯苓 6～9g,炙甘草 3g。

适应证:本方用于肺肾亏虚,水湿上泛为痰,湿痰内盛,咳逆多痰,或年迈阴虚,血气不足,外感风寒,咳嗽呕恶,舌苔厚腻,脉滑等症。

3. 苓术二陈煎(《景岳全书》)

组成:茯苓 12g,白术 3g,干姜 12g,陈皮 6g,泽泻 5g,姜半夏 9g,猪苓 5g,炙甘草 1.5g。

适应证:本方从二陈汤发展而来,其健脾利湿的力量大于二陈汤,且能温脾化气。用于脾胃虚弱之人,水湿停滞,腹泻便溏,胃气呆滞,小便少,四肢懈怠,精神疲倦,或咳嗽,吐稀白痰等症。

4. 清气化痰丸(《医方考》)

组成:姜半夏 45g,胆星 45g,橘红 30g,枳实 30g,杏仁 30g,瓜蒌仁 30g,炒黄芩 30g,茯苓 30g。共为细末,姜汁糊丸,如绿豆大,每次服 6～9g,温开水送下。现把此方减量,作为汤剂服用。

适应证:此方为治热痰的常用方。功能清热顺气,化痰止咳。主治咳嗽,痰黄稠黏难出,气急呕恶,胸膈满闷,舌质红,苔黄腻,脉滑数等症。

5. 三子养亲汤(《韩氏医通》)

组成:炒芥子 9g(打碎),炒苏子 9g(打碎),炒莱菔子 9g(打碎)。或用同量,或依据所需而选君药而加减用量。

适应证：主治老年人中运力弱，湿滞生痰，或兼生气，痰壅气实而痰盛喘咳，胸闷懒食，舌苔厚腻，脉滑有利之症。

6. 礞石滚痰丸（《玉机微义》）

组成：大黄 24g（酒蒸），黄芩 24g（酒洗净），青礞石（捶碎）同焰硝 50g，沉香 2g。

适应证：主治实热老痰内结所致的怪证百病。病由老痰、顽痰所致，往往不可名状，或头目眩晕，或停留胸膈肠胃、嘈杂痞闷、咽嗌不利，或心下如停冰铁，或梦寐奇怪之状，或腰背四肢筋骨疼痛，或胸腹间如有气交纽、噫息烦闷，或发癫狂痉痫，或毛发焦槁、脉不通等。

7. 茯苓丸（《全生指迷方》）

组成：半夏 60g，茯苓 30g，枳壳 15g（麸炒），风化硝（或芒硝）7.5g。生姜汁糊为丸，如梧桐子大，每服 30～50 丸，姜汤送服。

适应证：主治因停痰阻滞经络，而两臂疼痛，或抖不能举物，两手疲软无力，或不能转移，背部凛凛恶寒，脉象沉细之症。

8. 控涎丹（《三因极一病证方论》）

组成：甘遂 60g（去心），大戟 60g（去皮），白芥子 60g。共为细末，糊丸如梧桐子大，每次服 5～7 丸，甚或 10 丸。痰盛体壮者，可适当加多丸数。临卧前淡姜汤送服。

适应证：主治素有痰涎伏留在胸膈上下之处，令胸背、手足、腰部、颈项等处的筋骨突然牵引疼痛；或隐痛不止，游走不定；或手脚重着冷痛；或头痛眩晕；或神志困呆，多睡；或胸闷少食，痰多流涎；或脚肿重痛，不能步履；或某个肢体重着顽麻不遂等。

第五节 支气管扩张症

支气管扩张症系慢性支气管化脓性疾病，是指因支气管炎及其周围肺组织慢性炎症，损伤支气管壁而引起支气管扩张和变形造成痰液潴留，反复感染，毛细血管扩张、支气管动脉与肺动脉终末支扩张与吻合形成血管瘤等。本病病程多呈慢性经过，可发生于任何年龄。典型症状为慢性咳嗽、咳大量脓痰和反复咳血。肺局部病变处可听到湿性啰音，常见杵状指（趾），X 线胸部检查有肺纹理粗乱或多个环状透亮区，甚至有气液平面，支气管造影可明确诊断。本病可归属于"咳嗽""咳血""肺痈""痰饮"等范畴。胡师经过 30 余年的实践，总结其治疗经验如下。

一、病因病机

外因可归为六淫之邪，反复侵袭肺系，肺失宣肃，肺络受损。内因则由脏腑功能失调，内邪犯肺，肃降无权，损伤肺络所致。其病机可概括为热邪伤肺，肝火灼肺，阴虚火旺，或气虚失摄，前两者为实证，后两者为虚证。

二、治疗原则

急者清泻肺热化痰，化瘀止血或清肺宁肺。缓者治本，或攻补兼施，滋阴清热，润肺止血，或益气摄血，健脾养血治之。扶助正气则补肺气、养肺阴，健脾温肾，顾护津血。

三、预防要点

1. 生活要有规律，注意季节变化，适当增减衣被，寒温得当。在治疗的同时，注意锻炼身体，增强体质，练习气功，可选强壮功、内养功等功法，增强呼吸道防御功能和免疫功能，不要过劳，防治急躁发怒情绪。

2. 饮食宜清淡，但富于营养。多食新鲜蔬菜及水果，如橘子、梨子、枇杷等，忌食肥腻及过于甘甜之物，也不宜过咸，禁食一切辛辣刺激的物品，如韭菜、辣椒、大蒜、葱等；忌食海腥发物，如虾、螃蟹、黄鱼。

3. 对肺脾素虚之人，可选益气固表之玉屏风散、人参胡桃汤、六君子汤加减调理。坚决戒除嗜酒及吸烟习惯。

四、外治方法

1. 贴敷疗法 见外治方法。

2. 针灸治疗 体针疗法取穴：尺泽（左）、鱼际（右）、行间（双侧）、太冲（双侧）、复溜（双侧）、太溪（双侧）。方法：尺泽、复溜、太溪行捻转补法，鱼际、行间、太冲行捻转泻法。疗程：每日1次，每次30分钟，间隔10分钟运针1次。针灸配合中医辨证治疗，可增强止血功效。7天为1疗程，1～2疗程，可减少咳血量。

五、病案

病案1

胡某，女，53岁，汉族。就诊日期：2018年12月2日。门诊号：4672312。

病史摘要：患者自述1年前因为反复外感引发咳嗽，又因工作劳累，导致咳嗽、咳痰不断，曾在外院住院，经检查明确诊断为支气管扩张，给予消炎、化痰等治疗，咳嗽、咳痰缓解出院。出院后长期间断口服罗红霉素以及化痰止咳药物，每因气候变化、受凉引发上述症状，外院曾要求其手术治疗。患者拒绝，前来胡师门诊寻求中医治疗。现症见：咳嗽，有黄色脓痰，时有气喘，夜间明显，易外感，面色少华，乏力，饮食不香，大便干，小便正常，夜寐一般。无发热、咽痛症状。舌暗红，苔薄黄腻，脉弦滑。查体：咽部充血。外院肺CT提示支气管扩张改变。

西医诊断：支气管扩张。

中医诊断：咳嗽。

中医证型：痰热蕴肺。

治则治法：清热泻肺，化痰止咳。

处方用药：

全瓜蒌 20g	黄 芩 10g	芦 根 20g	大青叶 10g
鱼腥草 30g	前 胡 10g	杏 仁 10g	枳 实 9g
桔 梗 9g	薏苡仁 30g	鬼箭羽 15g	砂 仁 6g
鸡内金 10g	莱菔子 15g		

7 剂，水煎服，每日 2 次。

二诊：服药后患者咳黄痰稍减轻，咳嗽次数较前减少，饮食可，乏力，大便偏干，小便黄，夜寐一般。舌暗红，苔薄黄腻，脉弦。12 月 2 日方基础上加郁金 10g，败酱草 30g，海蛤壳 15g，加强清肺化痰理肺之功。

60 剂，水煎服，每日 2 次。

三诊：经治疗后患者症状较前明显好转，咳嗽偶有，咳痰色白，量明显减少，不易感冒，乏力减轻，饮食增，大便不干，小便正常，夜寐安。舌暗，苔薄腻，脉小弦。12 月 2 日方加郁金 10g，败酱草 30g，海蛤壳 15g，黄芪 13g，生白术 10g，茯苓 13g，橘红 10g，淫羊藿 13g，熟地黄 12g，去鱼腥草、鬼箭羽。

30 剂，水煎服，每日 2 次。

按语：本患者为中年女性，工作忙碌，无锻炼，引发肺气不足。外感风寒，无力祛邪外出，痰热蕴肺，肺失宣降，则咳嗽咳痰；痰热内盛，则见黄色脓痰，量多；久病肺、脾气虚则见乏力，不思饮食；劳累气虚，邪气易侵，故反复发作，迁延不愈。胡师治疗先用清泻肺热、化痰止咳治法治标实之证，方选小陷胸汤及千金苇茎汤化裁。黄芩清上焦肺热，全瓜蒌清化痰热，配芦根以加强清热化痰排脓；大青叶、鱼腥草、鬼箭羽以清热解毒；前胡、杏仁宣肺止咳；配枳实降肺气通便；桔梗利咽解毒，宣肺同时载诸药上行入肺经；薏苡仁健脾清热排脓；莱菔子配全瓜蒌以化痰，配枳实以行气通便；鸡内金、砂仁和胃健脾。本方以清热化痰、解毒排脓、温肺、和胃健中为法。二诊，患者脓痰明显减少，守方加郁金行气活血以通肺络，败酱草、海蛤壳以增强清热化痰之力。服药 60 剂后，患者咳嗽、咳黄色脓痰明显减少，痰变白，量减少，乏力减轻，饮食增，守方加补气健脾之黄芪、白术、茯苓，加淫羊藿、熟地黄以阴阳双补，以治本。患者共计服药 1 年，后随访很少感冒，基本无咳嗽咳痰，乏力消失，饮食正常，精力充沛，恢复正常生活。

病案 2

张某，女，50 岁，汉族。就诊日期：2020 年 3 月 19 日。门诊号：4972312。

病史摘要：因受凉出现咳嗽反复发作、咳黄痰 3 年。曾在外院诊断为支气管扩张，应用消炎治疗，病情时好时坏。近 1 周患者再次受凉引发上述症状加重，为求中医治疗，前来胡师门诊就诊。症见：患者神志清，精神不振，咳嗽，咳黄色浓痰，乏力，饮食不香，无发热症状，大便不干，小便黄，夜寐不安。舌暗淡，苔薄白微黄腻，脉弦滑。

西医诊断：支气管扩张。

中医诊断：咳嗽。

中医证型：痰热蕴肺。

治则治法：清热宣肺，化痰排脓。

处方用药：

瓜　蒌 20g	法半夏 10g	黄　芩 10g	蒲公英 20g
菊　花 10g	鱼腥草 20g	杏　仁 10g	桔　梗 10g
芦　根 20g	薏苡仁 30g	鬼箭羽 10g	车前草 10g
蝉　蜕 6g	僵　蚕 10g	前　胡 10g	郁　金 10g
炒枳壳 6g	鸡内金 10g		

3 剂，水煎服，每日 2 次。

二诊：服药后患者咳嗽减轻，以夜间、晨起咳嗽明显，咳黄痰减少，饮食一般，大便不干，尿黄，夜寐不安。舌暗，苔薄腻，脉弦。3 月 19 日方加柴胡 10g，党参 10g，干姜 10g。

30 剂，水煎服，每日 2 次。

三诊：服药后患者咳黄色脓痰明显减少，夜间以及晨起咳嗽减轻，纳食香，大便不干，小便黄，夜寐不安。舌尖红，苔薄，脉弦。3 月 19 日方加柴胡 10g，党参 10g，干姜 10g，百合 10g，浮萍 10g。

30 剂，水煎服，每日 2 次。

按语： 本病患者为中年女性，既往有支气管扩张病史 3 年。久咳肺、脾、肾脏气亏虚，痰热久蕴肺络，加之外感，引动宿痰，痰热蕴肺，肺失宣降，则见咳嗽；痰热灼肺，则见咳黄色脓痰；久病肺脾气虚，则乏力；舌暗淡，苔薄白，微黄腻，脉弦滑，均为肺脾气虚、痰热蕴肺之象。证属痰热蕴肺，为本虚标实证，以肺脾气虚为本，痰热蕴肺为标。"急则治其标，缓则治其本。"选用小陷胸汤加减。取小陷胸汤以清热化痰，黄芩易黄连，以使药物达上焦肺络，辅以蒲公英、芦根、鬼箭羽、薏苡仁、菊花以清热解毒排脓，杏仁、桔梗、前胡以宣畅肺气，化痰止咳，蝉蜕、僵蚕以疏风化痰，郁金活血化瘀以通肺络，炒枳壳、鸡内金以健脾和胃调中，以培土生金。全方共奏清热化痰、宣肺止咳、解毒排脓之功效。二诊，患者咳黄色脓痰减少，晨起及夜间咳嗽明显，考虑夜间为阴阳相交，厥阴之气升发之时，厥阴之气疏泄不利，故加柴胡以升发厥阴之气，恢复枢机之功，配以法半夏、党参、干姜以健脾益气，温化痰饮，意寓"治痰饮者，当以温药和之"为治本之意。三诊时，患者咳嗽明显减轻，黄色脓痰减少，舌尖红，苔黄薄，脉弦，故守方加百合以润肺止咳，浮萍疏风清热、抗过敏，以巩固疗效。

第九章
神经系统疾病证治经验

第一节　脑梗死后遗症

脑梗死后遗症是指在脑梗死发病半年后，仍存在半身不遂或者语言障碍或口眼歪斜等症状。脑梗死后遗症恢复速度及程度较慢，是较难治愈的疾病。根本原因在于高血黏度、高血脂、高血压、高血糖、血小板聚集等血液病变，加速动脉粥样硬化斑块形成，导致血管狭窄、闭塞，堵塞脑动脉，导致脑局部血流中断和脑组织缺血、缺氧、坏死，影响到运动、感觉、语言等中枢神经系统，表现为肢体、语言障碍等后遗症。本病多发于 60 岁左右的老年人，但近年来有年轻化趋势。脑梗死 5 年的复发率在 30% 以上，一旦复发，患者及家属将面临更沉重的精神及经济负担。本病相当于中医的"风痱"。本病四季皆可发病，但以冬、春两季最为多见，北方多于南方。胡师对本病的经验如下。

一、病因病机

《黄帝内经》所记述的"大厥""薄厥""仆击""偏枯""风痱"等病证，与脑梗死后遗症期的一些临床表现相似。"年四十而阴气自半，起居衰矣。"中风后，年老体弱，或久病气血亏损，脑脉失养，气虚则运血无力，血流不畅，而致脑脉瘀滞不通，阴血亏虚则阴不制阳，内风动越，痰浊、瘀血上扰清窍，久致本病。其病位在脑，与心、肾、肝、脾密切相关。在本为肝肾阴虚，气血衰少；在标为风火相煽，痰湿壅盛，瘀血阻滞，气血逆乱，上犯于脑，脑之神明失用。正如《灵枢·刺节真邪》所说："虚邪偏客于身半，其入深，内居营卫，营卫稍衰，则真气去，邪气独留，发为偏枯。"此外，本病的发生与个人的体质、饮食、精神刺激等有关，是由气血逆乱而不降所致。

二、临证要点

1. 辨气血，判标本。据虚之气或阴，实之气滞、痰瘀的孰轻孰重，而决定用药之补气、滋阴的分量，以及化痰之寒、热，养血、活血、祛瘀活血、破血逐瘀之用量。其中，补气尤为重要，多用补阳还五汤加减。

2. 因本病属内风，故不用具有表散祛风之品，如麻黄、羌活、独活、防风、荆芥、苏叶等，干姜、肉桂、鹿茸、人参再造丸、大活络丹亦慎用。

3. 上肢病变加桑枝、川芎、桔梗。下肢病变加怀牛膝、木瓜、金毛狗脊。

4. 近年许多医者喜用虫类药治疗本病。选用虫类药，取其行走攻窜、通经达络、疏逐搜剔之功，此功远非草木植物所能及，如蜈蚣、水蛭、地龙、全蝎。虫类药不宜久用及大量使用，以妨碍胃及损气伤阴。

5. 服用中药要注意脾胃功能，选用顾脾胃、助消化之品。

中医药治疗本病，一可改善现有功能障碍、语言障碍，提高生活质量；二可防止再发作，加重病情。

三、生活调摄

医者要耐心对患者进行心理疏导，增加信心，解除心理顾虑，去除烦恼，摆脱自卑的困扰，保持精神愉快，增强战胜疾病的信心和勇气，适应病后的生活环境及建立新的人际关系。坚持服药及康复锻炼，有条件的时候，可结合针灸、推拿及功能锻炼。同时，饮食避免过于肥甘、油腻，但要富于营养，以防复发。

四、病案

病案 1

董某，女，34 岁，汉族。就诊日期：2008 年 11 月 13 日。门诊号：278938。

病史摘要：患者 2003 年因先天性脑血管畸形引起脑血管意外后出现语言不利、右手指活动无力、握力差，并有记忆力减退，经住院治疗，病情稳定，但右侧肢体功能未完全康复。近 1 年来，患者语言不利，右手无力，全身乏力，臀部发冷，腰酸，大便少，月经量少并延迟 3 天，故来胡师门诊。查体：面部红疹，高出皮肤，色红，有疼痛感。舌质微红，苔薄黄腻，脉沉细涩。

西医诊断：脑梗死后遗症。

中医诊断：风痱。

中医证型：气虚血瘀。

治则治法：补气活血。

处方用药：

生黄芪 30g	赤　芍 10g	丹　参 15g	防　风 10g
川　芎 10g	白　术 10g	泽　泻 18g	当　归 12g
郁　金 10g	石菖蒲 9g	远　志 6g	桃　仁 10g
红　花 9g	怀牛膝 10g	太子参 12g。	

14 剂，水煎服，每日 2 次。

二诊：服药后无特殊不适，末次月经时间为 11 月 15 日（延迟 5 天），行经量少，至今淋沥不尽伴有腰酸，带下呈黄色，臀部发凉，大便不畅、量少，面部少量红疹。舌淡，苔白。服药月经至，但淋漓不尽，应以养血活血、益气通阳为主。

处方用药：四物汤与右归饮化裁。

生地黄 15g	当　归 15g	赤　芍 10g	生黄芪 18g
防　风 10	川　芎 8g	肉苁蓉 12g	女贞子 10g
菟丝子 10g	巴戟天 10g	细　辛 3g	桂　枝 10g
益母草 10g	泽　兰 10g	生　姜 4 片	大　枣 20g。

7 剂，水煎服，每日 2 次。

三诊：上述症减，月经已止。舌淡红，苔白。效不更方，11 月 13 日方续服。

7 剂，水煎服，每日 2 次。

按语：患者素有风痹病史，气虚血瘀也。气虚卫表不固，感于外邪，故面生疹且有痒感；月经量少、延迟，全身乏力，臀部发冷，手握力减退，皆为阳气虚；语言欠利，月经量少，为血行不利、经脉不畅之象。故其病位在气血、经脉，证属气虚血瘀夹湿。胡师治疗以补气血、化痰活血开窍、祛风胜湿，以补阳还五汤补气活血，以石菖蒲、郁金化痰开窍，以防风起"风能胜湿"之效。二诊，上述症减，臀部发冷，腰酸，月经来潮，量少，带下黄色，舌淡苔白，面色少量红疹，此为精血不足、肾阳虚微，治以四物汤与右归饮化裁，另加通阳之细辛、桂枝，活血化瘀之益母草、泽兰，调和胃气之生姜、大枣，而达调养精血作用。

病案 2

郑某，女，71 岁，汉族。就诊日期：2010 年 9 月 24 日。门诊号：279638。

病史摘要：患者头晕、头痛经常反复发作 10 年，曾在当地医院就诊，测血压 170/100mmHg，确诊为高血压，身体不适时服用降压药。2009 年 8 月突然出现左侧肢体活动不利、麻木，语言不利，神志清楚，在当地医院经 CT 检查确诊为脑梗死，经治疗后仍有头晕，左侧肢体活动不利、麻木，时有抽动，语言不利，故于 9 月 24 日来胡师门诊就诊。患者饮食可，大便偏干，小便如常，睡眠可。舌体暗，舌苔根部厚腻，脉小弦。

西医诊断：脑梗死后遗症。

中医诊断：风痹。

中医证型：风痰上扰，脉络不通。

中医治则：化痰息风通络。

处方用药：

法半夏 10g	生白术 10g	天　麻 10g	茯　苓 13g
莱菔子 15g	石菖蒲 9g	橘　红 9g	红　花 9g
川　芎 9g	当　归 10g	桃　仁 13g	牛　膝 10g
僵　蚕 9g	全　蝎 6g	蜈　蚣 1 条^{去头足}	丝瓜络 10g

30 剂，水煎服，每日 2 次。

二诊：头晕减轻，左侧肢体无明显抽动，但仍左半身不遂、困痛。舌体暗，苔厚腻，脉小弦。9 月 24 日方加桔梗 9g，泽泻 13g。

30 剂，水煎服，每日 2 次。

三诊：服药后，能扶拐慢走，但左上肢仍活动欠力。因家居很远，中断治疗 11 周。现常感左侧肢体困痛，左半身麻木。舌体暗，舌苔根厚腻，脉小弦。9 月 24 日方去莱菔子、丝瓜络，加桔梗 9g，泽泻 13g，桑枝 15g，木瓜 12g。

30 剂，水煎服，每日 2 次。

按语： 患者年过七旬，眩晕病史 10 载，形体肥胖，久病多虚、多痰、多瘀。气虚脾弱，运化失司，痰湿内生，上扰清窍，故眩晕；风痰上扰，交阻于脑，脑脉瘀阻，故语言不利；痰瘀为患，经脉不利则肢体活动不遂、麻木、抽动；腑气不行则大便便干。正如关幼波所言，"痰与血同属阴，易于交结凝固"，提出"治痰要活血，血行则痰化"的治疗原则。胡师遵循前贤之验，确立了化痰息风通络的治则。以半夏白术天麻汤化裁，取半夏、白术、天麻、茯苓、橘红、石菖蒲化痰息风；红花、当归、桃仁活血化瘀；病久入络，则加蜈蚣、全蝎、僵蚕虫类之品搜风通络；用莱菔子与桃仁相配，既能化痰也能通便，使浊邪下行；用川芎引药上行，牛膝引药下行，各走病所；丝瓜络可利湿浊而通经络。服药后，头晕、肢体抽动、左侧肢体困痛、麻木、大便干之症消失，故去莱菔子、丝瓜络，加桑枝、木瓜引经舒风通络。病症逐渐好转，抽搐未作，头晕痛已消失，并能扶拐行走，生活质量得以提高。

病案 3

王某，男，73 岁，汉族。就诊日期：2018 年 7 月 30 日。门诊号：5670221。

病史摘要：患者 2 年前曾经因为头晕头昏，伴左侧肢体无力，在外院诊断为脑梗死，经治疗后，头晕间断发生，一直未引起重视。近 1 月来，患者头晕加重，伴耳鸣、心悸、腰酸，夜寐不安，饮食可，二便调。舌红，苔薄，脉细弦。

西医诊断：脑梗死后遗症。

中医诊断：风痱。

中医证型：肝肾亏虚。

治则治法：补肾养肝。

处方用药：

枸杞子 10g	生地黄 20g	熟地黄 10g	菊 花 10g
茯 苓 10g	泽 泻 10g	地骨皮 10g	磁 石 10g
桔 梗 10g	刺蒺藜 10g	柴 胡 10g	蔓荆子 10g
砂 仁 6g	炒枳壳 6g	络石藤 10g	丹 参 20g
鸡内金 10g			

7 剂，水煎服，每日 2 次。

二诊：患者服药后头晕减轻，仍耳鸣、心悸、腰酸、夜寐不安，饮食可，二便调。舌红，苔薄，脉细弦。7 月 30 日方加郁金 10g，石菖蒲 10g。

7 剂，水煎服，每日 2 次。

三诊：患者服药后头晕减轻，耳鸣时作，急躁、心悸好转，腰酸减轻，夜寐不安，饮食可，二便调。舌暗红，苔薄，脉小弦。7 月 30 日方加郁金 10g，石菖蒲 10g，白芍 10g，夜交藤 10g。

7 剂，水煎服，每日 2 次。

按语： 五脏之中，心居于上，肾居于下。肾为先天之本，其精气为人体生长、延命之本，主脑生髓，开窍于耳，腰为肾之府，肾水上济于心则心神得养。若年事已高，肾之本元亏虚，脑髓失养，清阳不升而见头晕、耳鸣、腰酸困；肾水无以资上源则心神不宁，而见心悸、夜寐不安。故胡师治疗抓住根本滋阴补肾，选杞菊地黄丸加减以滋补肝肾为主。磁石味咸、性寒，入肝、心、肾，《本草衍义》云其"养益肾气，补填精髓，肾虚耳鸣目昏皆用之"；《经证药录》云桔梗"其辛味苦，性温质白，故能降心肺气通于肾，升肾肝之气通于脑也"；柴胡味苦，性微寒，《日华子本草》云其可"补五劳七伤……添精髓，健忘"；《名医别录》云蔓荆子"主发秃落……脑鸣，益气，令人光泽脂致"。查询古籍，证实两药对（磁石与桔梗，柴胡与蔓荆子）不仅有升清潜降之功，更有潜在的滋补之效。诸药合用，不仅可改善症状，亦防止了中风的再次发作。

第二节　阿尔茨海默病

阿尔茨海默病是发生在老年期及老年前期的一种原发性神经退行性脑病。本病是一种持续性高级神经功能活动障碍，即在没有意识障碍的状态下，记忆、思维、分析判断、视空间辨认、情绪等方面的障碍。本病在神经系统疾病中较为常见，多发生在中老年患者中，以老年阶段最常见。据国外资料，在 65 岁以上老人中，明显痴呆者占 2% ～ 5%，80 岁以上者占 15% ～ 20%，如以轻、中度痴呆合并估计，则要超过上述数字 2 ～ 3 倍。我国已进入老龄社会，老年性痴呆症的发病率逐年增高，而阿尔茨海默病约占 2/3，病程通常是 8 ～ 10 年。胡师在临床实践中发现，对于轻、中度患者采用中医或中西医结合的方法，能取得较好的疗效。

祖国医学对阿尔茨海默病的诊断和治疗源远流长，早在《左传》中就有记载，许多古代医籍将其描述为"健忘""善忘""呆病"。《灵枢·天年》曰，"六十岁，心气始衰，苦忧悲，血气懈惰，故好卧……八十岁，肺气衰，魄离，故言善误"，故可从年老脏腑功能减退论治本病。

一、病因病机

年老肾衰，脑髓空虚，久病不复则神机失用，脑髓失充，神机失控，阴阳失司而呆滞愚钝，动作笨拙，思维活动减退，甚至失常。心为君主之官而主神明。脑为元神之府，神机之源，一身之主。年迈久病，耗伤气血，或脾胃虚衰，气血生化乏源，导致心之气血虚衰，神明失养而心神涣散，呆滞善忘。七情所伤，肝郁气滞，气机不畅则血涩不行，气滞血瘀，蒙蔽清窍，或肝郁气滞，横逆犯脾，脾胃功能失调，不能转输运化水湿，酿生痰湿，痰蒙清窍，或痰郁久化火，扰动心神，均可使神明失用。瘀血内阻，脑脉不通，脑气不得与脏气相接，或日久生热化火，神明被扰，则性情烦乱，忽哭忽笑，变化无常。总之，本病病因主要为内因，由于年迈体虚等致气血不足，肾精亏虚，七情内伤，久病不复，痰瘀阻痹，更使脑髓空虚，脑髓失养。其基本病机为髓减脑消，神机失用。其病位在脑，与心肝脾肾功能失调密切相关。其证候特征以肾精、气血亏虚为本，以痰浊、瘀血之实邪为标。临床多见虚证，随着病情的发展，变为虚实夹杂，或由虚变实。其轻者可见寡言少语，反应迟钝，善忘等症；重则表现为神情淡漠，终日不语，哭笑无常，分辨不清昼夜，躁动不安，疑神疑鬼，外出不知归途，不欲食，不知饥，二便失禁，生活不能自理。

二、辨证分型

2015—2017 年胡师承担了国家中医药管理局行业标准项目"2008 阿尔茨海默病临床指南修订"的工作，统计分析了来自全国东南西北 10 家中医院的 254 份该病病例的中医证型分布，结果显示：髓海不足证占 34.26%，痰浊阻窍证占 30.31%，肝肾阴虚证占 16.14%，脾肾阳虚证和心肝火旺型都占 8.66%，肝郁脾虚型占 1.97%。综观历代医家论述及我们的资料统计，肾虚本亏是本病病变的核心。

三、治疗原则及经验

1. 治疗原则 阿尔茨海默病是疑难病，以综合治疗为好。总的治疗原则是：早发现，早治疗。早期以针药结合；中、晚期中西并重；晚期需加强护理。

2. 治疗经验

（1）调理脾肾。补脾以益生化之源，补肾以益精充髓，同时以安心神、养心血、化瘀、祛湿、开窍、泻火、定志为大法。

本病一般呈潜隐起病，进行性发展或阶梯样下滑。若新病或新近加重，病程较短者，多以虚证为主，重在补虚，或滋阴填髓、滋阴降火，或补气建中、脾肾同治。此时治疗症状改善较快，疗效较好。久病、病程长者，常以虚实夹杂证或实证为主，重在祛痰化瘀、补益肝肾，疗效较差。此时，应当注意痰与瘀的孰轻孰重，而决定化痰、祛痰与活血、破血药的分量的轻重。同时，往往病久患者易出现心肝火旺，精神情志失常的症状，故需结合应用疏肝解郁、滋阴降火的方法。老年之体气血阴阳渐虚，补益缓图，切不可逞一时之快，既忌妄补，也忌妄攻峻通。

（2）选择虫类药以搜剔络邪，但务使通不伤正。

（3）本病迁延难愈，故取得效果后，应坚持治疗（或以膏方），巩固疗效，延缓病情的发展。

（4）在药物治疗的同时，应移情易性，心理疗法、智力和功能训练、护理、饮食调养皆不可轻视。

四、加减益智痴呆方

本方为国医大师沈宝藩教授的经验方，在临床应用，稍加发挥。

熟地黄（或生地黄）13～20g，山茱萸10～15g，山药10～15g，鹿角胶10～15g（烊化），益智仁10～30g，黄芪13～20g，石菖蒲9～12g，郁金10g，远志6～10g，当归10～15g，川芎10g，酒大黄3～9g，砂仁6g，枳壳6～9g，麦芽10～30g。

加减法如下。

1. 年高智减痴呆明显者，加海龙、海马、阿胶、鹿角胶。

2. 胸闷、口苦、便干、苔黄腻者，加黄芩、瓜蒌、胆南星等。

3. 胸痛、舌暗者，加姜黄、丹参、红花、桃仁、水蛭，亦可运用血府逐瘀汤加减。

4. 心悸怔忡、气短者，加党参、桂枝、白芍、炙甘草、茯苓、干姜、龙骨、牡蛎。

5. 心烦躁动、多言冒语、喋喋不休者、便干者，加黄连、黄芩、黄柏、栀子、胆南星、磁石，改酒大黄为生大黄。

6. 昏昏欲睡、语言謇涩、舌暗红、苔黄腻者，加泽泻、栀子、白花蛇舌草、蔓荆子、夏枯草、决明子、天竺黄为主。

7. 若倦怠思卧、不思饮食、脘腹胀满、口黏多涎、苔厚腻、脉弦滑者，去熟地黄、山茱萸，加法半夏、橘红、制南星、厚朴。

8. 双目晦暗、肌肤甲错、肢体麻木不遂、舌质暗，或有瘀点，脉细涩者，加桃仁、红花、丹参、赤芍、地龙。

9. 头晕头痛、眼胀、目干涩、手足抖动、舌暗红、脉弦者，加天麻、钩藤、决明子、全蝎、僵蚕等。

五、病案

葛某，男，77岁，汉族。初诊：2018年10月10日。门诊号：2561793。

病史摘要：患者记忆力减退、语言不利2年，逐渐加重，现服用多奈哌齐每日5mg。近来除上述症状外，伴有流涎，腰酸困无力，手抖，纳食可，大便偏干，小便频，由女儿带着前来胡师门诊求治。查体：反应迟钝，语言迟缓，表情呆滞，语音低怯。舌淡暗，苔白腻，脉小弦。MMSE评分12分。既往有高血压病史10余年。

西医诊断：阿尔茨海默病，高血压病。

中医诊断：老年性痴呆。

中医证型：髓海不足，痰浊阻窍。

治则治法：滋阴补肾，化痰开窍。

处方用药：

熟地黄20g	远　志10g	益智仁20g	夜交藤20g
丹　参20g	石菖蒲10g	郁　金10g	川　芎10g

炒枳壳 6g　　　　　桃　仁 10g　　　　红　花 10g　　　　鹿角胶 13g^烊

当　归 10g　　　　制大黄 9g　　　　枳　壳 6g

30 剂，水煎服，每日 2 次。

二诊：患者服药后流涎消失，乏力好转，嗜睡减轻，仍语言不利，记忆力减退，腰酸困，大便偏稀，小便频。舌淡暗，苔白腻，脉迟弱。10 月 10 日方去大黄，加肉苁蓉 20g。

30 剂，水煎服，每日 2 次。

三诊：服药后，患者手抖减轻，乏力好转，嗜睡减少，近日流涎增多，痰多，腰酸困，反应迟钝。舌淡暗，苔薄黄腻、欠津，脉弦细。10 月 10 日方去大黄，加肉苁蓉 20g，全瓜蒌 20g，天竺黄 10g。

30 剂，水煎服，每日 2 次。

患者后继续口服本方加减半年多，记忆力稍增强，嗜睡减少，乏力好转，语言基本流畅，面色红润，表情丰富，舌暗苔白腻，脉弦。MMSE 评分 17 分。

按语： 本病患者年过七旬，肾精亏虚，脑髓空虚。脑为元神之府，神机之源，一身之主。年老肾虚，脑髓空虚，神机失用，而失智能，思维活动减退；脾虚运化失常，故见痰多、流涎；腰为肾之府，肾虚腰府失养，则见腰酸乏力；舌暗，苔白腻，脉弦，尺弱，为肾虚髓海不足之舌脉。证属髓海不足、痰浊阻窍。胡师治则以滋阴补肾、化痰开窍。方中用熟地黄、益智仁、肉苁蓉滋阴补肾；鹿角胶血肉有情之品以填精补髓，以补先天之本；丹参、当归、红花、川芎、桃仁以养血活血柔肝；远志、石菖蒲、郁金化痰开窍通络，以加强治标之力；制大黄以泻热降浊活血，同时防止上诉药物过于温热。二诊，大便稀，故去大黄，加少许肉苁蓉加强补肾。患者坚持服药，生活可自理，能帮助干家务，可与家人交谈，生活质量明显提高。

附：2015—2018 年国家中医药管理局标准制修订项目 "阿尔茨海默病（修订）"的主要内容

一、现代医学认识

阿尔茨海默病（Alzheimer's disease，AD），又称老年性痴呆，是一种病因不明的中枢神经系统进行性变性疾病。本病起病缓慢隐袭，呈进行性加重，主要表现为获得性认知功能障碍综合征，智能障碍包括记忆、语言、视空间功能不同程度受损，人格异常和认知（概括、计算、判断、综合和解决问题）能力降低，常伴行为和情感异常，患者日常生活、社交和工作能力明显减退。根据临床表现可分为早、中、晚期。男性与女性经年龄校正的患病率相等。通常为散发，约 5% 有家族史。

1. 病理证据

（1）脑脊液内 Aβ1-42 降低合并 T-tau 或 P-tau 升高。

（2）淀粉样蛋白 PET 示踪剂滞留常增加。

（3）携带有 AD 常染色体显性遗传致病突变（PS1、PS2、PS3）。

2. 临床检查　临床检查包括简易精神状态检查（MMSE）、日常生活能力评定量表（ADL）、记忆障碍自评表（AD8）、蒙特利尔认知测验（MoCA）、汉密尔顿焦虑量表、汉密尔顿抑郁量表、临床痴呆评定量表（CDR）、阿尔茨海默病评价量表 – 认知分表（ADAS-Cog）、神经精神科问卷（NPI）等。

3. 辅助检查

（1）结构影像 CT 或 MRI 是进行痴呆诊断和鉴别诊断的常规检查。对痴呆疾病随访检查，结构影像有助于判别疾病预后及药物疗效。

（2）对痴呆鉴别诊断需做甲状腺功能、甲状旁腺功能、HIV、梅毒螺旋体抗体、重金属、药物或毒物检测。

（3）有条件的医院可进行脑脊液检查，对拟诊 AD 患者推荐进行 CSF T–tau、P–tau 和 Aβ1–42 检测，对快速进展的痴呆患者推荐进行 CSF 14–3–3 蛋白、自身免疫性脑炎抗体、副肿瘤相关抗体检测；选用 SPECT 和 PET 检查，可提高准确率；脑电图对于鉴别不同类型的痴呆有一定帮助。

有明确痴呆家族史的痴呆患者应进行基因检测以帮助诊断。

二、中医治疗

1. 辨证论治

（1）髓海不足证

病机：肾精亏虚，脑失所养。

治法：补肾养神，益精填髓。

方药：补肾益髓汤。

药物组成：熟地黄、山茱萸、紫河车、龟甲胶、续断、骨碎补、补骨脂、远志、石菖蒲。

推荐中成药：复方苁蓉益智胶囊，口服，1 次 4 粒，每日 3 次。肉苁蓉总苷胶囊，口服，1 次 2 粒，每日 3 次。

（2）脾肾阳虚证

病机：脾肾俱虚，气血衰少。

治法：温补脾肾，生精益智。

方药：补脾益肾汤（《古今名方》）。

药物组成：熟地黄、山茱萸、何首乌、枸杞子、菟丝子、淫羊藿、人参、白术、茯苓、石菖蒲、川芎、当归。

（3）肝肾阴虚证

病机：肝肾阴虚，神明失养。

治法：补益肝肾，滋阴潜阳。

推荐方药：左归饮（《景岳全书》）。

药物组成：熟地黄、枸杞子、山茱萸、山药、牛膝、天麻、钩藤、赤芍、白芍、郁金。

（4）阴虚火旺证

病机：心阴亏虚，心神被扰。

治法：滋阴养血，清肝泻火。

推荐方药：黄连解毒汤（《外台秘要》）合天王补心丹（《校注妇人大全良方》）。

药物组成：酸枣仁、生地黄、人参、丹参、玄参、茯苓、远志、桔梗、五味子、当归、天冬、麦冬、柏子仁、黄芩、黄柏、黄连、栀子。

2. 伴有精神症状

（1）心气亏虚，心神失养者

治法：益气温阳，化痰安神。

推荐方药：参枝苓口服液。

药物组成：党参、桂枝、白芍、甘草（炙）、茯苓、干姜、远志（制）、石菖蒲、龙骨、牡蛎。服用方法：每日 3 次，每次 1 支（10mL/ 支）。

（2）心肝火旺，扰乱心神者

治法：清肝泻火，安神定志。

推荐方药：黄连解毒汤。

药物组成：黄连、黄芩、黄柏、栀子。

（3）痰浊闭阻，夹有浊毒，脑窍失灵者

治法：开通玄府，利水泄浊解毒。

推荐方药：醒脑散。

药物组成：附子、川芎、泽泻、栀子、白花蛇舌草、蔓荆子、夏枯草、决明子、石菖蒲、远志。

3. 针刺治疗

（1）针刺处方　常规针刺方法。主穴：百会、四神聪、风池、内关、人中、太溪、大钟、悬钟、足三里。肝肾阴虚者，加肝俞、三阴交；痰浊阻窍者，加丰隆、中脘；瘀血阻络者，加膈俞、血海、委中。实证针用泻法或平补平泻法，虚证针用补法。

（2）项七针　取穴：项七针（风府及双侧风池、天柱、完骨），加百会、四神聪、内关、血海、足三里、太溪。功效：疏通经络、调整气血、清脑益髓。操作：所有穴位均局部常规消毒，取 0.30×40mm（1.5 寸）华佗牌针灸针。百会，针尖向后斜刺 0.5 ～ 1.0 寸（15 ～ 25mm），施平补平泻手法使患者头皮有紧涩感或重胀感为度；四神聪，针尖向后斜刺 0.5 ～ 0.8 寸（15 ～ 20mm），施平补平泻手法使患者头皮有紧涩感或重胀感为度。风府，向下颌方向刺入 0.5 ～ 1.0 寸（15 ～ 25mm）；风池，向鼻尖方向斜刺 0.8 ～ 1.2 寸（20 ～ 30mm）；天柱，直刺 0.5 ～ 0.8 寸（15 ～ 20mm）；完骨，直刺 0.5 ～ 0.8 寸（15 ～ 20mm）；内关，直刺 0.5 ～ 1.0 寸（15 ～ 25mm）；血海，直刺 1.0 ～ 1.5 寸（25 ～ 40mm）；足三里，直刺 0.5 ～ 1.5 寸（15 ～ 40mm）；太溪，直刺 0.5 ～ 1.0 寸（15 ～ 25mm）。以上穴位均在得气的基础上行平补平泻，留针 30 分钟。疗程：隔日 1 次，共计 12 周。

（3）三焦针法　取穴：膻中、中脘、气海、血海（双侧）、足三里（双侧）、外关（双侧）。功效：益气调血，扶正培元。操作：选用华佗牌 1.5 寸针灸针。膻中，针尖向上斜刺 0.2 ～ 0.5 寸，施小幅度高频率捻转补法 30 秒；中脘，直刺 1.5 寸，施小幅度高频率捻转补法 30 秒：气海，直刺 0.8 ～ 1.0 寸，施小幅度高频率捻转补法 30 秒：血海，直刺 1.0 ～ 1.5 寸，施大幅度低频率捻转泻法 30 秒；足三里，直刺 0.5 ～ 1.0 寸，施小幅度高频率捻转补法 30 秒；外关，直刺 0.5 ～ 1 寸，施平补平泻捻转手法 30 秒。治疗 24 周。

（4）穴位埋线　取穴：神门、丰隆、太溪、足三里。功效：益肾健脾，化痰降浊，开窍醒神。操作：常规消毒，1% 利多卡因在穴位处分别做局部麻醉，每穴约注射 0.3mL，将 2-0 号铬制羊肠线穿入腰穿针，用一手拇指和食指固定拟进针穴位，另一只手持针刺入穴位，达到所需的深度（太溪直埋 1.5cm，丰隆、足三里直埋 3cm，神门向上斜埋 1cm），各穴均行提插得气后，边推针芯边退针管，使羊肠线埋入穴位皮下，拔针后用无菌干棉球（签）按压针孔止血。创可贴贴 24 小时。每月治疗 1 次。

三、阿尔茨海默病的现代治疗

1. 中晚期患者应联合应用一线抗痴呆药物，包括胆碱酯酶抑制剂（多奈哌齐、卡巴拉汀、加蓝他敏石杉碱甲）和兴奋性氨基酸受体拮抗剂（美金刚）。

2. 对 AD 精神行为症状患者，如抑郁、淡漠、焦虑、烦躁、退缩等应用选择性 5-羟色胺（5-HT）重摄取抑制剂药物。对在应用一线治疗及选择性 5- 羟色胺（5-HT）重摄取抑制剂基础上，仍出现精神症状者，可短期、小剂量应用抗精神病药，效果差者可试用卡马西平，对在此基础上仍有睡眠障碍者可应用非苯二氮䓬类睡眠药物或短期应用苯二氮䓬类。

3. 控制危险因素，包括血压（高 / 低）、血脂、血糖、脑缺血及营养状态等。

四、预防和调护

阿尔茨海默病是一个世界难治性疾病。因此，未病先防和已病后的调护就显得非常重要。

1. 预防　未病先防需注意预防外伤、中毒等，积极治疗各种慢性病；避免不合理使用镇静安眠药、麻醉制剂。

为预防机体过早衰老，适当参加劳动，锻炼身体，生活有规律，合理膳食，保持心情舒畅，多参加社会活动，加强心理卫生教育。

对于有家族病史者应该及早进行基因学检测，早发现，早防治，对于 65 岁以上人群应定期筛查。

2. 既病防变，病后防复

（1）心理疗法　加强心理卫生教育，是对药物治疗的补充。同时，还应当与其家属充分交流，争取家属给予患者更多谅解、安慰。早期 AD 患者自知力存在时，应注意情志的调节，保持心情舒畅，避免情志内伤，应鼓励其参加各种社会活动和日常活动，鼓励患者间相互交流，提高其沟通、社交及语言表达能力，以延缓衰退速度；有条件者应和家人、亲属在一起生活，有安全感，缓解其孤独、恐惧感，能延缓病情的进展。

（2）行为疗法　适当参加活动锻炼，如走步、太极拳、手指操、舌头操、头部按摩等，力求延缓痴呆的进程。若患者有视空间功能障碍、行动困难者，应提供必要的照顾，以防意外的发生。

（3）认知训练　对认知功能有障碍者，尤其在中晚期，在专业的康复人员指导下进行认知功能的训练，应学习一些新的知识和技能，锻炼手工活动能力，时常阅读报纸和期刊，坚持学习和坚持用脑，培养兴趣爱好。

（4）生活指导　耐心训练患者的生活能力，给予充分的照顾，不要全部代替患者，且要防止其自伤、伤人、毁物等意外事故。中重度患者外出活动时，应佩戴定位手表或黄袖带，以防走失，保障患者活动安全。对于全部丧失生活能力的患者，要预防躯体疾病的发生。卧床的痴呆患者，应注意大小便是否通畅，定时变换体位，翻身拍背，防止各种并发症的发生，如褥疮、呼吸系统感染、泌尿系统感染的发生。卧床久的患者应每天更换床单被褥。

应当保持病室整洁、舒适，定时通风，室内阳光应充足，同时注意病室安静，以确保患者有足够的睡眠时间；条件允许的应安置坐便器、防滑地板，外出专人陪护，无人陪同时需随身携带身份证明或联系方式，做到防跌倒、防走失、防独居。

（5）睡眠障碍护理　因定向力损害，此类患者常混淆白天、夜晚，出现睡眠障碍，导致白天安静嗜睡，晚间躁动，针对此种情况，应保证病室安静，避免各种刺激因素，睡前尽量不观看刺激性节目，不饮用提神饮品，必要时可使用药物帮助睡眠。

（6）药物服用护理　应当注意患者的服药情况，尽量做到口服药亲手送服。精神症状严重的患者，服药后应检查其口腔，确保药物已经吞下。对已患病者医护人员应定期评估、随访、调整治疗方案，延缓疾病发生，提高生活质量。

3. 食疗　合理安排其饮食起居，应加强营养，以蛋白丰富、低盐、低脂、多纤维素及易消化食物为主。对于吞咽困难或活动不便患者，应减少进食速度，延长进食时间，避免噎呛。严格定时、定量饮食，注意饮食卫生。

本类患者虽以肾虚为本，但应注意不可盲目进补。饮食以清淡为宜，防止过于油腻，影响脾胃功能。选用补品时不可过于温燥，以防伤阴助热，加重病情。

中医的药膳食疗方法十分丰富，应注意辨证选择应用。如肾虚血瘀者，可选用山楂枸杞子饮泡水代茶，频频饮服；肝肾亏虚者，可选用桂圆枸杞子桑椹汤，或山茱萸粥；阴虚津亏者，还可选用黄精粥或玉竹粥等养阴生津之品；血虚者，可选用龙眼肉粥；气虚者，选用人参粥、黄芪粥；脾虚明显者，选用长寿粉（芡实、薏米、山药、粳米、人参、茯苓、莲子、核桃、白糖）。

第三节　面神经炎

面神经炎系指茎乳突孔内面神经的急性非化脓性炎症所致的急性周围性面瘫，又称为颜面神经麻痹、贝耳麻痹。本病以口角歪斜、周围性面瘫为主要临床表现，可以发生在任何年龄，但中年以后较为多见，男性多于女性，常发生于一侧。该病是一种常见病，发病不受季节影响。本病中医又称"面瘫""口癖"。胡师经验如下。

一、病因病机

手、足阳明经均上行于头面部，当劳作过度、机体正气不足时，经络空虚，卫外不固，风寒或风热乘虚而入，阻滞面部经络，导致面瘫发生。气血运行不畅，风痰阻络，气血痹阻，筋脉失养，经筋功能失调，出现口癖。早期多伴有外感症状，晚期气血亏虚，脉络瘀阻。故面瘫是以风、痰、虚、瘀为病理基础的本虚标实之证。

二、治疗原则

胡师认为本病治疗初期注重祛风、解表、散寒，后期注重补气养血、搜风通路。本病应及早诊治，内服中药配合针灸、外敷鳝鱼血疗效佳。

三、面神经炎常用外治法

1. 针刺治疗　针刺麻痹侧阳白、四白、翳风、地仓透颊车、太阳、迎香、下关、攒竹、廉泉等穴；或用电针刺激相应穴位，如地仓、颊车、阳白、合谷等，通电量以面肌跳动，局部舒适为宜，每次 5 ～ 10 分钟。

2. 外敷药物　取活黄鳝鱼 1 条，斩头取血，涂于面部歪斜的一侧，每天 1 次，3 ～ 5 天即愈。但此法仅适用于病初期。

四、病案

病案 1

张某，男，40 岁，汉族。就诊日期：2018 年 4 月 2 日。门诊号：4672098。

病史摘要：患者 8 日前受凉后出现左耳疼痛，后出现左侧口眼歪斜，在我院神经内科门诊就诊，诊断为面神经炎，口服甲钴胺治疗，症状缓解不明显，故前来胡师门诊就诊。症见：患者左侧口角歪斜，迎风流泪，纳寐一般，二便调。舌质淡红，苔薄腻，脉浮。查体：左侧额纹变浅，左侧口角歪斜，鼓腮露气，伸舌偏斜，心肺听诊（－），四肢肌张力正常。辅助检查：头颅 CT 提示未见明显异常。

西医诊断：周围性面神经炎。

中医诊断：面瘫。

中医证型：风寒阻络。

治则治法：疏风散寒，温经通络。

处方用药：

白附子 6g	全　蝎 6g	僵　蚕 9g	天　麻 9g
川　芎 9g	防　风 9g	细　辛 3g	白　芷 9g
丝瓜络 10g			

7 剂，水煎服，每日 2 次。

同时外敷黄鳝血于病变部位，针灸配合治疗。

二诊：患者口服中药后左耳疼痛较前减轻，面部歪斜较前变化不大。舌质暗红欠津，苔薄黄，脉浮。查体：耳后压痛（±），左侧额纹消失，左眼闭合不全，鼓腮露气。停外敷药物，继续口服中药及针灸治疗。4 月 2 日方去白附子、细辛，加天花粉 9g，浙贝母 9g，郁金 9g，红花 9g，升麻 6g。

7 剂，水煎服，每日 2 次。

三诊：患者经治疗后口眼歪斜已明显好转，进食夹腮改善，迎风流泪较前好转。舌质淡红，苔薄，脉浮。查体：左侧额纹渐有，左眼闭合不全，左侧鼻唇沟变深，鼓腮正常。4 月 2 日方去白附子、细辛、防风、白芷，加天花粉 9g，浙贝母 9g，郁金 9g，红花 9g，升麻 6g，太子参 15g，当归 12g，鸡血藤 12g，白芍 12g。

7 剂，水煎服，每日 2 次。

按语：该患者有明确的受风寒病史，并有耳后疼痛、迎风流泪，考虑风寒阻络，筋脉失养。舌质淡红，苔薄腻，脉浮为风寒阻络之象。胡师用经典方牵正散以疏风散寒通络。按照"治风先治血，血行风自灭""百病兼痰"的理论，在方中加用川芎、僵蚕等行气血、祛风化痰通络药。复诊时，迎风流泪、左耳疼痛减轻，口眼歪斜变化不大，舌质暗红，欠津，故原方加天花粉、浙贝母、郁金、红花、升麻以清热化痰通络。三诊时，口眼歪斜症状减轻，迎风流泪症状减轻，舌质淡，苔薄，脉浮，提示表证消失，面瘫症状缓解，故去防风、白芷，加当归、鸡血藤、白芍、太子参，以益气活血通络。胡师在搜风祛痰通络的同时，还注意补气养血，促进血液通畅，使得经脉得以濡养，面瘫恢复。

病案 2

李某，女，65 岁，汉族。就诊日期：2019 年 6 月 2 日。门诊号：4978520。

病史摘要：患者 3 个月前受凉后出现流涕、头痛、牵扯右侧耳后疼痛，随之出现右侧口眼歪斜在外院住院考虑面神经炎，予抗病毒、激素以及营养神经治疗。治疗后，患者流涕、头痛、耳后疼痛消失，右侧口眼歪斜较入院时明显好转。出院后患者一直口服甲钴胺，但说话、微笑时口角明显歪斜，故前来胡师门诊就诊。症见：右侧口眼歪斜，说话、微笑时明显，乏力，饮食可，大便不干，小便正常。舌质淡红，苔薄，脉弦涩。

西医诊断：周围性面神经炎后遗症。

中医诊断：面瘫。

中医证型：气虚血瘀。

治则治法：补气活血，疏风通络。

处方用药：

黄　芪 15g	当　归 10g	白　芍 10g	川　芎 10g
桃　仁 10g	红　花 6g	地　龙 10g	全　蝎 6g
白僵蚕 10g	蜈蚣 1 条^{去头足}	炒枳壳 10g	砂　仁 6g

7 剂，水煎服，每日 2 次。

服药同时配合针灸治疗。

二诊：患者服药 1 周后，自觉乏力减轻，右侧口角歪斜于说话、微笑时明显，余可。舌淡暗，苔白，脉弦细。6 月 2 日方加太子参 15g，乳香 6g，没药 6g，桔梗 9g，葛根 15。

30 剂，水煎服，每日 2 次。

三诊：1 个月后患者右侧口角歪斜不明显，微笑时稍稍歪斜，乏力消失。舌淡暗，苔白，脉弦细。停针灸治疗。6 月 2 日方加太子参 15g，乳香 6g，没药 6g，桔梗 9g，葛根 15g，白术 10g，茯苓 10g，鹿角胶 10g^{烊化}。

30 剂，水煎服，每日 2 次。

1 个月后随访，患者口眼歪斜消失。

按语： 本病例患者年过六旬，脏腑功能渐衰，脾肾亏虚，气血运化不足，感于外邪，久病入络，而致气虚血瘀，故见口眼歪斜迁延不愈；气虚则见乏力；血瘀内阻，血脉不畅，则见口角歪斜；舌质淡红，苔薄，脉弦涩均为气虚血瘀之象。证属气虚血瘀证。胡师以补阳还五汤加味。方中黄芪补气，当归、白芍、川芎以养血，桃仁、红花活血通络，即"血行风自灭"，地龙、全蝎、白僵蚕、蜈蚣以息风通络、祛筋骨之风，炒枳壳、砂仁以健脾和胃。二诊，患者乏力减轻，守方加太子参以助黄芪补气生血之力，乳香、没药加强活血通络之效，桔梗载药上行，直达病所，葛根升提阳气，促使面部经络恢复。三诊，患者乏力消失，口角歪斜明显好转，效不更方，守方加白术、茯苓以健脾益气，鹿角胶以补肾助阳，培其根本，促使脾胃气血运化，利于疾病的康复。

第十章
消化系统疾病证治经验

第一节　慢性胃炎

慢性胃炎是一种多发性常见消化道疾病，是胃黏膜在各种致病因素作用下所发生的慢性炎症性病变或萎缩性病变。其病程较长，病情复杂，因此常常缠绵难愈。其属于中医学中的"胃脘痛""心腹痛""痞满"等范畴。胡师对本病的认识如下。

一、病因病机

脾为中州之官。脾胃属土，脾为阴土，胃为阳土。脾喜燥恶湿，胃喜润恶燥。脾主运化水谷精微，而胃主受纳水谷。脾主升清，胃主降浊。脾胃通过受纳、运化、升降以化生气血津液而奉养周身，故为"生化之源""后天之本"。若外感六淫、内伤情志、饮食起居失宜、失治误治、劳倦过度等可导致元气不足、水湿不化、纳食失常、痰浊阻滞、木横乘土等病证的出现。

二、治疗原则

1. 升阳与和降　升发脾胃之阳以补充元气而生阴血是东垣《脾胃论》的核心思想。他认为"善治病者，惟在脾胃"，"治脾胃而安五脏"，且据《黄帝内经》"劳者温之""损者益之"，及《难经》"损其脾胃，调其饮食，适其寒温"的原则，提出了温补脾胃、升举清阳之法，创立了补中益气汤、升阳益胃汤、升阳祛湿汤等。而胃宜降则和，辛开苦降，又恐苦寒下夺以损胃气，故以通为用，方用旋覆代赭汤、橘皮竹茹汤、增液承气汤加减。临床上，胡师强调使用补益类药物要做到润而不腻、补而不滞，慎用辛辣、苦寒、香燥、耗气破血类药物，切忌使用滋腻厚味类药物，以避免妨脾伤胃。

2. 柔润与祛湿　叶天士提出了柔润养胃法。他说"太阴湿土，得阳始运，阳明阳土，得阴自安，以脾喜刚燥，胃喜柔润也，仲景急下存津，其治在胃，东垣大升阳气，其治在脾。"临床可用益胃汤、沙参麦冬汤、增液汤。"脾苦湿，急食苦以燥之"，如果脾虚而水湿停留不化，需用燥湿之剂治疗，但燥湿之剂不宜太过，即"湿淫于内，治以苦热，佐以酸淡，以苦燥之，以淡泄之"，如五苓散、砂仁养胃汤、实脾汤等。

3. 疏肝调肝　肝为风木之脏，将军之官，其性急而多动，故肝病必犯脾胃，是侮其所胜也。故在治疗脾胃病时，应常常想到调肝，如四逆散、逍遥散、越鞠丸、痛泻要方等，常用药物有柴胡、苏梗、佛手、香橼、延胡索、川楝子、青皮等，且应对患者加强心理疏导。

4. 活络 脾胃病久而不愈，多波及血分，故叶天士在治肝病时说，"初病在气，久病入血"，故年久不愈的脾胃病多出现胃脘痛处固定、暗红色舌或紫色舌有瘀斑、便色黑等症，可在调治脾胃药中佐以苦辛通降、活络行瘀之品，如丹参饮、失笑散等。

5. 地域特点 新疆本地气候燥气偏胜，居民平素喜食烧烤、辛辣之品，久之，化热耗阴，故临床或见胃阴虚，或见湿热。故在运用辛开苦降法时，需注意湿热内盛或胃阴之盈亏，如胃阴已亏而浊阴不降时，应该养阴益胃，稍加调气，待津液来复，胃气和降则痛满自消。

三、生活调摄

少食多餐。此类患者需适当控制食量，不宜多食，以免增加脾胃负担，宜食高蛋白、高热量、维生素丰富、易于消化的饮食，油腻厚味不宜过食。谷物中糯米黏滞难消，甜食易产气，豆类干炒食之皆易致腹胀，不可多食。薯类虽能益气健脾，亦不可多食，否则滞气而致腹胀。辛辣刺激之品，如辣椒、胡椒、大蒜、酒等，食后多可引起疼痛，当避忌之。

四、病案

病案 1

徐某，女，63 岁，汉族。就诊日期：2006 年 5 月 1 日。门诊号：420186。

病史摘要：患者自述 2005 年 12 月起胃胀不适，食后尤甚，嗳气，口苦，心下灼热，大便不爽，伴见胸闷、心悸、头晕，饮食尚可。外院胃镜检查及病理切片提示慢性萎缩性胃炎，中度肠化，返流性食管炎。就诊前经抑酸、护胃等治疗症状改善不明显，故前来胡师门诊求治。舌体淡红，舌苔厚腻微黄，脉濡。既往颈椎病，腔隙性脑梗后遗症病史。

西医诊断：慢性萎缩性胃炎。

中医诊断：胃痞。

中医证型：气机不畅，痰浊中阻。

治则治法：理气降逆，化湿和胃。

处方用药：

藿 梗 10g	苏 梗 10g	制香附 9g	厚 朴 9g
瓜蒌皮 13g	薤 白 9g	茯 苓 13g	陈 皮 6g
竹 茹 6g	枳 实 9g	延胡索 9g	莱菔子 15g
代赭石 13g	海蛤壳 15g	炒枳壳 6g	丝瓜络 6g

7 剂，水煎服，每日 2 次。

二诊：服药后胃胀已减，心中灼热、口苦之症已除，大便已爽快，但仍感胸闷不畅。舌暗，边有齿痕，舌苔已转薄腻，脉小弦。证与法相符，守法 5 月 1 日方加强活血调气之力。上方去海蛤壳，加川芎 9g。

7 剂，水煎服，每日 2 次。

三诊：时有头晕、心悸，而原胃胀诸症均除。舌暗，苔较薄腻，脉弦。5 月 1 日方去海蛤壳、丝瓜络，加活血调气之川芎 9g，加化痰宁心之远志 9g，石菖蒲 9g。

14 剂，水煎服，每日 2 次。

按语： 胃胀甚、舌苔腻厚时常取"以通为用"之法。本案例胃胀，伴见嗳气、口苦、心下灼热、苔腻厚微黄，西医诊断为慢性萎缩性胃炎、返流性食管炎。证属气机不畅、痰浊中阻。胡师法从理气降逆、化湿和胃。取用藿梗、苏梗、制香附、厚朴、瓜蒌皮、薤白、枳实、延胡索理气、宽胸腹，茯苓、陈皮、法半夏健脾调气，海蛤壳、竹茹、丝瓜络和胃降逆、除痰热，莱菔子、代赭石、枳壳行气降逆，远志化痰宁心，石菖蒲开胃宽中。诸药合用，心胃同治而除嗳气、心下灼热之症候。本例以理气化湿，佐以清热和胃为主，治之见效。

病案 2

吴某，女，71 岁，汉族。就诊日期：2020 年 4 月 5 日。门诊号：4988520。

病史摘要：患者有慢性萎缩性胃炎病史数年，时感胃脘部及背部烧灼感，食后腹胀，无明显胃痛，纳食少，夜寐欠安，小便色黄，大便干，3 日 1 行，故求胡师诊治。舌质红，少苔，脉弦。既往冠心病病史。

西医诊断：慢性萎缩性胃炎。

中医诊断：胃痞。

中医证型：胃阴不足。

治则治法：养阴清热，疏肝理气。

处方用药：

石　斛 10g	知　母 10g	黄　芩 10g	海蛤壳 10g
煅瓦楞子 15g	佛　手 9g	苏　梗 10g	豆　蔻 6g
莱菔子 10g	火麻仁 30g	枳　实 10g	麦　芽 30g
鸡内金 9g			

7 剂，水煎服，每日 2 次。

二诊：患者服药后口干、胃脘部烧灼感较前有所缓解，小便烧灼感，大便稍干。舌质微红，少苔，脉小弦。4 月 5 日方加清热凉血、通便之白茅根 15g，改火麻仁为 20g。

7 剂，水煎服，每日 2 次。

三诊：患者腹胀、背部烧灼感较前有所改善，纳寐可，二便正常。舌质红，少苔，脉弦。4 月 5 日方去豆蔻，改知母为 6g，加白术 10g，加强健脾之力。

7 剂，水煎服，每日 2 次。

按语： 患者为慢性萎缩性胃炎，中医归于"胃痞""胃脘痛"等范畴。胡师认为患者胃脘部及背部烧灼、食少、小便色黄、便干、舌质红、少苔为阴分亏虚。胃喜润，胃阴虚而失润，气机不畅，故食后胃胀；阴分不足，心失养而不宁，故夜寐欠安，患者年老体弱，长期久患胃疾，郁而化热，耗伤胃土之气阴，形成脾胃阴虚之证。其治疗以养阴清热、疏肝理气。方中石斛、知母养胃阴；黄芩、海蛤壳清泻胃热，且止酸止烧灼；佛手、苏梗、枳实理气行气；海蛤壳、煅瓦楞子止酸；豆蔻、鸡内金行气消食；火麻仁、莱菔子、枳实行气滋阴通便。诸药合用，共达滋阴养胃、清热、调气理气，功效。

病案3

邓某，女，84岁，汉族。就诊时间：2018年7月14日。门诊号4973520。

病史摘要：近1周，出现胃脘不适，在我院住院查胃镜示慢性胃炎，前来胡师门诊。除上述症状外，伴乏力，眼睛干涩，纳寐欠佳，二便正常。舌质暗红，苔白腻，脉弦。既往宫颈癌手术史6年余，有冠心病史。

西医诊断：慢性胃炎，冠心病。

中医诊断：胃脘痛。

证候诊断：气虚痰浊，瘀血内阻。

治则治法：补气养血，调气化痰。

处方用药：

黄　芪10g	山　药10g	当　归10g	白　芍10g
佛　手15g	砂　仁6g	延胡索6g	薏苡仁10g
酸枣仁20g	丹　参10g	半枝莲10g	半边莲10g
瓜　蒌10g	瓜蒌皮10g	合欢花20g	天花粉20g
红　花10g	桂　枝10g	鸡内金9g	枳　壳6g
麦　芽10g			

14剂，水煎服，每日2次。

二诊：胃脘不适症状稍有好转。7月14日方去延胡索，继服。

14剂，水煎服，每日2次。

按语： 患者年过八旬，虽患冠心病，坚持服用中药化痰理气、宁心安神，病情稳定。2013年患者宫颈癌手术及化疗后，服补气健脾、理气化痰、散结化瘀中药调理，病情一直平稳。近来胃脘不适在我院行胃镜检查示慢性胃炎，伴乏力，纳不香。故在原方基础上加调气理气之佛手、延胡索；健脾之山药、薏苡仁、砂仁，护胃健中；助消化之鸡内金、麦芽等，症状得以缓解。

病案4

许某，男，汉族，42岁。就诊日期：2018年10月15日。门诊号：399521。

病史摘要：患者近3个月自感脘腹痞满胀痛、嗳气，曾在医学院查电子胃镜示慢性胃炎，碳14提示正常。近2周加重，伴心烦，口干，口苦，恶心呕吐，食少，纳差，故来诊。伴神疲乏力，面色少华，大便稀溏，食生冷则大便次数增多。舌质暗红，苔白薄腻，脉细滑。

西医诊断：慢性胃炎。

证候诊断：脾胃虚弱，中焦不化。

治则治法：和胃降逆，开结导痞。

处方用药：

姜半夏 12g	黄　芩 10g	黄　连 6g	干　姜 10g
党　参 10g	生白术 15g	陈　皮 9g	厚　朴 9g
竹　茹 10g	木　香 6g	大　枣 15g	炙甘草 9g

7剂，水煎服，每日2次。

二诊：服中药后，胃脘腹部胀满有所缓解，精神可，面色有华。舌质暗红，苔薄白，脉滑。10月15日方去竹茹，加燥湿健脾之砂仁6g。

7剂，水煎服，每日2次。

三诊：自诉脘腹部胀痛痞满、腹泻症状较前缓解，纳寐可。舌质暗淡，苔薄白，脉弦。继以健脾和胃理气为法，10月15日方加茯苓10g，改厚朴为6g。

7剂，水煎服，每日2次。

按语：该患者由于脾胃虚弱，中焦不运，气机逆乱，寒热错杂互结于胸中而致胃脘胀满；胃失和降而致嗳气、恶心呕吐；郁而化热而口干，口苦，心烦；脾虚运化无力，则乏力、面色少华、便稀、食生冷则便次数多。治疗应寒热平调，辛开苦降，和胃降逆。方以半夏泻心汤加减。半夏泻心汤为《伤寒论》经典方剂，"伤寒五六日，呕而发热者……但满而不痛者，此为痞"，宜半夏泻心汤。方中半夏、干姜，黄芩、黄连两组药对相配，一组以去寒，一组以清热，可达到寒热平调之功效；方中用党参替换人参，性味平和；大枣补中益气；炙甘草调和脾胃，健运中气；佐以砂仁、白术、茯苓、陈皮、竹茹意在健脾利湿，降逆止呕；又加入厚朴、木香意在理气宽胸，使中焦胀满得除。纵观本方，寒热并用，攻补兼施，辛开苦降，气机通畅，痞满消除，呕利则愈。三诊症状基本改善，减厚朴破气之力，加茯苓健脾之功。本案说明脾胃病往往是脏腑同病，寒热互存，虚实夹杂，升降失调，治疗时当顺应脾胃特性，因势利导，使异常的升降状态恢复正常。该方体现了和法在临床的应用。

第二节　胆囊炎

胆囊炎是胆囊的急性炎症或慢性迁延性炎症，是临床最常见的胆囊疾病，可与胆石症同时存在，亦可因胆汁郁积而致。但就国内所见，非结石性胆囊炎相当常见。临床上以右胁下不适或持续钝痛、胀痛为主要表现，具有反复发作的临床特点。本病发病年龄以20～50岁多见，女性多于男性，男女比例为1∶1.5。

本病属中医学"胁痛""胆胀""少阳病""胆实热""黄疸"等病范畴。古人认为胆附于肝，与肝互为表里，同居胁下。《灵枢·胀论》谓："胆胀者，胁下痛胀，口中苦，善太息。"《备急千金要方》称："病苦腹中气满，饮食不下，咽干，头痛，洒洒恶寒，胁痛，名为胆实热也。"胡师认为治疗本病应注意以下几方面。

一、病因病机

胆腑内藏精汁，在肝的疏泄作用下，胆液经胆道排入肠中，助脾胃腐熟消化水谷。本病的主要病机是气滞、湿热、胆石、瘀血等导致胆腑气郁，胆液失于通降。其病位在胆腑，与肝胃关系最为密切。本病日久不愈，反复发作，邪伤正气，正气日虚，加之邪恋不去，痰浊湿热，损伤脾胃，脾胃生化不足，正气愈虚，最后可致肝肾阴虚或脾肾阳虚，夹有瘀滞的正虚邪实之候。

二、治疗要点

临床当据虚实而施治。实证宜疏肝利胆通腑，根据病情的不同，分别合用理气、化瘀、清热、利湿、排石等法。虚证宜补中疏通，根据虚损的差异，合用滋阴或益气温阳等法，以扶正祛邪。临床上实证以五金汤（金钱草、海金沙、郁金、鸡内金、金铃子）加减或龙胆泻肝汤，虚证多以逍遥散加减调肝健脾和中。治疗中当辨证明确，思路清晰，据症灵活加减。

三、生活调摄

本病治疗疗程要足，除邪务尽。病证治愈后要注重调摄，包括调养心神，保持恬静愉快的心理状态，调节劳逸，动静适宜，调剂饮食，多食蔬菜、水果。萝卜、苦瓜、佛手、苹果等，有利于利胆祛湿，切忌暴饮、暴食，及食用膏粱厚味，勿酗酒、贪凉、饮冷，注意饮水的质量，注意保暖。

四、中医外治法

1. 体针　①肝郁气滞者：太冲、阳陵泉、丘墟、中渎、外关、期门、胆俞、中脘。②瘀血停滞者：膈俞、大包、血海、肝俞、胆俞。各直刺 1～1.5 寸，留针 1 分钟，用泻法不留针。

2. 耳针　取穴肝、胆、皮质下、神门、胸、交感。实证强刺激，虚证轻刺激。留针 30 分钟，或埋皮内针，或加阿是穴（耳壳压痛点），用王不留行籽贴耳 2～3 日更换 1 次。

五、病案

病案1

张某，女，70 岁，汉族。就诊日期：2019 年 7 月 20 日。门诊号：4278529。

病史摘要：患者既往有胆囊炎、胆结石病史以及痔疮病史多年。自述1个月前因为饮食不慎，出现右侧胁肋部疼痛，伴有口干、口苦、大便偏干，引起痔疮复发，故前来胡师门诊就诊。症见：右侧胁肋部疼痛，胀痛不适，伴有口干、口苦，饮食可，大便干，带血，色鲜红，肛门灼热疼痛不适，小便黄，夜寐不安。舌淡红，苔花剥，脉弦细。查体：右侧胁肋部压痛（＋），墨菲征（－）。

西医诊断：慢性胆囊炎急性发作，痔疮。

中医诊断：胆胀，痔疮。

中医证型：肝胆湿热，气机郁滞。

治则治法：疏肝利胆，清利湿热。

处方用药：

苏　梗 10g	川楝子 10g	延胡索 10g	佛　手 10g
金钱草 20g	海金沙 10g	郁　金 10g	虎　杖 20g
夏枯草 10g	莱菔子 10g	地　榆 10g	槐　花 10g
茯　苓 10g	鸡内金 10g	枳　实 10g	

7剂，水煎服，每日2次。

嘱其清淡饮食。

二诊：患者自诉服药后胁痛以及口苦均减轻，胃部仍不适，有胀闷感，大便不干，肛门灼热疼痛减轻，纳食一般。舌质淡红，苔薄白，脉小弦。7月20日方，去夏枯草，加陈皮10g，白蔻仁10g。

7剂，水煎服，每日2次。

三诊：患者服药后上述症状明显减轻，停药10余天，上述症状复发，故再次就诊。右侧胁肋部隐隐作痛，口苦口干，饮食可，大便偏干，痔疮未复发，尿短赤。舌暗红，苔花剥，脉弦涩。7月20日方去夏枯草、地榆、槐花，加陈皮10g，白蔻仁10g，郁李仁15g。

7剂，水煎服，每日2次。

按语：本例患者既往有慢性胆囊炎、胆囊结石。因为饮食不慎，湿热与结石郁滞胆道，肝胆气滞，胆液失于通泄，则发生胆胀；湿热与结石郁滞胆道，肝胆气郁，不通则痛，故见右胁肋部疼痛；胆腑气滞，胆汁失于通降，则见口苦、口干；湿热下注肠道，则见大便干结，肛门灼热疼痛，痔疮复发。胡师以疏肝利胆、清利湿热、凉血止血为法。苏梗、延胡索、佛手、川楝子、枳实以疏肝行气；合用清热利湿之药金钱草、虎杖、夏枯草，入肝经以清肝热，利湿浊；同时金钱草配鸡内金、海金沙有清热利胆排石的功效；茯苓健脾，顾护中土，健脾以利疏肝；地榆、槐花以清热利湿止血，利于痔核缩小，同时有通便作用。二诊，患者症状明显减轻，但仍有胃部胀满，故去夏枯草苦寒伤胃，加陈皮、白蔻仁以健脾和胃消胀。二诊后患者临床症状明显缓解。停药10余天，上述症状再发，临床症状较初诊减轻，胁肋部隐隐作痛，口苦口干，大便偏干，守二诊处方，去槐花、地榆，加郁李仁以清热通便，病情缓解。

病案 2

张某，女，62 岁，汉族。就诊日期：2018 年 2 月 12 日。门诊号：4278529。

病史摘要：患者自诉胆囊炎病史多年。近 1 个月前无明显诱因出现右胁部胀痛不适，伴背部发热，汗出，口服消炎利胆片，症状稍减轻。近日因饮食不慎，上述症状再次发作，为求中医治疗，前来胡师门诊就诊。症见：患者右胁部胀痛不适，伴背部发热，汗出，口干口苦，饮食一般，上腹部胀满不适，呃逆，无反酸，出汗，下肢发热，手足发凉，大便干，夜寐安。舌红，苔白腻，脉弦细。查体：右侧胁肋部压痛（±）。

西医诊断：胆囊炎急性发作。

中医诊断：胆胀。

中医证型：胆腑气滞，湿热内蕴，肝肾亏虚。

治则治法：疏肝利胆，补益肝肾。

处方用药：

金钱草 15g	牡丹皮 10g	黄　柏 10g	黄　连 6g
黄　芩 10g	砂　仁 6g	白　术 10g	薏苡仁 30
厚　朴 10g	泽　泻 15	旋覆花 10g^包煎	淫羊藿 10g
合欢花 15g	煅龙骨 30g^先煎	煅牡蛎 30g^先煎	浮小麦 30g
大　枣 10g	鸡内金 10g	枳　实 9g	

7 剂，水煎服，每日 2 次。

二诊：服药后右胁肋部疼痛明显减轻，口苦减轻，背热减轻，出汗减少，上腹部胀满，手足凉，口黏腻，饮食一般，大便黏而不爽，小便黄。脉弦细。2 月 12 日方去黄柏、牡丹皮、大枣，加泽泻至 20g，加肉桂 6g。

7 剂，水煎服，每日 2 次。

三诊：患者自诉服药后上述症状明显减轻，背热、胁部疼痛均消失，口苦减轻，口黏好转，饮食可，小便调，大便黏而不爽。舌红，苔白腻，脉弦细。考虑脾胃不和、湿热中阻，治以健脾和胃、清热燥湿。

处方用药：

陈　皮 10g	法半夏 8g	茯　苓 15g	竹　茹 10g
炒薏苡仁 30g	泽　泻 10g	炒麦芽 12g	金钱草 15g
鸡内金 20g	砂　仁 6g	炒栀子 9g	炒神曲 10g

7 剂，水煎服，每日 2 次。

按语：患者年过六旬，肝肾本虚，阴虚阳弱，长期患胆胀病。因饮食不慎，胆腑气滞，则见胁部疼痛；肝失疏泄，胆液排泄失调，则口苦；肝肾阴虚，虚热浮越，则见背热、下肢热、汗出；阴虚阳弱则见手足发凉。证属胆腑湿热内盛，肝肾本虚。方用黄连解毒汤、金钱草、牡丹皮以疏肝清热利胆；加泽泻、薏苡仁、白术以健脾祛湿；枳实、厚朴、旋覆花行气降逆；二仙汤合甘麦大枣汤加减，以补益肝肾，调理阴阳，补阳益阴；鸡内金消食化积。二诊，患者口苦、背热明显减轻，故去黄柏防止苦寒伤胃，大枣滋腻碍胃，加肉桂以阴中求阳，引火归原。三诊，患者背热、胁部胀痛消失，口苦减轻，出现口黏、大便黏而不爽，考虑脾胃不和，湿热中阻，药用温胆汤加减以健脾和胃，清热利湿，以使湿热去，脾胃健，升降出入恢复正常。

第三节　贲门失弛缓症

贲门失弛缓症是一种神经源性疾病，迄今为止该疾病的病因尚未明确。患者患病后会出现明显食后不适、打嗝、呃逆、脘腹胀满、时有便干等。本病的病理表现为食管扩张延长，出现不同程度的弯曲，黏膜存在炎症或溃疡，是危害性较大的一种疾病。本病属于中医的"噎膈""呃逆""反胃""胃痛"等病范畴。胡师的经验如下。

一、病机特点

贲门失弛缓症主要为脾胃气虚，气机郁滞，气逆于上所致。治疗主要是辨证论治，可分为肝郁气滞证、脾胃阴虚证、痰气交阻证。

二、治疗原则

治疗上气机郁滞、胃气逆于上是急者标证，治标为主，即行气降逆，消除症状。缓解期则应缓则治本，以健脾益气为主，佐以疏肝化痰。

三、外治法

配合中医外治法可以取得很好的效果。

四、生活调摄

平时应注意少食多餐，细嚼慢咽，避免过冷、过热和刺激性饮食。保持情志舒畅，对预防疾病复发、加重有重要意义。

五、病案

病案1

杨某，女，81岁，汉族。就诊日期：2013年8月8日。门诊号：234198。

病史摘要：50年前患者因为丈夫突然去世，自己一人带大3个孩子，还要工作，身心疲惫，心情一直不舒。2013年无明显诱因，出现胃脘部胀满，呃逆，进食困难，仅饮水少许，伴乏力，曾在新疆医科大学第一附属医院住院，查胃镜后明确诊断为贲门失弛缓症，给予手术治疗（具体不详），术后患者上述症状时轻时重。近1周，患者无明显诱因上述症状加重，腹部胀满，时有疼痛，呃逆，饮食不下，水入即吐，便干，两三日一行，乏力，为求中医治疗，前来胡师门诊就诊。刻下症状：患者神志清，精神差，面色晦暗，身体羸瘦，脘腹疼痛、顶胀感，呃逆，饮食不下，水入即吐，乏力，大便干，二三日一行，小便畅。舌质暗淡，苔薄腻，脉弦细。

西医诊断：贲门失弛缓症。

中医诊断：噎膈。

中医证型：痰气交阻，脾胃气虚。

治则治法：顺气降逆。

处方用药：

枳　实 12g	厚　朴 12g	茯　苓 20g	生大黄 6g
佛　手 20g	当　归 10g	火麻仁 20g	莱菔子 15g
旋覆花 10g^{包煎}	代赭石 13g	陈　皮 10g	麦　芽 20g
鸡内金 9g	砂　仁 6g		

7 剂，水煎服，每日 2 次。

二诊：患者服药后自觉腹胀、呃逆明显减轻，可稍进水，可进米汤少许，精神较上周好转，大便不干，小便可。舌淡，苔白腻，脉弦。8 月 8 日方枳实、厚朴、生大黄减半量，去莱菔子，加山药 20g，生白术 10g，薏苡仁 20g，加强健脾之功。

14 剂，水煎服，每日 2 次。

三诊：服药半月后，患者症状明显改善，脘腹胀痛明显减轻，饮食基本恢复正常，口不干，乏力减轻，大便不干，小便可。舌淡，苔白，脉小弦。8 月 8 日方枳实、厚朴、生大黄减半量，去莱菔子、旋覆花、代赭石、火麻仁，加山药 20g，生白术 10g，薏苡仁 20g，党参 10g。

7 剂，水煎服，每日 2 次。

按语：患者因为 50 年前丈夫突然去世，自己带孩子，还要工作，身心疲惫，心情不舒，久则气机不畅，肝郁脾虚，运化失常，痰气交阻，食道不利，则进食困难，食入即吐，发为噎膈。患者身体瘦弱，脾胃本虚，胃气上逆喉间则呃逆；胃气不舒则腹胀，上腹部疼痛；脾虚则乏力；舌暗淡，苔薄腻，脉小弦均为痰气交阻之舌脉。辨证为本虚标实之证，以脾气亏虚为本，痰气交阻为标。胡师以"急者治标"，当以顺气降逆为法。方选用小承气汤加味以轻下热结，除满消痞。方中大黄泻热通便，厚朴行气散满，枳实破气消痞，代赭石、旋覆花以疏肝降逆止逆，佛手、陈皮、莱菔子、砂仁以加强行气消胀之力，当归、火麻仁以滋阴养血、润肠通便，鸡内金、麦芽以健脾消食。全方共奏顺气降逆之功效。服药 1 周后，患者腹胀痛、呃逆均减轻，乏力明显，大便不干，守上方，减小承气汤量，加山药、生白术、薏苡仁以健脾，脾气健旺，肝气舒畅，则痰消气顺。三诊，患者服药半月后，上诉症状基本消失，吾师采用治本之法，去旋覆花、代赭石、火麻仁，加党参 10g，以健脾化痰为主，行气降逆为辅，即为六君子汤合小承气汤加减，以健脾理气为主，患者症状改善，生活质量提高。

病案2

刘某，女，70岁，汉族。就诊日期：2015年11月11日。门诊号：319029。

病史摘要：患者有贲门失弛缓症病史10余年，曾在外院手术治疗，治疗后病情基本稳定。近日患者因为情绪不稳，出现心烦，胁肋部胀痛不适，牵扯上腹部不适，腹胀，口苦，呃逆，进食困难，饮食不下，水入即吐，为求中医治疗，前来胡师门诊就诊。刻下症状：患者神志清，精神差，面色发青，心烦，胁肋部胀痛不适，牵扯上腹部不适，腹胀，口苦，呃逆，进食困难，饮食不下，水入即吐，大便干，小便短赤。舌质红，苔薄腻，脉弦细。既往有慢性胆囊炎病史多年。

西医诊断：贲门失弛缓症，慢性胆囊炎。

中医诊断：噎膈，胁痛。

中医证型：肝胃不和。

治则治法：疏肝行气，和胃降逆。

处方用药：

柴　胡6g	黄　芩10g	青　皮6g	陈　皮6g
郁　金10g	川楝子10g	延胡索12g	枳　实10g
代赭石13g^{先煎}	旋覆花13g^{包煎}	吴茱萸6g	茵　陈15g
鸡内金10g	莱菔子10g	茯　苓10g	砂　仁6g
麦　芽10g			

7剂，水煎服，每日2次。

二诊：患者服药后心烦减轻，胁肋部及上腹部胀痛减轻，呃逆次数减少，稍稍进水，未见呕吐，口苦，口干，大便干结，小便量少。舌红，苔白欠津，脉弦细。11月11日方去柴胡、旋覆花，加苏梗10g，瓜蒌仁30g，葛根15g，制大黄6g。

7剂，水煎服，每日2次。

三诊：患者服药后大便解出，口苦减轻，口干好转，呃逆明显减轻，可进米粥，未见呕吐，胃脘部胀痛明显减轻，小便可。舌淡暗，苔白，脉弦细。11月11日方去柴胡、旋覆花、代赭石，加苏梗10g，桃仁10g，丹参13g。

7剂，水煎服，每日2次。

按语：患者因为情志不畅，引发肝气郁滞，肝胃不和。肝郁气滞则见胁肋部胀痛；肝胃不和则见上腹部不适；胃气上逆则见呃逆；肝郁化火则见口干，口苦，大便偏干；舌质红，苔薄腻，脉弦细均为肝气郁滞、肝胃不和之象。辨证属肝胃不和。胡师选方小柴胡汤加减。柴胡配金铃子散、青皮、陈皮、郁金以疏肝行气，黄芩、茵陈以清肝热，代赭石、旋覆花以疏肝行气、降逆和胃，配莱菔子、枳实以加强降气消胀、通下作用，吴茱萸、茯苓、砂仁、麦芽以和胃安中。全方共奏疏肝行气、和胃降逆之效。服药1周后患者心烦改善，上腹部以及胁肋部胀痛明显减轻，呃逆次数减少，可稍进水，大便干结，尿少，舌红、苔白欠津，脉弦细。继续守上方，柴胡换苏梗疏肝行气，却无柴胡刚燥之性，防止劫肝阴；加制大黄以清热泻火通便，釜底抽薪，以泻火存阴；呃逆减轻，加瓜蒌仁以润肠通便，葛根以清热生津。三诊，患者症状明显减轻，口干、口苦明显减轻，大便解出，可进米粥，胃脘部胀痛明显减轻，故去代赭石、瓜蒌仁、葛根、制大黄，舌淡暗、苔白，脉弦细。考虑气滞血瘀，故守方加桃仁、丹参以活血化瘀。本案例治疗思想体现了"急者治标"的原则，治标当以行气降逆为主，或疏肝，或活血，不忘顾护津液。

第十一章
代谢性及内分泌疾病证治经验

第一节　糖尿病及并发症

糖尿病是一种慢性进行性内分泌代谢性疾病，是由于机体胰岛素分泌相对不足或绝对不足，引起糖、脂肪、蛋白质等代谢紊乱而致血糖增高和排泄糖尿的病变。据不完全统计，我国糖尿病的发病率是 9.4%，随着人口老龄化，这一比例还会增高。近年来，无论是西医学还是中医学，在治疗和预防糖尿病及并发症方面都取得了一些进展。现就胡师临床经验分享如下。

一、病因病机的认识

《素问·奇病论》曰"此人必数食甘美而多肥也，肥者令人内热，甘者令人中满，故其气上溢，转为消渴"，故饮食可致消渴，脾胃受伤，水湿运化输布失调，聚而化生痰浊；有因精神因素诱发消渴，如《河间六书》云"消渴者……耗乱精神，过违其度之所成也，此乃五志过极，皆以火化，热盛伤阴，致令消渴"；也有房事不节，精虚肾燥，火化所致，如《诸病源候论》曰"房室过度，致令肾气虚耗，下焦生热，热则肾燥，燥则渴，然肾虚又不得化致水液，故随饮小便"。临床观察发现，本病发病因素是复杂的，而嗜酒、善食膏腴和精神紧张、少动，相互综合，则多见糖毒、脂毒，尤其是青壮年患者。

胡师认为无论饮食、七情、房劳等各种因素都可导致阴虚燥热。在上则耗伤肺胃，热伤肺阴，津不上润而口渴（上消）；热伤胃阴，胃热炽盛而消谷善饥，身体消瘦（中消）；热伤肾阴，精气亏虚，固摄无权而尿频数或发甜（下消）。虽有肺、胃、肾之热象，但以肾阴虚为根本。

二、辨治要辨虚实及病位

糖尿病以阴虚为本，燥热为标。有以上焦、中焦、下焦病变为主症者；也有以上焦、中焦，或中焦、下焦，或只以下焦肾为主要症状出现者。有以实热口干、口苦、便干之象为主者；也有以口干，乏力，腰膝酸软一派气阴两虚之症出现者。故临床应辨虚实并辨病位，或以阴虚为主，或以燥热为主，或以肺胃阴虚，或肺热炽盛，或阴虚火旺为主，最后多以阴阳两虚、痰瘀毒为主。

三、治疗原则

治疗上气阴两虚者，常用生黄芪、玉竹、黄精、麦冬、玄参；如肺胃燥热者，可用西洋参、生石膏、天花粉、黄芩、黄连、生地黄、麦冬等；如肺肾阴虚者，用六味地黄丸加减；虚火旺者用知柏地黄丸加减；脾胃气虚用白术、人参、熟地黄、茯苓、炮姜、肉桂等；肝气郁滞者用逍遥散加知母、生地黄、制首乌、女贞子等。消渴日久，常出现多系统并发症，如伴发雀盲、淋证、水肿、心悸、中风、肺痨、痈疽等。中医治疗糖尿病并发症有独特优势，重在标本兼治和整体治疗，选用相应方剂加减治疗，消除患者症状，减轻患者痛苦。如伴皮肤瘙痒者加地肤子、苦参、白蒺藜；失眠者加用夜交藤、合欢花、酸枣仁；心悸者加柏子仁、远志、生龙骨、生牡蛎；口苦口干者加黄芩、黄连；腰腿酸痛无力者加川续断、桑寄生、金毛狗脊、千年健；上肢疼痛者加桑枝、姜黄；牙龈肿痛者加连翘、桔梗；阳气不足者加淫羊藿、仙茅，甚则肉桂；肢体沉重，苔厚腻者加苍术、僵蚕、泽泻；心胸疼痛、舌暗瘀斑者加当归、丹参、赤芍、川芎，玄参加量 $10 \sim 20g$。

老年患者往往久病多虚实夹杂。如气阴两虚、脉络瘀阻者，症见下肢麻木、发凉、疼痛可用补益气阴、活血化瘀、祛风通络之法。复方芪鹰颗粒（组成：黄芪、丹参、蝉蜕、鹰嘴豆、黄精）是胡师经 10 多年临床研制而成，临床疗效明显。药理学证实，复方芪鹰颗粒不仅可以改善肢体麻木、疼痛、发凉等症状，还可改善肌电图的感觉神经传导速度，降低同型半胱氨酸及血流指标，改善神经内皮因子等，可以延缓病情发展。本方为新疆维吾尔自治区中医医院自制院内制剂，已获得 2 项国家级发明专利，取得了省级科技成果鉴定。

胡师认为使用辨证中药后，可以克服某些西药的副作用，如胃肠道症状，亦可增加降糖效果，与西药降糖药物同时使用可以起到协同作用。经过一段时间的中药治疗，血糖可降低，而需要适当逐渐减少西药用量。更主要的是，中药辨病辨证治疗可以大大改善并发症的症状及体征。同时，应注意患者往往有痰、瘀、毒之标证，而加用化痰、活血、解毒之品。

四、生活调摄

糖尿病患者首先必须忌口，一切甜食应尽量避免，如糖分高的水果（橘子、柿子、葡萄、西瓜、香蕉、菠萝、荔枝、大枣、梨）等；糕点、烟酒、蜂王浆、红茶、可口可乐等也要忌口，西红柿、韭菜、茴香、香椿等辛热之蔬菜也不宜多食。多食紫菜、芹菜、茄子、黄瓜、山药、南瓜、萝卜、冬瓜等，可少量食瘦肉、鸡蛋、鱼类等优质蛋白。

还应生活规律，体力劳动要适度，适当运动；避免忧虑、恼思、惊吓等不良情绪的影响，保持乐观的情绪更有利于疾病的康复。

五、病案

病案1

姚某，男，45岁，汉族。就诊日期：2019年3月10日。住院号：812902。

病史摘要：患者自诉半年前体检发现血糖偏高，口服二甲双胍后因感恶心不适，不能耐受自行停药。近3个月自感乏力，口干舌燥，多饮多尿，脘腹满闷不舒，纳少，夜寐欠安。故来胡师门诊求治。舌质淡红，苔白腻，脉滑。该患者体型肥胖，平时应酬较多。有脂肪肝病史。就诊时检查随机血糖13.6mmol/L。

西医诊断：糖尿病。

中医诊断：消渴。

中医证型：脾虚痰浊阻络。

治则治法：益气健脾，化痰通络。

处方用药：

党　参12g	白　术9g	山　药15g	茯　苓12g
厚　朴9g	陈　皮9g	枸杞子12g	泽　泻12g
丹　参12g	郁　金12g	枳　壳9g	砂　仁6g

7剂，水煎服，每日2次。

嘱患者主食控制在每天300g以内，每日走7000～8000步，不吃甜食及含糖指数较高的水果。

二诊：口服中药后乏力、脘腹胀满较前有所缓解，仍感口干，多饮不适，舌质暗红、苔腻较前有所减轻，脉小弦，纳寐一般，二便正常。3月10日方去厚朴、陈皮，加香附9g，玉竹12g，石斛12g，生地黄12g。

7剂，水煎服，每日2次。

三诊：自诉乏力、脘腹胀满、纳少症状较前有所改善，仍感口干不适。舌质暗淡，苔薄白，略欠津，脉弦。化验检查：空腹血糖5.8mmol/L，餐后两小时血糖8.7mmol/L。3月10日方去厚朴、陈皮，加滋阴调气之香附9g，玉竹12g，石斛12g，生地黄12g，黄精20g，加强活血之力，加丹参至20g，加赤芍10g，牡丹皮10g。

7剂，水煎服，每日2次。

按语：该例患者为中年男性，以"口干，多饮，乏力间作3个月"为主诉就诊。患者形体略肥胖，并且实验室检查提示血糖升高，当属中医"消渴"范畴。本案与"阴虚为本、燥热为标的病机"不完全契合。胡师认为该患者因平素应酬较多，美味肥甘、醇酒佳酿迭进，损伤脾胃，运化失常，变生痰湿，久而痰湿壅盛，化热伤津，呈现高血糖、乏力、口干、舌燥、多饮；脾失健运，气机不舒而脘腹满闷不舒、纳少；肾虚固摄无力则多尿、夜寐欠安。总之病机为脾肾气虚，痰阻气滞。《医学衷中参西录》中张锡纯指出"其证皆起于中焦，而极于上下……中焦脾病而累及于脾也"，而传统消渴可因于肺、因于胃、因于肾。胡师在治疗中采取"调脾以安五脏"之法，首选四君子汤加减以健脾理气，化其痰湿，使脾复其运化，升其清阳，运其气血，则乏力、腹中胀满得以缓解。二诊时，少加玉竹、石斛、生地黄以滋补胃肾之阴，阴津回复，燥热自清。三诊时，患者症状缓解，口干减轻，加强养阴生津、清热活血疏肝之力。经治疗，症状及血糖指标得到改善，后续还需嘱患者坚持治疗及调护。

病案 2

吴某，女，77 岁，汉族。就诊日期：2005 年 11 月 2 日。门诊号：123496。

病史摘要：患者自述近 2 个月来，自感口干，咽干，视物模糊，耳鸣，夜寐早醒，出汗，曾到北京宣武医院就诊，测空腹血糖 6.5mmol/L，餐后血糖 8.1mmol/L，眼底造影示糖尿病视网膜病变，诊断为糖尿病早期、糖尿病视网膜病变。欲服用中药治疗，故来胡师门诊就诊。既往有腰椎骨质增生病史。面色少华。舌有裂纹，苔薄欠津，脉小弦。

西医诊断：糖尿病早期并发视网膜病变。

中医诊断：消渴。

中医证型：气阴两虚，脏腑失养。

治则治法：益气养阴，安神补心。

处方用药：

太子参 12g	五味子 10g	麦　冬 10g	柏子仁 15g
炒酸枣仁 15g	玉　竹 10g	制何首乌 15g	枸杞子 10g
丹　参 15g	生黄芪 20g	桑寄生 20g	

7 剂，水煎服，每日 2 次。

二诊：服用上方后口干、目干之症明显改善，耳鸣之症减轻，出汗少，睡眠可。舌质正红，裂纹减轻，苔薄，脉小弦。11 月 2 日方有效，去炒酸枣仁、玉竹，加养肝明目之决明子 20g，磁石 20g，生地黄 30g。

7 剂，水煎服，每日 2 次。

三诊：服药后口干、目干、视物模糊之症进一步改善，但眼结膜有摩擦感，夜寐欠安，耳鸣。舌暗红，苔薄，脉小弦。效不更方。

14 剂，水煎服，日服 2 次。

按语： 本患者年过七旬，形体渐衰，气阴本虚，无津上承于口则口干，不能润目则目干，阴虚内热迫液外泄而多汗，肝失所养而见视物模糊，肾失所养则耳鸣、夜寐早醒。胡师以生脉散补气养阴，加养阴益肝肾之制何首乌、枸杞子、玉竹、桑寄生，养心宁心安神之炒酸枣仁、柏子仁、丹参，服药后诸症得解。肝肾同源，肝心母子相关，滋阴即可补心肝肾之阴。太子参、黄芪则补心之气，再予以磁石补肾安神而见效。本案体现了消渴病补气阴为主的原则。

病案 3

哈某，女，57 岁，维吾尔族。就诊日期：2019 年 6 月 19 日。住院号：217701。

病史摘要：患者自诉 10 年前无明显诱因出现口干、多饮、乏力，同年体检时发现血糖偏高，完善检查后明确诊断为 2 型糖尿病。治疗方案：二甲双胍片，早晚各 1 片；格列美脲片，早餐前 1 片；地特胰岛素，睡前皮下注射 12U。2018 年 8 月因病情反复，伴有肢末发凉，于新疆医科大学第一附属医院明确诊断为 2 型糖尿病、2 型糖尿病周围神经病变。调整治疗方案：二甲双胍片，早晚各 1 片；阿卡波糖片，三餐嚼服 1 片；地特胰岛素，睡前皮下注射 16U；甲钴胺片，每次 1 片，每日 3 次。1 周前，无明显诱因自感口干、多饮、乏力症状加重，并伴手足四肢麻木、疼痛，夜间为甚，下肢发凉故来胡师门诊。伴腰腿酸软，视力下降，纳呆，夜寐欠安，小便频，大便秘结，体重无明显改变。舌暗红，瘀点，苔少，脉细涩。辅助检查：空腹血糖 11.4mmol/L，糖化血红蛋白 10.1%，肌电图符合糖尿病周围神经病变。

西医诊断：2 型糖尿病，周围神经病变。

中医诊断：消渴病并痹病。

中医证型：气阴两虚，血瘀夹风。

治则治法：益气养阴，活血通络，祛风解毒。

处方用药：复方芪鹰颗粒加减。

| 黄　芪 30g | 丹　参 9g | 黄　精 10g | 蝉　蜕 9g |
| 鹰嘴豆 9g | 木　瓜 12g | 当　归 12g | 白　芍 13g |

14 剂，水煎服，每日 2 次。

二诊：患者口干多饮、乏力症状稍好转，手足四肢麻木、疼痛稍改善，仍下肢发凉，腰腿酸软，视力下降，纳呆，夜寐欠安，小便频，大便秘结。舌暗红，苔少，脉弦涩。6 月 19 日方加肉桂 6g，续断 15g，桑寄生 12g。

30 剂，水煎服，每日 2 次。

三诊：患者口干多饮、乏力症状较前明显好转，手足四肢麻木、疼痛明显减轻，下肢发凉明显改善，腰腿酸软较前缓解，纳可，夜寐安，二便正常。舌淡红，苔薄少，脉弦细。辅助检查：空腹血糖 7.79mmol/L，糖化血红蛋白 7.7%。6 月 19 日方加肉桂 6g，续断 15g，桑寄生 12g。

30 剂，水煎服，每日 2 次。

按语： 患者中年女性，有糖尿病病史 10 年，现明确诊断为糖尿病并发周围神经病变。主症有口干、多饮并伴手足四肢麻木、疼痛，夜间为甚，下肢发凉。本案属于中医学"消渴""痹病"范畴。消渴日久则耗伤气阴，进而阴阳气血亏虚，脉络不畅，导致血络瘀阻，痹阻络脉。病位主要在肢体末端，其本以虚为主，其标实以血瘀、痰浊为主。糖尿病并发周围神经病变病机为气阴两虚、痰瘀阻滞、风伏络脉，故胡师采用具有祛风通络、养阴益气、化痰祛瘀之法，并结合新疆民族药组方而成复方芪鹰颗粒。该制剂取君药黄芪健脾补气；臣药黄精养阴补气，鹰嘴豆补益中气，且调补阴阳；丹参活血化瘀通络，蝉蜕祛邪疏风，加木瓜舒筋活络，当归、白芍养血活血，共为佐药。患者服药 40 余剂而见效，口干多饮、四肢麻木、疼痛基本消失。

病案4

李某，男，45岁，汉族。就诊日期：2005年10月6日。门诊号：21475。

病史摘要：患者自感口干，不欲饮水，乏力，面色少华半年，为求中医诊治，经朋友介绍前来胡师门诊。除上诉症状外，还有右胁肋区疼痛，易生气，大便二三日一行。舌质暗淡，苔薄腻，脉小弦。辅助检查：腹部B超示脂肪肝，空腹血糖7.6mmol/L，餐后2小时血糖11.7mmol/L，血压110/80mmHg。既往有非酒精性脂肪性肝病史数年。平时工作压力大。

西医诊断：糖尿病，非酒精性脂肪性肝病。

中医诊断：消渴、肝着。

中医证型：湿浊瘀阻。

治则治法：利湿降浊，活血通络。

处方用药：

泽　泻20g	决明子30g	丹　参30g	郁　金10g
海　藻12g	荷　叶10g	鸡内金20g	山　楂30g
延胡索15g	石见穿12g	六月雪30g	垂盆草15g
小　蓟15g	虎　杖20g	水牛角3g^{冲服}	茯　苓12g
黄　精12g			

7剂，水煎服，每日2次。

二诊：服药后胁肋疼痛减轻，但仍感腹胀，大便不干，日一二次，便质稀软。舌质正红，苔薄，脉小弦。空腹血糖5.3mmol/L。10月6日方延胡索加至20g，垂盆草加至20g，虎杖加至30g，茯苓加至20g，黄精加至20g，泽泻减为13g，加合欢花15g，炒薏仁30g。

7剂，水煎服，每日2次。

三诊：时有胁痛，大便二三日一行，大便不干。苔薄微腻，脉小弦。10月6日方延胡索加至20g，垂盆草加至20g，虎杖加至30g，茯苓加至20g，黄精加至20g，泽泻减为13g，加合欢花15g，炒薏仁30g，制大黄9g，去石见穿、水牛角。

7剂，水煎服，每日2次。

按语： 该病案为2型糖尿病合并非酒精性脂肪性肝病患者。两者皆为代谢性疾病，互为影响。中医学并无糖尿病和非酒精性脂肪性肝病病名，根据其临床表现，可归属于"消渴""消瘅""肥气""肝着""积聚"等范畴。胡师认为该病病机与脾虚失运、痰湿、瘀血内生有关。本患者为中年男性，平时工作忙碌，应酬较多，少于运动，以致肝气不调，脾运失常。脾虚生湿，湿浊不化，影响肺肾，使水液无法化气，津液不能上润于口，故见口干、口渴；脾虚生湿，日久化热，湿热交阻，精神紧张，工作压力较大而致肝气不调，气机不畅，故见胁部疼痛，《景岳全书》云"以饮食劳倦而胁痛者，此脾胃之所传也"；脾虚湿盛，水谷精微运化失常，脏腑失养，则见乏力；湿浊之邪内困中焦脾胃，中焦不运，脾不散津，水液直趋而下，开阖失司而见大便异常。

辨证为痰浊瘀阻，气机不畅。治疗以利湿降浊、理气舒肝、活血通络为法。方中泽泻、茯苓以健脾利湿。鸡内金、山楂以消食导滞。另加决明子、荷叶、六月雪、垂盆草、虎杖、水牛角、石见穿以疏肝利湿，解毒镇痛。全方配伍共达健脾利湿、清热解毒、活血降浊、清热解毒之功。此后，随着浊毒被清，以健脾调气为主加减化裁治疗，血糖控制基本正常。

第二节　甲状腺类疾病

甲状腺类疾病是常见的代谢性疾病。本病主要是由于甲状腺激素分泌过多或不足引起，如甲状腺功能亢进、甲状腺功能低下、甲状腺炎、甲状腺瘤等，以甲状腺肿大为主要表现。中医虽无明确病名，但根据症状及特点可将其归为"瘿病""瘿气""消渴""心悸""胸痹"范畴。唐·王焘《外台秘要》曰："瘿病者，始作与瘿核相似。其瘿病喜当颈下，当中央不偏两边也。"此描述与甲状腺疾病的发病部位一致。胡师经验如下。

一、病因病机

此病多因情志失调、饮食失宜、水土不服、外邪侵袭等原因，导致气机不利、阴虚火旺、阳亢风动、痰气凝结、肝胃火旺、肝肾阴虚等，引起气滞、痰浊、血瘀结于颈部。急性期以实证为多，久病多以虚实夹杂为患。

二、治疗原则

治疗以豁痰理气、软坚散结、潜阳息风、清肝泻胃、健脾益肾、育阴散结等法则为主。缓解期或晚期以益气养阴、潜阳散结为主。

三、生活调摄

此类病人应保持良好的心情，提高免疫力，预防感冒发生。

四、病案

病案1

王某，女，36岁，汉族。就诊日期：2005年11月15日。门诊号：132947。

病史摘要：患者自述3个月前无明显诱因出现性情急躁、易怒、出汗，并伴有体重减轻，到宣武医院就诊，做甲状腺功能检查示 T_3、T_4 增高，TSH偏低（具体不详），B超示甲状腺Ⅱ度肿大，诊断为甲状腺功能亢进症。给予他巴唑10mg，1日3次，口服3个月。近日出现心悸、怕冷、乏力等症，再次于宣武医院就诊，测 T_3、T_4 均正常。故来我院老师门诊就诊。症见：畏寒怕冷，心悸，乏力，嗜睡。舌暗红，苔少，边有齿痕，脉细。

西医诊断：甲状腺功能亢进症。

中医诊断：瘿瘤。

中医证型：肝经气结，气血虚弱。

治则治法：柔肝散结，清泻郁热，益气温阳活血。

处方用药：

生龙骨 30g ^{先煎}	生牡蛎 30g ^{先煎}	珍珠母 30g ^{先煎}	白　芍 10g
生地黄 10g	山茱萸 10g	泽　泻 10g	牡丹皮 10g
肉　桂 3g	黄　芪 30g	丹　参 15g	夏枯草 10g

7剂，水煎服，每日2次。

二诊：服药后心悸、怕冷、乏力、嗜睡之症明显减轻，右耳内时痛，面部起疮疹。舌淡尖红，苔薄微腻，脉小弦。以化痰理气、软坚散结为法。

处方用药：

半　夏 10g	枳　实 10g	茯　苓 12g	甘　草 6g
丹　参 15g	砂　仁 6g	檀　香 6g	炒白术 10g
大腹皮 15g	生黄芪 20g	夏枯草 15g	浙贝母 10g

7剂，水煎服，每日2次。

三诊：症减病稳，效不更方。二诊方续服。

按语： 本患者服用西药后出现心悸畏寒、怕冷、乏力、嗜睡之症，精神欠振，面色少华，甲状腺Ⅱ度肿大，舌暗红，苔少，边有齿痕，脉细。其症起于肝火旺，服西药使火虽去而气郁未散，使气阴两伤。治疗以柔肝散结之生龙骨、生牡蛎、珍珠母、白芍，并养阴益气之生地黄、山茱萸、生黄芪，牡丹皮、夏枯草、丹参、泽泻泻肝之热。诸药合用使气阴得补，肝之余热得清，上述之症缓解。后又出现面部起疮，耳内时痛，中药以化痰理气、软坚散结，以二陈汤加夏枯草、浙贝母、炒白术、大腹皮加强泻热理气健中之性。本方有补有泻，有阴有阳，以柔肝散结、软坚化痰为大法而取效。

病案2

丁某，男，53岁，回族。就诊日期：2018年4月10日。门诊号：435796。

病史摘要：患者外感后自觉咽痛、发热，体温在37.5～38℃之间波动，连续3日，并感颈部拘胀不适，纳寐一般，二便正常。故来胡师门诊。舌质暗红，苔薄白，脉小弦。既往高血压病史数年。查体：咽部充血，扁桃体不大，甲状腺触诊稍肿大，有压痛。辅助检查：促甲状腺激素8.63mU/L，甲状腺抗体738。甲状腺彩超示甲状腺弥漫性肿大。

西医诊断：上呼吸道感染，桥本甲状腺炎。

中医诊断：瘿病。

中医证型：外邪侵袭，痰热交阻。

治则治法：疏风清热，利咽散结。

处方用药：

| 金银花 20g | 连　翘 20g | 荆　芥 9g | 牛蒡子 13g |

海 藻 13g	薄 荷 9g	生甘草 9g	夏枯草 9g
芦 根 13g	浙贝母 10g	鱼腥草 15g	玄参 9g
大青叶 12g	炒枳壳 6g	鸡内金 10g	

7 剂, 水煎服, 每日 2 次。

二诊: 患者口服中药后烧退, 咽痛及颈部拘胀感明显减轻, 纳差, 二便正常。舌质暗淡, 苔薄, 脉小弦。查体: 咽部充血不明显。4 月 10 日方去荆芥、大青叶, 加麦芽 15g, 陈皮 6g。

14 剂, 水煎服, 每日 2 次。

三诊: 患者精神如常, 咽部及颈部拘胀感消失, 纳食正常。舌质红, 苔薄, 脉小弦。查体: 甲状腺无明显触痛, 肿胀感不明显。4 月 10 日方去荆芥、薄荷、牛蒡子、大青叶, 加麦芽 15g, 陈皮 6g, 土茯苓 15g。

14 剂, 水煎服, 每日 2 次。

1 个月后复查甲功正常, B 超示甲状腺正常。

按语: 本例患者因外感后出现甲状腺触痛、颈部拘胀不适, 属中医感冒并瘿病共存症, 西医属桥本甲状腺炎, 属于自身免疫性疾病。该病发病因素较多, 虽然受饮食、劳倦、体质等因素影响, 但在诸多致病因素中, 主要与感受热毒和情志抑郁有关。该患者为中年男性, 平时工作劳累, 清明节后外感, 此时天气逐渐炎热, 患者饮水少, 此时外热与内毒相结合, 加之工作环境紧张, 肝失条达, 热壅气滞而致病。故胡师在治疗时重用清热解毒、化痰散结之品。连翘、鱼腥草、大青叶、牛蒡子以清解热毒, 夏枯草以清热泻火, 散结消肿, 浙贝母、海藻以化痰散结解毒, 共消颈前肿块。荆芥、防风以疏散表邪, 芦根、玄参以养阴清热, 甘草调和诸药。诸药合用, 清热解毒, 疏风解表, 理气化痰, 达到散结消瘿之效。二诊时, 患者烧退, 咽痛及颈部拘胀感明显减轻, 去荆芥、防风解表之剂, 去大青叶苦寒之品, 加麦芽、陈皮以顾护胃气。"正气存内, 邪不可干。"正气不足是桥本甲状腺炎发生的内在依据, 正气充足, 气血调和, 阴阳平衡, 卫外固密, 外邪不侵, 内邪不生, 机体抗病能力强, 瘿病难以产生。故该病后期应注重调理脾胃, 三诊时加入土茯苓以软坚散结、消除痰核。1 个月后, 患者再次复查甲功正常, 甲状腺彩超未见明显肿大等病例。

病案 3

宋某, 女, 73 岁, 汉族。就诊日期: 2020 年 3 月 15 日。门诊号: 495796。

病史摘要: 患者自述 1 年前出现下肢畏寒、肢冷、乏力, 一直未引起重视, 近日体检时发现子宫肌瘤、甲状腺功能减退、肺部有结节, 故前来胡师门诊就诊。症状: 下肢怕冷, 乏力, 便溏, 面色少华, 下部湿痒, 纳可, 尿频寐安。舌质淡红, 苔薄白, 脉小弦。辅助检查: B 超提示甲状腺结节、子宫肌瘤; 胸部正侧位片示肺部结节; 甲功示促甲状腺激素 8.76mU/L。

西医诊断: 亚临床甲状腺功能减退, 子宫肌瘤, 肺结节。

中医诊断：瘿病，癥瘕。

中医证型：阳虚寒凝，脉络壅滞。

治则治法：益气温阳，解毒散结。

处方用药：

生黄芪 30g	桂　枝 9g	白　芍 12g	生　姜 6g
淫羊藿 10g	土茯苓 12g	茯　苓 12g	牡丹皮 10g
白花蛇舌草 20g	地肤子 10g	白鲜皮 12g	乌梢蛇 9g
马齿苋 15g	独　活 10g	香　附 9g	炙甘草 6g
枳　壳 6g			

7 剂，水煎服，每日 2 次。

二诊：下肢发凉、时有汗出、便溏、周身关节胀痛、畏寒、下部瘙痒症状减轻，乏力，纳可。舌淡，苔白，边有瘀斑，脉小弦。3 月 15 日方去独活，加茯苓至 20g，加浮小麦 30g，大枣 20g，仙茅 10g，金毛狗脊 10g，木瓜 10g。

7 剂，水煎服，每日 2 次。

三诊：畏寒、怕冷明显好转，大便成形，日一二次，出汗减少，下部瘙痒较前减轻，寐安。舌淡，苔白腻，脉弦。3 月 15 日方去独活，加茯苓至 20g，加土茯苓至 20g，加浮小麦 30g，大枣 20g，仙茅 10g，鹿角胶 10g（烊化）。

7 剂，水煎服，每日 2 次。

按语： 本病患者年老体弱，素体阳虚，加之长期情绪不畅，肝失条达，肝气郁滞，肝气犯脾，脾虚不运，气滞痰凝而致病。阳气亏虚则见下肢畏寒怕冷、乏力；阳虚寒凝，痰瘀阻滞颈前喉结则见甲状腺结节，阻于下部则见子宫肌瘤；阳气亏虚，脾虚不运，湿邪下注则见下部湿痒、便溏。舌淡红，苔薄白，脉小弦为阳虚寒凝，脉络瘀阻。方选用黄芪桂枝五物汤加减以益气升阳、解毒散结，因有湿邪下注，故去大枣，加茯苓健脾，地肤子、白鲜皮、乌梢蛇祛湿止痒，淫羊藿以温肾阳，土茯苓、牡丹皮、白花蛇舌草以解毒散结，香附、炒枳壳以疏肝行气。二诊，患者汗出，便溏，骨节胀痛，舌有瘀斑，加甘麦大枣汤以补气敛汗，仙茅、金毛狗脊以补肾壮阳，木瓜以祛湿通络。三诊，加大土茯苓用量，同时予以鹿角胶以补肾健脾，以助温阳之力。胡师认为甲状腺功能减退多为脾肾阳气亏虚夹有痰瘀，辨证当以温阳益气为先，或加化痰散结，或加理气活血之品。本例就是在黄芪桂枝五物汤基础上以补脾益肾为主，随症加解毒散结之药而取效。

第三节　高泌乳素血症

高泌乳素血症为女性内分泌失调疾患本病病因复杂，临床表现多样，属妇科疑难病、常见病。本病是指由内外环境因素引起的以催乳素（PRL）升高、闭经、溢乳、无排卵和不孕为特征的综合征。中医无此病名，可归属于中医"乳泣"范畴。《妇人大全良方》云："有未产前乳汁自出者，谓之乳泣，生子多不育。"《王旭高医案精华》对其病因病机有较详尽的描述："乳房属胃，乳汁血之所化，无孩子而乳房膨胀，亦下乳汁，此非血之有余，乃不循其道为月水，反随肝气上入乳房，变为乳汁。"《黄帝内经》指出："冲脉为病，逆气里急。"《胎产心法》指出："肝经怒火上冲，乳胀而溢。"

由上述可知，本病的病因病机主要为肝热夹冲气上逆，上则乳胀溢乳，下则月水失调且不孕。故胡师认为本病治疗以疏肝调经为主。

病案

张某，女，30岁，汉族。就诊日期：2019年4月26日。门诊号：36751。

病史摘要：患者自诉半年来工作压力大，月经量少，近次月经未至，伴有泌乳现象。故来胡师门诊求治。自感乏力，心烦，饮食可，大便不干。舌暗，苔白，脉弦细沉涩。查体：双侧乳头可见少量分泌物。辅助检查：泌乳素90.52ug/L；垂体核磁示垂体囊肿0.2cm×0.2cm。

西医诊断：高泌乳素血症。

中医诊断：乳泣。

中医证型：气滞血瘀。

治则治法：行气健脾，活血化痰。

处方用药：

苏 梗 10g	青 皮 6g	木 香 10g	薄 荷 6g
陈 皮 10g	白 芍 10g	当 归 10g	茯 苓 10g
白 术 10g	山 药 10g	白花蛇舌草 20g	土茯苓 15g
芡 实 20g	生地黄 10g	益母草 10g	

7剂，水煎服，每日2次。

二诊：服药后泌乳消失，月经来潮，月经量少，乏力，心烦，饮食可，大便不干。舌暗，苔白，脉弦。查体：双侧乳头未见分泌物。加强软坚散结之力，4月26日方改土茯苓为20g，加冬葵子10g。

7剂，水煎服，每日2次。

三诊：心烦、泌乳现象消失，手麻木，饮食可，大便不干。舌暗，苔白，脉弦。查体：双侧乳头未见分泌物。4月26日方改土茯苓为20g，加冬葵子10g，浙贝母10g。

7剂，水煎服，每日2次。

按语：女子以肝为主，以血为本。乳汁为气血所生化，乳头属足厥阴肝经，肝气的疏泄和肝血的充盈，直接影响乳汁的通调及月事的如常。工作压力大，肝之疏泄功能失调，气机不调，则气逆散乱，影响他脏，扰动心情则心烦；运化失司则后天之本无助，则乏力；经血来少而上逆，则溢乳。因行气调肝而用紫苏梗、青皮、木香、薄荷；健脾益气而用茯苓、白术、山药；白芍、当归、生地黄、益母草补养阴血，调理经血，通其乳络；白花蛇舌草、冬葵子、土茯苓化痰散结软坚。经治疗3个月后，复查泌乳素降至24 ug/L已基本正常，临床症状消失。

第四节　更年期综合征

更年期综合征是人体在 50 岁前后出现的以植物神经系统功能紊乱为主要特征的一系列症候群。本病多见于女性，与年龄有密切关系，是因雌激素水平下降引起的一系列症状。本病严重困扰着女性患者的身心健康，激素替代疗法常会引起子宫内膜、乳房等器官的病变。本病属于中医"郁证""脏躁""百合病""眩晕""心悸""不寐""梅核气""癫狂"等范畴。胡师的经验如下。

一、病因病机

五脏阴阳失衡，出现气血不调、气机逆乱、气郁化火、痰火上扰、痰湿阻滞等标实之证；因先天肾气虚亏可累及心、肝、脾，可见脾肾阳虚、心脾两虚、心肾不交，肝肾阴虚之本虚之证，本病以虚实夹杂证多见。

二、治疗原则

由于个人体质差异，临床治疗常以健脾疏肝、补益心肾、调理阴阳、宁心安神为主；或以标实为先，抓主症，顾四旁，往往可以收到立竿见影之效。

三、生活调摄

应注意对患者的心理疏导，配合情志疗法，运用中医五志辨证，运用五行相生相克，以情胜情之原理达到治病的效果。

四、病案

病案 1

李某，女，50 岁，汉族。就诊日期：2005 年 11 月 6 日。门诊号：147936。

病史摘要：患者闭经 4 年，心烦易怒、头沉重 1 年，开始并未引起重视，症状逐渐加重，故至今来胡师门诊就诊。症见：时有心烦易怒、心前区灼热感，咽痒时痛，头部麻木，记忆力减退，头脑沉重，用脑则痛，阴痒，易上火，全身窜痛，乏力，晚需服用安定方可入睡。精神欠振，便干，面色少华。左侧甲状腺肿大 I 度。舌尖微红，苔薄腻，脉关弦尺弱。

西医诊断：更年期综合征。

中医诊断：脏躁。

中医证型：阴阳两虚，虚火上炎。

治则治法：补益肝肾，调气养血宁心。

处方用药：

| 黄　柏 10g | 知　母 10g | 黄　精 15g | 当　归 10g |

巴戟天 10g	肉苁蓉 12g	女贞子 10g	菟丝子 10g
仙 茅 9g	淫羊藿 18g	枸杞子 10g	炒酸枣仁 18g
茯 苓 12g	石菖蒲 9g	远 志 6g	

7剂，水煎服，每日2次。

二诊：11月13日复诊时述服药后头沉、记忆力减退之症减轻，心前区灼热改善，便干好转，睡眠差，入睡难，需服安定，咽痒略痛，会阴瘙痒，每年发作三四次，疲乏，性欲低下，潮热汗出，烦躁。舌质红，苔薄白，脉小弦。患者证属气营两虚、郁热内扰，治疗以调和营卫、清泻郁热为法。

处方如下：

黄 芪 45g	桂 枝 10g	白 芍 8g	炙甘草 10g
生 姜 4片	大 枣 30g	巴戟天 10g	女贞子 10g
泽 泻 18g	茯 苓 12g	白 术 10g	炒酸枣仁 18g
牡丹皮 9g	炒栀子 8g	石菖蒲 9g	远 志 6g

7剂，水煎服，每日2次。

三诊：服用上方后，上述症状明显减轻。效不更方，11月13日方续服7剂。

按语： 患者年过五十，精气已亏，脏腑虚弱。胡师抓住肾为先天，主元阴元阳，以二仙汤化裁补命门之火，巴戟天、女贞子以助其力，使头沉、善忘、心中灼热之症改善，再以黄芪桂枝五物汤调营卫，又以五苓散之意化气行水，以牡丹皮、栀子清解郁热，石菖蒲、远志宁心安神，从而使气血调，阴阳平和，使症平而人安。

病案2

孙某，女，51岁，汉族。就诊日期：2018年9月17日。门诊号：257536。

病史摘要：患者诉近1个月无明显诱因出现头晕，乏力，胆怯，腰酸困，睡眠欠佳，入睡困难，纳少一般，小便正常，大便2日一行，前干后稀。舌质暗，苔厚腻，脉弦滑。月经半年未至。

西医诊断：更年期综合征。

中医诊断：头晕。

中医证型：痰浊内阻。

治则治法：化痰息风，宁心安神。

处方用药：

天 麻 13g	生白术 10g	半 夏 10g	泽 泻 10g
薏苡仁 30g	茯 神 20g	远 志 10g	生龙骨 30g^{先煎}
生牡蛎 30g^{先煎}	酸枣仁 30g	佛 手 10g	枳 实 10g
麦 芽 30g			

7剂，水煎服，每日2次。

二诊：上述症状好转，乏力不适有所改善，睡眠欠佳，腰酸困。9月17日方加珍珠母 30g（先煎），桑寄生 10g，续断 10g。

7 剂，水煎服，每日 2 次。

按语： 更年期综合征多见于中年女性。该病最早记录于《金匮要略》，妇人杂病篇曰"妇人脏躁，喜悲伤欲哭，像如神灵所作，数欠伸，甘麦大枣汤主之"，其临床症状多种多样。本例患者年过五旬，因工作、家庭等压力，使肝郁脾虚，脾运失司，内生痰浊，阻于脑窍，而头晕、纳少；气机不畅，郁而生火则心急、烦躁；痰浊扰心，心神失宁，而入睡困难；脾运不利，肌肤失养而乏力；胆失所养而胆怯、害怕；苔厚腻，脉弦滑，为痰浊阻滞之像。因此，胡师以化痰息风、宁心安神为主法，以半夏白术天麻汤加泽泻、薏苡仁加强化痰息风之力，以茯神、远志化痰安神，龙骨、牡蛎潜镇安神，酸枣仁、麦芽调肝安神，佛手、枳实调气理气，共达化痰息风、理气宁心安神。二诊时，患者症状较前改善，考虑患者年过五旬，天癸已绝，肾主骨，肾虚骨失所养，而见腰酸困，故加入桑寄生、续断补肾，以治其本。纵观本病例，治疗以化痰祛风调气、宁心补肾、强筋健骨为大法，治病求本，故疗效甚显。

第五节　代谢综合征

代谢综合征（Metabolic syndrome，MS）是指肥胖、高血压、高血糖、血脂异常等多种心血管疾病的危险因素在一个个体中同时存在的临床症候群。现代医学认为肥胖和胰岛素抵抗是其发生的重要因素。中医根据其临床表现将其归于"虚劳""肥胖""脾瘅"等范畴。中医对该病的认识，早在《黄帝内经》中就有记载。《黄帝内经》将肥胖分为肥、膏、肉三个类型，并记载肥胖与消渴、中风、偏枯、痿厥等多种疾病有关。《石室秘录》云："肥人多痰，乃气虚也，虚则气不能运行，故痰生也。"胡师结合前人观点及自己的临床经验认识如下。

一、病因病机

肝主疏泄，既助脾之运化，又调畅一身气机。木壅土郁，可致脾失健运，水液不归正化则生痰湿，日久气血运行不畅则血瘀。故社会压力过大，情绪不舒，肝之疏泄失常与本病关系密切。肥胖在老者多因年老体弱，中青年及儿童过食肥甘、缺乏运动等导致气虚阳衰，肝脾肾功能失调，水湿、痰浊、瘀血互结，痰湿瘀滞亦可致肥胖。

二、治疗原则

治疗应益气健脾，调气化湿，或补肾活血，使脾气得充，脾运正常，气机调畅，水湿津液运化输布正常，使瘀浊得降，津液得以输布，症状得以缓解，相关指标改善。

三、生活调摄

应注意饮食宜清淡富于营养，生活规律，加强运动。减肥应循序渐进。应保持心情愉快。

四、病案

傅某，女，28岁，汉族。就诊日期：2019年7月8日。门诊号：2589361。

病史摘要：患者自诉近半年来每日晨起自感双手拘胀不适，乏力，腹胀，大便干燥，二三日一行，夜寐一般。舌质暗淡，苔腻，脉小弦。患者形体肥胖，既往高脂血症，血糖临界高值。BMI 28.6。辅助检查：总胆固醇6.31mmol/L，低密度脂蛋白4.2mmol/L，空腹血糖5.8mmol/L，甘油三酯4.6mmol/L。

西医诊断：代谢综合征。

中医诊断：脾瘅。

中医证型：脾胃气虚，痰浊中阻。

治则治法：健脾益气，化湿降浊。

处方用药：

生黄芪 12g	白 术 6g	茯 苓 9g	香 附 6g
旋覆花 9g^{包煎}	代赭石 6g	杭菊花 10g	大 枣 20g
生 姜 6g	枳 实 9g	制大黄 6g^{后下}	五味子 7g
炒白芍 15g	赤 芍 9g	丹 参 7g	生山楂 7g
沙 棘 10g	荷 叶 9g	炙甘草 9g	

14剂，水煎服，每日2次。

二诊：患者自述口服中药后双手拘胀感减轻，体重减轻2千克，纳寐一般，小便可，大便干，二三日一行。舌质暗红，苔腻，脉小弦。7月8日方加生白术至12g，炒莱菔子10g。

14剂，水煎服，每日2次。

三诊：乏力感较前减轻，腹胀缓解，双手拘胀感消失，饮食、睡眠一般，大便每日一行，体重减轻3千克。舌质暗淡，苔薄白，脉弦。辅助检查：甘油三酯2.9mmol/L，总胆固醇5.3mmol/L。处方继续加强健脾化浊之力，7月8日方加生白术至12g，加炒莱菔子10g，竹茹9g。

14剂，水煎服，每日2次。

按语：患者青年女性，体胖、乏力，血脂偏高，血糖临界高值。西医诊断为代谢综合征。脾失健运，导致体内气血和津液输布运化失常，肌肤失养而神疲乏力、腹胀体胖、舌淡苔浊腻等。痰浊内生，瘀血停于体内，致使血糖、血脂偏高，形体日渐肥胖。由此可见，本病之本为脾虚失运，标为痰浊。早期干预是治疗本病的关键。中药以健脾助运、化湿降浊、调气疏肝活络为主。黄芪、白术、茯苓、大枣健脾益气、化湿降浊；旋覆花、代赭石、枳实行气下气；白芍、杭菊花柔肝调气；赤芍、丹参、制大黄活血化瘀，通脉；甘草、生姜、生山楂调气和中消积；沙棘，是新疆的地道药材，归脾、胃、肺、心经，功效健脾消食，止咳祛痰，活血散瘀。同时提倡合理饮食，适量运动。后门诊随访，体未胖，精神较好。正如《素问·奇病论》中论及"脾瘅"时所说"治之以兰，除陈气也"，即运用辛平芳香、健脾运化之品，祛除体内瘀积、陈腐秽浊之气，使脾运恢复，水谷精微得以吸收布散，脏腑得以受气血及津液濡养，形体健康。

第六节　痛　风

痛风是一种因为嘌呤代谢紊乱所致的疾病，其临床特点是高尿酸血症及由此引起的痛风性关节炎反复发作，痛风石沉积，痛风性慢性关节炎和关节畸形，常累及肾脏引起慢性间质性肾炎和尿酸性肾结石的形成。本病归属于中医"痹证""历节"范畴。胡师的临床经验如下。

一、病因病机

本病发病的主要原因在于禀赋不足，脾肾功能失调，与遗传、体质、饮食、外感、环境、劳倦等因素有关。肝肾亏虚、脾失健运为本，风寒湿热、饮食膏粱厚味、痰浊内生、痰瘀闭阻为标。证属本虚标实，且以湿热痹阻多见，可见踝关节、拇趾关节红肿热痛，而寒湿闭阻者相对少见。"久病入络"，血停为瘀，湿停为痰，如病久血脉瘀阻，津液凝聚，痰浊瘀血痹阻经络可导致关节肿大、畸形、僵硬，关节周围瘀斑结节，且内损脏腑，并发脏腑病证，故其缓解期是以脾肾虚损、瘀阻经脉为主。

二、治疗要点

在治疗痛风急性期以四妙散清热利湿、化瘀泄浊、舒筋壮骨，同时重用土茯苓、忍冬藤以清热解毒、燥湿通络。缓解期则应注重补肝肾、健脾运，辅以活血化瘀、涤痰消食通淋之品，即"补不厌消"法。

三、生活调摄

在治疗的同时，要特别注意饮食调摄。胡师常言"病从口入"。发作者应慎食油腻厚重之品，及海鲜、黄豆、蘑菇、菠菜，少饮酒，多食新鲜蔬菜。

四、病案

病案1

徐某，男，41岁，汉族。就诊日期：2020年4月17日。门诊号：5200392。

病史摘要：患者既往有痛风病史，常常因为饮食不慎，诱发痛风发作。近1周，因过食油腻，引发痛风发作，故前来胡师门诊就治。症见：左膝关节、足背疼痛，走路时疼痛明显加重，尿黄，溏便，无发热。平素容易腹泻。舌质暗红，苔黄腻，脉弦略滑。辅助检查：尿酸439μmol/L。

西医诊断：痛风。

中医诊断：热痹。

证候诊断：湿热蕴结。

治则治法：清热燥湿，解毒通络。

处方用药：

苍　术 10g	黄　柏 12g	薏苡仁 30g	川牛膝 10g
泽　泻 10g	通　草 6g	茯　苓 30g	白　术 10g
威灵仙 20g	忍冬藤 20g	路路通 20g	制乳香 6g
制没药 6g	土茯苓 20g	白茅根 13g	炒枳壳 6g

7剂，水煎服，每日2次。

二诊：患者自诉服药后，关节疼痛明显好转，目胀痛、口干、尿黄减轻，饮食可，便溏好转，大便1日1次，基本成形。舌暗红，苔白黄，脉弦。4月17日方加龙胆草6g。

7剂，水煎服，每日2次。

三诊：患者服药后关节疼痛明显缓解，口干减轻，目胀消失，饮食可，自诉乏力，大便成形，1日1次。舌暗红，苔白略腻，脉弦。4月17日方去泽泻、白茅根，加黄精15g，山药10g，以加强健脾之力。

14剂，水煎服，每日2次。

按语：本病患者平素工作环境寒冷潮湿，加之饮食不慎，损伤脾胃，脾虚生湿化热，湿热蕴结筋骨脉络，"不通则痛"，故见关节疼痛；湿热下注则见尿黄；脾虚湿盛，则见大便溏；舌暗，苔白腻，脉弦滑为湿热蕴结之象。此为本虚标实之证。脾虚为本，湿热蕴结为标，病势急。方用四妙散加味以清热燥湿，解毒通络；加泽泻、通草渗湿泻热；茯苓、白术以健脾祛湿；威灵仙、忍冬藤、路路通、乳香、没药以清热祛湿，活血通络；土茯苓以解毒祛湿；白茅根以清热利湿通淋；炒枳壳以健脾行气和胃。二诊，患者关节疼痛减轻，口干、目胀痛为湿热蕴结肝经，故加龙胆草清肝泻热、燥湿。三诊，患者湿热蕴结症状明显改善，关节疼痛明显减轻，目胀痛消失，大便成形，乏力，小便正常，舌暗，苔白腻，脉弦。考虑湿热渐消，脾虚之本尚在，故乏力，去龙胆草、白茅根、泽泻，加黄精、山药以健脾，脾胃健，湿热自去。

病案2

王某，男，65岁，汉族。就诊日期：2020年3月11日。门诊号：5200281。

病史摘要：患者几十年来喜饮酒，喜食厚腻之品。近3年时有右膝关节疼痛，往往发作于油腻饮食以及饮酒后，外院诊断为痛风，经西医治疗，时好时坏。2周前食肥肉、饮酒后，右膝关节疼痛，初时未引起重视，自服秋水仙碱，上述症状稍减，但停药复发，症状逐渐加重，活动受限，故前来胡师门诊就诊。症见：右膝关节局部红肿疼痛，膝关节活动受限，不得弯曲，行走不便，伴口渴不欲饮，口苦口臭，大便干结。舌暗红，苔黄腻，脉弦滑。

西医诊断：痛风。

中医诊断：热痹。

证候诊断：湿热蕴结，脉络不通。

治则治法：清热利湿，解毒通络。

处方用药：

苍　术 15g	黄　柏 12g	薏苡仁 30g	怀牛膝 9g
威灵仙 20g	忍冬藤 15g	草　薢 12g	车前草 13g
当　归 10g	桃　仁 20g	泽　兰 10g	蒲公英 30g
土茯苓 20g	败酱草 20g	炒山栀 9g	炒枳实 9g
鸡内金 10g			

7剂，水煎服，每日2次。

二诊：服药后患者关节红肿减轻，疼痛减轻，可以下地慢走，口苦口臭、便干之症稍减。舌红，苔黄腻，脉弦。3月11日方去败酱草，加苍术至30g，薏苡仁至45g，忍冬藤至30g，加乳香6g，没药6g，加强燥湿通络之力。

14剂，水煎服，每日2次。

三诊：服药半月后，患者再次就诊，症状明显好转，膝关节红肿消失，关节基本不痛，可以行走。舌正红，苔薄，脉小弦。2020年3月11日方去败酱草、蒲公英、炒山栀，威灵仙改为10g，加苍术至30g，薏苡仁至45g，忍冬藤至30g，加乳香6g，没药6g，加强燥湿通络之力，加茯苓20g，生白术20g，木瓜20g，金毛狗脊15g，鹿角胶10g（烊化），枸杞子10g以加强健脾补肾之力。

30剂，水煎服，每日2次。

按语： 本例患者因常年饮酒、嗜食厚腻之品，滋生湿热，湿热蕴结而发痛风。本次又因饮食不慎，饮酒引发本病。湿热蕴结，不通则痛，则见右膝关节红肿疼痛；久病入络，瘀血阻络则见疼痛明显，关节活动不利；湿热蕴结体内，则见口渴、口苦、口臭、便干；舌暗红，苔黄腻，脉弦滑均为湿热蕴结、脉络不通之象。证属湿热蕴结，脉络不通。方用四妙散以清热利湿，加威灵仙、忍冬藤以加强清热利湿、通络止痛之力，草薢、车前草清热祛湿，当归、桃仁、泽兰活血化瘀、通络止痛，蒲公英、土茯苓、败酱草、炒山栀以清热燥湿解毒，枳实、鸡内金行气消食和胃。全方共奏清热利湿、解毒通络之功效。二诊，患者关节肿痛减轻，可以下地行走，口干、口苦、口臭、便干均减，舌红，苔黄腻，脉弦，湿热仍显，血瘀内阻，故去败酱草，加大苍术、薏苡仁、忍冬藤量以加强清热利湿之功效，同时加乳香、没药以活血通络止痛。三诊，患者服药半月，上述症状明显减轻，关节肿痛消失，可以行走，舌正红，苔薄，脉小弦，吾师守方去败酱草、蒲公英、炒山栀、减威灵仙用量，加茯苓、生白术、木瓜以健脾祛湿，金毛狗脊、鹿角胶、枸杞子以补肾壮骨，实乃治本之法，故服药30剂以巩固疗效。本病例治疗特点是根据标本缓急，发作期以治标为主，清热利湿，通络止痛；缓解期重视治本，治疗以健脾补肾，而获得疗效。

第十二章
杂病证治经验

第一节　不　寐

不寐，中医又称"失眠"，是以经常不能获得正常睡眠为特征的一类病证。本病主要表现为睡眠时间、深度的不足，轻者入睡困难，或寐而不酣，时寐时醒，或醒后不能再寐，重则彻夜不寐，常影响人们的正常工作、生活、学习和健康。中医多认为情志所伤、饮食不节、劳逸失调、久病体虚等因素引起脏腑机能紊乱，气血失和，阴阳失调，阳不入阴而发病。不寐的病位主要在心，与肝、脾、肾有关。《冯氏锦囊秘录》曰："夫人之神，寤则栖心，寐则归肾。故寐者，心神栖归于肾舍也。心虚则神不能归舍于肾，故不能成寐；然肾虚则不能藏纳心神于舍，故寐而不能沉，并不能久。"胡师临床经验如下。

一、病因病机

基本病机为阳盛阴衰，阴阳失交。一为阴虚不能纳阳，一为阳盛不得入于阴。病机肝郁化火、痰热内扰、心神不安为实，心脾两虚、心胆气虚、心肾不交、心神失养为虚。久病可表现为虚实兼夹，或为瘀血所致。病性有虚有实，且虚多实少。

二、治疗原则

治疗以补虚泻实，调整脏腑阴阳为原则。在继承前贤经验的基础上，胡师认为其实证总为阳不入阴，虚证则为心神失养。故前者首当重镇安神为主，后者则以或益气养心，或滋养心阴为主。正如汪蕴谷云："治阴虚不寐者，必须壮水之主以镇阳光。盖水壮则火熄，心静则神藏，乙癸同源，而藏魂之脏亦无相火妄动之患。"

三、生活调摄

不寐者入睡前不宜长时看手机，看过于激烈的电视节目，或饮食过饱；宜听轻松愉快的音乐，做深呼吸，使心情安静下来，易于入睡。

四、病案

病案1

马某，女，66岁，回族。就诊时间：2005年11月3日。门诊号：071957。

病史摘要：神经衰弱病史多年，性情较急躁，睡眠困难，多梦，曾间断服用镇静药方可入睡。近来无明显诱因入睡困难，睡后多梦，饮食二便可，目昏花，为求中医药治疗，来胡师门诊求治。舌质暗红，中有裂纹，苔薄，脉小弦。

西医诊断：神经衰弱。

中医诊断：不寐。

中医证型：肝肾阴虚，心神失宁。

治则治法：补益肝肾，养血安神。

处方用药：

生龙骨30g^{先煎}	生牡蛎30g^{先煎}	珍珠母30g^{先煎}	生地黄10g
夜交藤15g	茯苓12g	炒酸枣仁30g	合欢花30g
石菖蒲9g	郁金10g	丹参10g^{皮各}	厚朴9g
远志9g	青皮6g	陈皮6g	鸡内金10g
生麦芽15g	密蒙花10g	炒枳壳6g	炙甘草9g

7剂，水煎服，每日2次。

早饭后0.5～1小时服，晚睡前1小时服用。

二诊：服药后睡眠明显改善，但咳嗽多痰，咳而不利，流涕，饮食欠佳，二便可。舌质暗红，苔薄微腻，脉小弦。此乃稍感外邪，肺失宣肃，且有药物碍胃之象11月3日方去生地黄、甘草，加化痰降气理肺之紫菀13g，款冬花10g，连翘13g，杏仁12g，桔梗9g。

7剂，水煎服，每日2次。

三诊：服用上方后睡眠可，咳痰明显减少。舌苔薄，脉小弦。此示治疗有效，故守11月3日方加麦冬12g。

7剂，水煎服，每日2次。

按语：不寐，由于多种病因，致使心、脑、肝、胆、脾、胃、肾等脏腑功能失调，阴阳不相互协调，心脑失司而成。患者年过六旬，平素肝阳亢盛，肝肾阴津渐衰则肝阳易旺而时易急躁。肾水不足，水不济火，不润养心，心神不宁则失眠或多梦。肝肾同源，同居下焦，肝开窍于目，今肝阴不足，目失所养，则目昏花、视物不清。舌中裂纹为阴伤之甚之征。证属肝肾阴虚、肝阳旺盛、心神失宁之证。治疗以潜阳安神，养阴柔肝。其中生龙骨、生牡蛎咸凉清热，珍珠母益肝阴、潜肝阳，收浮越之正气，共主药；生地黄补益真阴，滋水涵木，凉血生血，柔肝安神，夜交藤滋益肝肾，交和阴阳为臣药；炒酸枣仁养肝助阴，合欢花解郁安神，密蒙花养肝明目，远志交通心肾，石菖蒲、郁金化痰解郁安神，共为佐药；茯苓、厚朴、青陈皮健脾调气，鸡内金、生麦芽、炒枳壳和中调气而为使药。矿物质药物质重，故先煎20分钟有利于药效充分发挥。故只服7剂而见效，后因外感而稍加化痰理肺之品。失眠之治不只治心，亦应顾及他脏，临症治疗，需细致观察，辨证用药得当，才可取效。

病案2

韩某，女，57岁，汉族。就诊日期：2018年2月14日。门诊号：36071957。

病史摘要：自述失眠近3年，睡眠时间较短，入睡艰难。近1个月逐渐加重，每晚入睡2～3小时，若遇到不顺心事时，则彻夜难眠，先后服用舒乐安定等西药，初服有效，后期效果不佳，故来胡师门诊。患者身体消瘦，心烦易怒，大便干。舌质紫暗，苔薄，脉沉涩。既往史：慢性胆囊炎、慢性胃炎病史。

西医诊断：睡眠障碍。

中医诊断：不寐。

证候诊断：气滞血瘀。

治则治法：祛瘀理气，安神定志。

处方用药：

桃　仁 15g	红　花 9g	赤　芍 12g	当　归 13g
川　芎 12g	生地黄 10g	柴　胡 10g	枳　壳 15g
钩　藤 20g	川　芎 10g	酸枣仁 30g	丹　参 10g
夜交藤 13g	佛　手 9g	牛　膝 12g	生甘草 10g

5剂，水煎服，每日2次。

二诊：患者诉口服该药后入睡困难、心烦易怒、大便干较前有所改善，情绪易波动，口干，乏力，纳可。苔薄白，脉沉。2月14日方去柴胡，加山栀子6g，知母10g，茯苓10g。

10剂，水煎服，每日2次。

三诊：睡眠改善，心情烦躁不显，偶有盗汗，口干不欲饮，纳食一般，二便可。舌质暗，脉细弦。2月14日方去柴胡、红花、佛手，加合欢花30g。

7剂，水煎服，每日2次。

按语：该患者年过五旬，精血已虚，肝木失养，母病及子，心神失宁，故每每失眠，遇到不顺心事时，则彻夜难眠，数年自行口服安定等药物效果欠佳。观其舌质偏紫暗，脉沉涩，此为"久病入络"，乃考虑瘀血为患。胡师方用血府逐瘀汤加减。桃仁、红花、当归，活血化瘀。川芎气中之血药。柴胡与佛手相配理气调肝作用加强；与桃仁、红花、当归相配，活血力增强，气行则血行；而柴胡与钩藤相配平肝调肝。牛膝入血分，性善下行，能祛瘀血，通血脉，并引血下行，使血不郁胸中。加酸枣仁以其性平、味甘、酸，入心肝之经，补肝宁心。丹参、夜交藤养心安神。枳壳、甘草调气和中。二诊时，患者服该药后入睡困难、心烦易怒较前有所改善，但述口干、乏力，加茯苓以宁心安神，知母以滋阴泻热，与酸枣仁相配，相反相用，具有养血调肝之妙，同时可防前述之药过于温燥。诸药配伍，一则养肝以宁心安神，一则清内热虚烦，一则活血化瘀，从而达到气平神安的效果。正如《素问·至真要大论》曰："疏其血气，令其条达，而致和平。"《素问·阴阳应象大论》云："定其血气，各守其乡，血实宜决之，气虚则掣引之。"证药相符，而收其功。

病案 3

雷某，女，68 岁，汉族。就诊日期：2018 年 11 月 11 日。门诊号：2343973。

病史摘要：自诉时有睡眠欠佳，1 个月来无明显诱因出现睡眠时间减少，睡不着时心烦、汗出、乏力，劳累后上述症状明显加重，腰膝酸困，小便正常，大便干。舌质淡，苔薄腻，脉弦。既往体健。

西医诊断：睡眠障碍。

中医诊断：不寐。

中医证型：血亏气虚，心神失宁。

治则治法：滋阴养血，宁心安神。

处方用药：

生地黄 10g	当 归 10g	白 芍 10g	茯 苓 20g
酸枣仁 10g	丹 参 10g	山 药 10g	黄 精 10g
柏子仁 10g	泽 泻 10g	合欢花 20g	生龙骨 20g ^{先煎}
生牡蛎 20g ^{先煎}	炒枳壳 6g	白 术 10g	鹿角胶 10g ^{烊化}
砂 仁 6g	山 楂 10g	麦 芽 10g	

10 剂，水煎服，每日 2 次。

二诊：患者睡眠减少好转，汗出、乏力减轻。舌淡，苔白腻，脉弦细。守 11 月 11 日方，加酸枣仁至 30g。

7 剂，水煎服，每日 2 次。

三诊：服药后患者睡眠明显改善，心烦减轻，汗出消失，自诉时有乏力、腰酸，饮食二便均正常。舌淡，苔白微腻，脉弦细。11 月 11 日方加酸枣仁至 30g，加黄芪 10g，党参 10g，茯苓 10g。

7 剂，水煎服，每日 2 次。

按语：患者老年女性，年近七旬，先天后天已亏。脾气亏虚，气血生化无缘，血亏而心神失养则见夜寐不安；血虚阳气浮越，则见心烦、汗出；气虚则见乏力；先天肾虚，精血衰少，阳越不入阴，而见入睡难、腰膝酸困、劳累后上述症状明显加重。故予滋阴养血、宁心安神。方以柏子养心丸化裁。以生地黄、当归、白芍、柏子仁滋养心肾之阴。茯苓、山药、黄精、白术健脾益气，助后天之本，以补心气，养心血。鹿角胶血肉有情之品，《景岳全书》曰其可"大补虚羸，益血气，填精髓，壮筋骨"。合欢花、生龙骨、生牡蛎潜镇安神。《医经溯洄集》曰泽泻可"养五脏，益气力，起阴气而补虚损五劳"。砂仁健脾且引药入肾。麦芽与合欢花调肝气，与山楂、枳壳，助消化。诸药合用，共同达到脾肾气血共养，心阴得养，心神得潜。二诊初见效，加重养血安神之力。气血同源，故三诊时，予黄芪、党参、茯苓以健脾益气养血安神。心肾与脾胃同治，故其治疗相互补益，不滋不腻，补调同进，补阴与潜阳互用，而收其功。

第二节　口腔溃疡

口腔溃疡是指口腔颊腭、唇舌黏膜发生点状溃疡性损害的病变。本病包括复发性口疮、白塞综合征、创伤性口腔黏膜溃疡、口腔黏膜结核性溃疡，某些感染性疾病伴发的口腔溃疡以及肝硬化、胃炎、十二指肠溃疡、糖尿病、甲亢、高血压病、维生素 B 族缺乏症、维生素 C 缺乏病、白细胞减少症、白血病等所并发的口腔溃疡等，属于中医"口疮""口糜""口疡"等范畴。《素问·气交变大论》中"岁金不及，炎火乃行……民病口疮"，是该病最早的文献记载。胡师的临床经验如下。

一、病因病机

脾开窍于口，其华在唇；心开窍于舌，舌为心苗；齿龈属胃；肾脉连咽系舌本。舌尖属心，舌侧属肝胆，舌根属肾，口腔黏膜及牙龈属脾胃。其多由平素偏食辛辣厚味、嗜好烟酒或内伤七情或劳倦过度而致。本病脾胃湿热及心火最多，但亦有阴虚火旺或阳虚浮火者。在更年期女性及糖尿病日久患者中尤为常见。

二、治疗原则

临证时多从心、肾、脾、胃入手，或清利湿热，或清泻胃火，或滋阴降火，或扶阳敛火。

三、生活调摄

调护中应注意精神调养，安心养病，不可急于求成，避免思虑过度，郁怒忧伤及情绪急躁。

饮食中应注意火热证者忌食辛辣燥热酒食，阳虚浮火者忌食寒冷食品；辨证选用含漱药物，保持口腔清洁，且经常叩齿以助消化，增加局部抵抗力，减少口腔溃疡发生。

四、病案

病案1

热某，女，40 岁，维吾尔族。就诊日期：2005 年 9 月 11 日。门诊号：079216。

病史摘要：患者口唇及口腔内起溃疡、流脓 2 年，曾在当地医院就诊，考虑免疫功能低下，给予抗感染及激素等治疗，症状时好时坏。近 2 个月来患者上下口唇溃疡，下口唇流脓，肿胀明显，每于月经来潮时症状加重，本次月经延期 2 周未至，时有心情躁闷，大便干。舌质红，苔薄，脉小弦。有高血压病史多年。

西医诊断：口腔溃疡。

中医证型：脾胃湿热，肝气怫郁。

治则治法：泻热利湿，理气疏肝。

处方用药：

连 翘 13g	桔 梗 9g	全瓜蒌 10g	黄 芩 10g
牡丹皮 10g	人中白 9g	泽 泻 12g	薏苡仁 30g
冬瓜仁 12g	川楝子 9g	厚 朴 9g	鱼腥草 10g
蒲公英 20g	败酱草 10g	鸡内金 10g	生甘草 6g
炒枳壳 6g			

7剂，水煎服，每日2次。

另予冰硼散外用，每日3次。

二诊：服用上方后月经来潮，量正常，口唇肿胀减轻，大便时干。舌质尖红，苔薄，脉小弦。热毒仍甚，加强清热解毒之力。9月11日方加蒲公英至30g，鱼腥草至15g，败酱草至15g，生甘草至9g，加莲子心1g，合欢花12g，麦芽13g，升麻3g。

30剂，水煎服，每日2次。

三诊：口腔溃疡明显改善，唇肿消减，但因外感后周身起红斑，压之疼痛，腰困，大便稍干。舌淡，苔腻，脉左右尺皆弱。中药清热解毒，利湿化痰，活血散结。

处方用药：

连 翘 13g	全瓜蒌 13g	冬瓜仁 15g	蒲公英 30g
败酱草 12g	地 丁 12g	土茯苓 15g	白鲜皮 15g
薏苡仁 30g	乳 香 6g	地肤子 12g	蛇床子 10g
苍 术 9g	黄 柏 9g	怀牛膝 10g	茯 苓 12g
炒枳壳 6g	鸡内金 10g	桑白皮 10g	玫瑰花 10g

15剂，水煎服，每日2次。

按语：患者平素喜食肥甘肉食，蔬菜、水果摄入量少，形体肥胖，古人曰"肥人多痰湿"，久病心情躁闷，内生郁热。口为胃之关，脾胃互为表里，脾胃湿热则口唇及口内起疮、溃疡；湿邪为患，则肿则胀；久患此症，肝有郁火，气机不畅，胞脉不利，故经水不行，且来时口疮更显。故以泻热利湿、理气疏肝、清热解毒之剂投之。初诊考虑月经将至，故清热用药量不大，而月经来潮。二诊则加大清热解毒之功，症状改善。三诊皮肤出疹色红，投以利湿止痒之白鲜皮、地肤子、蛇床子、四妙散及活血化瘀之乳香，并选取玫瑰花、桑白皮以走肌表，服后唇肿流脓，皮疹之症皆消。本例既有口疮，又并闭经，故清热利湿解毒，理气疏肝，而经行疮愈。正如《妇人大全良方》曰："是因病而后致经闭不行，当先治病，病去则经自调。"

病案2

古某，女，38岁，维吾尔族。就诊日期：2006年12月5日。门诊号：041732。

病史摘要：患者近半年来口腔溃破伴有疼痛，反复发作，心烦，欲哭不能，口干口苦，默默不欲饮食，失眠健忘，生活没有兴趣，二便正常。舌质暗红，苔薄微腻，脉细数。

西医诊断：口腔溃疡。

中医证型：心肺阴虚，夹有湿热。

治则治法：滋阴泻热，祛湿降浊。

处方用药：

百　合 15g	生地黄 10g	知　母 9g	玄　参 9g
泽　泻 10g	桔　梗 6g	白　薇 9g	蒲公英 10g
茯苓 10g	薏苡仁 30g	冬瓜仁 10g	麦　芽 10g
枳　实 6g	生甘草 9g		

7剂，水煎服，每日2次。

二诊：服药后患者口腔溃破及疼痛减轻，心情明显好转，吃饭可，时有目花，大便不稀。舌质红，苔薄，脉小弦。加强柔肝养阴之力，12月5日方玄参减至6g，加仙鹤草10g，青葙子10g。

7剂，水煎服，每日2次。

按语：《医宗金鉴》曰："百合病，谓人百脉一宗，悉致此病也。曰百脉即一脉也，犹言百脉一体也，是盖以周身言之也。周身之脉，分而言之曰百，合而言之曰一，故曰百脉一宗。若曰百合之病，总脉病也。脉者调十二经脉，三百六十五络脉也。百脉周于身，脉病则身病。"患者年过30，久病于口腔溃破，缠绵反复，致使情绪不稳而低落，恰似《金匮要略》所说狐惑之惑与百合病间夹而存也。心肺阴虚有热而见口干口苦，反复发作性口腔溃疡，久治难痊愈；病后余热未解，百脉未合，情志未遂，故而形神俱病，出现欲哭不能，默默不欲食，失眠健忘，生活没有兴趣。舌暗红，脉细数，乃郁结之热，虽侵里而其热未甚也，《活人书》云"当是心肺二经之病也"。《医宗金鉴》曰："百合一病难分阴阳表里，故以百合等汤主之。若病见于阴者，以温养阳之法救之；见于阳者，以凉养阴之法救之。"此患见于虚阳之证，故选以凉养阴之法，主以滋阴泻热，以百合地黄汤与百合知母汤为主，佐以利湿降浊之品。7剂见效，口腔溃疡及心情明显改善，饮食如常，但目时见花，为加强养肝清肝明目之力，加青葙子、仙鹤草入肺、肝、脾，促进口腔溃疡的愈合。方中，百合为主药。高世栻曰："百合色白味甘，手太阴之补剂也。其花昼开夜合，如气之日行于阳，夜行于阴，司开阖，以行营卫和阴阳。"程林曰："百合花叶皆四向，故能通达上下四旁，其根亦众瓣合成，故名百合，用以医百合病也，有以夫。"

第三节　泌尿系感染

慢性膀胱炎属于下尿路感染，而上尿路感染是指肾盂肾炎。前者主证以尿频、尿急、尿不畅、夜尿多为主；后者多有感染性全身中毒症状，如发热寒战，血白细胞升高，明显肋脊角疼痛和肾区叩击痛，尿培养为绿脓杆菌、变形杆菌、链球粪菌。老年人发生尿路感染时常无尿路刺激征症状，较多症状是排尿困难、尿频或耻骨上不适。本病归属中医"淋证"范畴，始见于《黄帝内经》。《金匮要略·五脏风寒积聚病脉证并治》称"淋秘"。是常见的泌尿系统病证。胡师临床经验如下。

一、病因病机

饮食劳倦，湿热侵袭，而致肾虚、膀胱湿热、气化失司为主要病机。病程长者中医为虚劳之淋证。如《丹溪心法》认为"淋有五，皆属乎热"，《诸病源候论·淋病诸候》进一步提出"诸淋者，由肾虚而膀胱热故也"。其实证多见于青、中年，而老年人多以肾阴不足，虚火盛而外溢，或肾气、肾阳不足，固摄不全所致，也可见虚实夹杂之证。此病尤以女性较多。

二、治疗原则

治疗需分清虚实，实则清利，虚则补益，而补虚要分阴虚、阳虚，或兼顾虚实而治之。

三、生活调摄

平时患者宜少食辛辣刺激性食物，保暖，避免过劳，保持局部清洁，以防疾病的反复发作。

四、病案

病案 1

李某，女，55 岁，汉族。就诊时间：2005 年 8 月 12 日。住院号：465321。

病史摘要：尿频、尿急、尿痛反复发作 2 个月。曾在我院及外院门诊检查尿常规示红细胞（++），膀胱、输尿管 B 超显示正常，给予抗生素及中药滋阴泻火之剂，症状改善不明显。现为求中医药治疗，来我院住院治疗。血常规：WBC $3.1×10^9$/L。尿常规：潜血（++），镜下 RBC 0～1。尿培养：无菌生长。膀胱镜检查：慢性膀胱炎。舌质暗红，苔薄腻微黄，脉滑。给予清热利湿之剂后症状改善不显，现疼痛连及小腹，心烦易怒，时有胸闷、心悸、腰困，心烦不安。舌质暗，苔薄腻，脉滑。请胡师查房后，分析证属湿热下注、气化失司，多因急性期未彻底治愈，邪气深藏伏匿于内，遇劳累或感于外邪，情志所伤而复发。

西医诊断：慢性膀胱炎急性发作。

中医诊断：淋证。

中医证型：湿热下注。

治则治法：清热利湿。

处方用药：白头翁汤加减。

白头翁 15g	黄 连 6g	炒黄柏 10g	秦 皮 15g
苦 参 15g	蛇床子 10g	败酱草 12g	忍冬藤 13g
赤小豆 10g	连 翘 13g	当 归 10g	

7剂，水煎服，每日2次。

另嘱：①服药时间：饭后 0.5～1 小时。②生活规律，忌食辛辣油腻食物，保持心情平和舒畅。③注意局部清洗。用白头翁 30g，生大黄 30g，蛇床子 15g，黄柏 15g，明矾 15g，秦皮 15g，水煎 1000mL，坐浴熏洗，每日2次。

二诊：服用上方及熏洗后症状有所改善，但外感后小便烧灼样疼痛反复，尿频。舌尖红，苔薄，脉小弦。治疗有效，8月12日方加苦参至 30g，蛇床子至 30g，败酱草至 30g，加生地黄 15g，白茅根 30g，仙鹤草 15g，薏苡仁 30g，乌药 6g，佛手 10g，炒枳壳 6g，加强清热解毒、利水凉血、理气之力。

7剂，水煎服，每日2次。

后电话随访，患者症状明显改善，尿频、尿急、尿痛消失，无胸闷、心烦、腰困。

按语：患者年已五旬，肾气不足，膀胱气化功能减弱，水液代谢失常，湿聚下焦，久蕴化热。腰为肾之府，肾气不足则见腰困；湿聚下焦，使肾水不能上济于心，心火内扰，心神不宁，故见心烦易怒、睡眠欠安。其以常道之法处方服用，未见效果。白头翁汤所治为湿热下利，其湿热虽来自中焦，而所损伤者，确在下焦之膀胱，故有腹痛（小腹为甚）、里急后重等症，以部位言，可泛称下焦。下焦湿热而非痢疾者，可否使用白头翁汤？盖以带下证，虽非大肠疾患，而常有小腹胀及阴部坠胀，与痢疾相似，且女阴与直肠、肛门毗邻，于是适用于湿热带下而阴痒者。由此联想此热淋之证，病位亦属下焦，证属湿热下注，而白头翁汤原为《伤寒论》治湿热下利之主方，治疗仿此清热利湿，又加苦参、蛇床子燥湿清热，败酱草、连翘解毒清热，当归连翘赤小豆汤为清热利湿之方，以外用熏洗方加强局部吸收又加强凉血活血之力，并养血止痒。7剂后，症状明显改善，后随症加清热解毒之苦参、败酱草，凉血清利、益肾之白茅根、仙鹤草、生地黄，助膀胱气化之乌药、佛手，且加淡渗利湿健脾之薏苡仁、枳壳而达其功。同为下焦病，病机皆为湿热所扰，故治疗法则相似，加减奏效。

病案 2

张某，女，79岁，汉族。就诊日期：2019年7月8日。门诊号：2343361。

病史摘要：慢性膀胱炎病史数十年。小便频数2年，无明显尿痛，用力咳嗽时小便可自出。近来除上述症状外，伴夜尿四五次，大便干，自感神疲乏力，饮食一般，睡眠差。舌质暗红，苔薄白，脉数。辅助检查：尿常规未见明显异常。既往有糖尿病病史数年。

西医诊断：慢性膀胱炎，糖尿病。

中医诊断：淋证。

中医证型：肝肾不足。

治则治法：补益肝肾，固摄小便。

处方用药：

生地黄 10g	山茱萸 10g	山　药 10g	茯　苓 10g
益智仁 30g	芡　实 20g	五味子 9g	桃　仁 10g
莱菔子 13g	胡麻仁 30g	桑螵蛸 30g	砂　仁 6g
枳　实 10g	乌　药 6g		

7 剂，水煎服，每日 2 次。

二诊：自述口服中药后，小便频数略有减少，大便偏干，饮食一般。舌质暗红，苔薄白，脉数。7 月 8 日方加芡实至 30g，加郁李仁 30g。

7 剂，水煎服，每日 2 次。

三诊：服药后夜尿减少，每夜一二次，略感大便干，两日一行，睡眠改善。精神较前好转，饮食一般。舌质暗红，苔薄白，脉弦。7 月 8 日方加温阳固涩之剂，加芡实至 30g，加山药至 20g，加郁李仁 30g，菟丝子 10g，当归 15g。

7 剂，水煎服，每日 2 次。

按语： 患者老年女性，既往膀胱炎病史及糖尿病病史多年，早过七七之年，天癸已竭。"肾者主水"，即肾的气化对水液具有蒸腾、固摄的作用。若肾阳不足则肾气不固，出现肾开多合少，加之夜间，阴进阳退，肾阳更虚，肾的气化固摄功能更加衰弱，致夜间小便次数增多，甚至不禁。胡师选用缩泉丸以补肾缩尿。生地黄、山茱萸以补肾，益智仁、山药、芡实、桑螵蛸以温肾祛寒、缩尿止遗，茯苓、山药健脾以后天助先天，《本草纲目》曰乌药"用同益智子……通阳明、少阴经也"，砂仁醒脾且引药入肾，桃仁、火麻仁以润肠通便，枳实、莱菔子理气通便。诸药合用使小便减，大便通，分清泌浊趋于正常。二诊时，夜尿频数较前好转，继续加强补肾阳之力。肾与膀胱互为表里，肾气充足，温煦膀胱，则水液代谢正常。宋代《妇人大全良方》缩泉丸具有温肾驱寒、缩尿止遗的功效，用于治疗下元虚冷、小便频数等症而获疗效，小便次数减少，睡眠得安，精神状态改善。

第四节　强直性脊柱炎

强直性脊柱炎（ankylosing spondylitis，AS）是一种慢性进行性、全身性炎性疾病，主要侵犯骶髂关节、中轴骨，也可累及外周关节，主要表现为腰骶项背痛、四肢关节肿痛、骶髂关节炎、脊柱强直等，并伴有不同程度的皮肤黏膜、眼、胃肠道、泌尿道等多系统损害。本病晚期可致脊柱僵直和畸形，致残率极高。临床上对 AS 的治疗主要是对症治疗，常用的药物主要有以下几类：抗风湿药、免疫抑制剂、糖皮质激素和非甾体抗炎药、靶向治疗等。这些药物虽能缓解患者的症状，改善病情，但有副作用或价格贵。目前，关于 AS 的治疗，尚缺乏公认的、能达到降低疾病活动度、低花费、高安全性的治疗方案。本病属于中医学"尪痹"范畴。其证候特点与类风湿关节炎有不同之处。

一、病因病机

强直性脊柱炎是由肾虚，寒湿之邪深侵而致。其特点是不仅肾虚，而且督脉也虚，故治疗以补肾强腰为主要法则，临床中应灵活进行加减。寒湿明显则祛寒除湿，湿热闭阻则祛湿除热。

二、治疗特点

注重整体调节，通过中药内服、针灸、推拿等多种方法缓解患者不适症状，通过调整患者体质，改善机体内环境，以达到控制病情进展，增强患者劳动与生活能力，提高患者生活质量的目的。

三、生活调摄

适当的锻炼，尤其是经常做背伸运动，可防止驼背的发生及进展。同时注意防寒保暖，防治疾病的发展。

四、病案

病案1

李某，男，34岁，汉族。就诊日期：2007年8月9日。门诊号：343970。

病史摘要：关节疼痛明显15年，曾经中医、西医诊治，效果不佳。4年前逐渐出现脊柱弯曲，行走不得直立，并脊柱疼痛明显，夜间为甚，服用解热镇痛药后方可入睡。为求诊治，而入院治疗。除上述症状外，出汗、心悸时作，饮食可，恶寒，夜间怕热，夜寐欠安，二便如常，脊柱侧转不得，左膝关节变形，腰脊强直僵硬。查体：形体消瘦，背驼弯曲，转侧不利，步态缓慢，脊柱胸段第4、5节有压痛。舌质微红，脉细数。化验结果：血 HLA-B$_{27}$ 167/L，血沉 47mm/h。腰骶关节 X 片示骶髂关节增生。

西医诊断：强直性脊柱炎

中医诊断：尪痹。

中医证型：肾虚内热。

治则治法：补肾益髓，清化湿热。

处方用药：

骨碎补 15g	川续断 15g	葛 根 15g	伸筋草 15g
知 母 10g	黄 柏 10g	补骨脂 10g	秦 艽 10g
鹿角霜 10g	怀牛膝 10g	赤 芍 12g	白 芍 12g
金毛狗脊 30g	生地黄 13g	桑寄生 13g	透骨草 13g
威灵仙 13g	白僵蚕 13g	自然铜 6g^{先煎}	桂 枝 6g
生甘草 6g			

7 剂，水煎服，每日 2 次。

配合针灸治疗。

二诊：仍有夜间脊柱疼痛明显，夜寐不安、易醒。舌脉同前。8 月 9 日方加熟地黄 10g，青风藤 25g，忍冬藤 25g，炒酸枣仁 20g，煅龙骨 30g，煅牡蛎 30g。

7 剂，水煎服，每日 2 次。

三诊：脊柱疼痛明显减轻，行走时腰背可稍直起，夜间睡眠稍安，止痛药不需每天服用，隔二三日服 1 次。8 月 9 日加熟地黄 10g，青风藤 25g，忍冬藤 25g，炒酸枣仁 20g，煅龙骨 30g，煅牡蛎 30g，土鳖虫 10g，神曲 10g。

30 剂，水煎服，每日 2 次。

1 个月后复诊患者症状明显改善，病情明显好转，体质有所恢复，继续服药，巩固治疗。

按语： 患者男性，年三十有余，患有尪痹 10 余年，因未及时有效治疗而脊柱弯曲、关节疼痛。因邪直中督脉导致邪重正虚，缠绵难愈。肾主骨，关节、脊柱为骨所附，故湿邪留注，久则变形，经脉气血阻滞则疼痛难忍。年轻尚有气血，病久瘀阻而化热，则表现为身热、体瘦、舌红、脉细微，总之为肾虚内热证。治疗以补肾益髓之补骨脂、骨碎补、鹿角霜，强筋壮骨之川续断、桑寄生、牛膝、金毛狗脊、生地黄，祛邪通阳之桂枝、透骨草，祛湿利关节之威灵仙、自然铜、白僵蚕，解肌舒筋之葛根、伸筋草、白芍，祛湿热活络之赤芍、秦艽、知母、黄柏，甘草调和药性而和胃。7 剂后痛症减轻不明显，故二诊加祛风除湿之青风藤、忍冬藤，补肾之熟地黄及宁心安神之枣仁、煅龙骨，心静汗减，病情明显缓解，脊柱活动度稍可加大。

病案 2

马某，女，41 岁，回族。就诊日期：2005 年 9 月 12 日。门诊号：326389。

病史摘要：患者自述 4 年前因受凉后出现脊柱及双膝关节疼痛，当时曾在乌鲁木齐各大医院就诊，诊断不明，只对症治疗。后症状逐渐加重，至不能正常工作，故来胡师门诊要求中医治疗。症见：脊柱疼痛，活动不遂，伸背及弯腰则明显，夜间加重，并伴出汗，夜寐欠安，出汗去衣被时又感疼痛明显，乏力，饮食可，二便调。舌质淡红，苔薄，脉沉细。血 HLA-B$_{27}$（+）。

西医诊断：强直性脊柱炎。

中医诊断：尪痹。

中医证型：肾督阳虚。

治则治法：温阳补肾，强督祛寒。

处方用药：

补骨脂 12g	淫羊藿 12g	羌活 12g	白僵蚕 12g
骨碎补 18g	川续断 18g	熟地黄 15g	威灵仙 15g
伸筋草 15g	牛膝 15g	桂枝 15g	赤芍 12g

白　芍 12g	透骨草 13g	独　活 10g	神　曲 10g
防　风 10g	自然铜 6g^{先煎}	麻　黄 6g	炙山甲 6g
金毛狗脊 30g	杜　仲 20g		

7剂，水煎服，每日2次。

二诊：患者脊柱疼痛减轻，但口干、烦躁、出汗较多、大便稍干。前方大法正确，药味偏热。9月12日方去麻黄、防风，加黄柏、土鳖虫各9g以滋阴清热，加知母6g以防温药化热，加桑寄生30g配杜仲加强补肾强腰之功。

14剂，水煎服，每日2次。

三诊：脊柱疼痛明显缓解，出汗减少，可安静入寐。

后因停药而症状又发，又以前方调治而病情再次缓解。嘱患者坚持治疗，则更见其效。

按语： 本患者为中年女性，年过四旬，"气阴自半"，阳气偏虚，中于寒邪，日久而病深邪重。肾经与督脉均"贯脊"而相连，督脉"督一身之阳"，"贯脊属肾"。肾督阳虚，寒湿深侵肾督，肾督脉伤而气血痹阻，筋骨失养，脊脊乏荣，故脊柱僵屈；督脉还"合少阴上股内后廉"，故病情重则可致骶髂关节受损而腰、骶、大腿皆痛，甚至僵化，使大腿不能自由活动。因而用药除补肾祛寒外，还要突出强督助阳之特点，以治病之本。方中补骨脂、淫羊藿、骨碎补以补肾温阳，坚筋骨；熟地黄、杜仲、牛膝以补肝肾，生血填精；金毛狗脊补肾健骨，坚脊利俯仰，益血滋督脉，强脚壮腰；桂枝、透骨草、防风、麻黄、威灵仙祛风除湿，透邪外出；僵蚕、自然铜化痰通络；制山甲活血通络，引药达病所；羌活辛温散风，入太阳、督脉二经主治脊强而厥，刚痉柔痉，脊项强痛；独活善搜少阴肾经伏风而治脊痉湿痹；川续断补肝肾，壮腰膝，强筋骨。一诊时方药偏热，口干烦躁，出汗较多而加黄柏、土鳖虫滋阴清热，知母润肾滋阴，防辛燥之药化热。经调整后用药，病症明显改善，且多年来，患者间断服用此方加减，生活自理，并可照看老人。

第五节　老年退行性骨关节病

老年退行性骨关节病是一种以缓慢性疼痛、关节僵硬、关节肿大伴关节功能障碍为主要临床表现的疾病。本病以进行性关节软骨变性、软骨下及软骨周围有新生骨形成为主要病理特征，主要影响人体可动关节，如髋、膝、踝、肘、足、指间及第一跖趾关节等。本病属于中医"骨痹"范畴。骨痹是一种病位在骨，以肢体关节酸重疼痛或伴肿胀，甚至挛急屈曲、畸形强直为主要症状的疾病。骨痹为五体痹之一，骨痹之病名首见于《黄帝内经》，《圣济总录》首次对骨痹的理法方药系统论述。胡师总结中医经典并结合自己多年的临床经验认识如下。

一、病因病机

骨痹发病不外乎外邪与内伤。感受外邪，或内寒湿邪，经脉痹着，或素体阳胜，感邪郁而化热，伤及筋骨均可致病。老年多见肝肾亏虚，关节失养，久则痰浊瘀血，经络痹阻。

二、治疗原则

治疗总不离祛邪补虚，祛邪不外祛寒除湿、清热祛湿，补虚不外肝肾、气血、阴阳，但都需用舒筋活络之品。具体总结如下。

1. 益肝肾壮筋骨　骨痹发生于筋骨。根据"肾主骨""肝主筋"的理论，治法为补益肝肾、活血通络。熟地黄、杜仲、山茱萸、枸杞子、川续断、桑寄生、龟甲胶、当归、白芍、茯苓、泽泻、砂仁、路路通，怀牛膝等是首选药物。对于久痹正虚者，以通补奇经独辟蹊径，龟甲、阿胶、鳖甲、鹿角胶等血肉有情之品可通补任督，使肝肾受荫，经脉舒缓。此型老年人非常多见。

2. 活血通络　久痹则血瘀脉阻，治以活血通络止痛，药如桃仁、红花、当归、乳香、没药、赤芍、三七、泽兰、川牛膝等。

3. 温补肾阳、祛寒除湿、舒筋通络　常用药物有肉桂、熟地黄、山茱萸、桂枝、熟附子、杜仲、补骨脂、茯苓、泽泻、细辛、砂仁、巴戟天、淫羊藿。

4. 虫类药应用　老年性骨关节病往往病程长，缠绵难愈，而虫类药即可祛湿，又可活血通络，去顽痹老疾。临床可选用地龙、穿山甲、全蝎、蜈蚣、僵蚕等。

三、生活调摄

肥胖患者应控制体重，保障营养平衡；加强钙及维生素 D 的摄取；特殊天气下患者的疼痛度会加剧，应做好保暖防护。

四、饮食疗法

肉苁蓉 20g，枸杞子 30g，粳米 90g，葱、生姜各适量。先取肉苁蓉放入砂锅中，加水适量，煎煮至烂，去渣，再将枸杞子、粳米加入，煎煮成粥，最后加入葱、姜，煮熟即可。早晚取温食用。

临床对此类患者用骨痹药酒，效果更好（见第十五章第六节）。

五、需要注意的问题

1. 膝骨关节炎为退行性疾病，具有病程长、反复发作、渐进加重等特点，治疗上应注意防治并重，指导患者生活调摄，防止病情反复发作。在疾病缓解期，应注意保养及进行正确的锻炼，避免各种诱发加重的因素。

2. 根据病情的轻重采用不同的治疗方法。早期病变可用中医治疗方法，扶正固本，对防止疾病的复发有帮助，对较重的病变，采用中西医结合的治疗方法并辅以功能锻炼，可以提高临床疗效，缩短疗程。

3.对关节已变形，严重影响功能者，可考虑手术治疗。围手术期结合中医药内外治疗方法，可以减少术后并发症的发生，促进患者更好康复。

六、病案

病案1

杨某，女，55 岁，汉族。就诊日期：2006 年 5 月 8 日。门诊号：12159。

病史摘要：患者于 26 年前妊娠生产后出现周身关节疼痛，时好时坏，当时曾在外院就诊，服用中、西药，病情时隐时现。症见：自感诸关节均胀痛，关节无红肿，无发热，口黏，胃胀不适，饮食可，小便如常，大便溏，睡眠如常。舌质暗，舌苔薄腻，脉弦细。

西医诊断：老年退行性骨关节病。

中医诊断：痹病。

中医证型：风湿痹络，气血先养。

治则治法：祛风胜湿，养血活血，健脾和胃。

处方用药：

羌　活 9g	独　活 9g	防　风 9g	防　己 9g
秦　艽 10g	桑　枝 15g	薏苡仁 30g	当　归 10g
鸡血藤 15g	陈　皮 6g	炒枳壳 6g	络石藤 10g

7 剂，水煎服，每日 2 次。

二诊：服药后关节胀痛之症减轻，口黏消失，纳食可，但身体困乏，大便溏稀，胃不适。舌体正红，舌苔滑腻。证属湿困脾胃。5 月 8 日方加健脾调气之品，去炒枳壳、络石藤，加砂仁 6g，茯苓 13g，苏梗 9g。

7 剂，水煎服，每日 2 次。

三诊：关节胀痛之症减轻，胃不适减，大便已不溏稀。舌正红，舌苔薄，脉弦细。守 5 月 8 日方加健脾调气之品，去炒枳壳、络石藤，加砂仁 6g，茯苓 13g，苏梗 9g。

7 剂，水煎服，每日 2 次。

按语：患者于 26 年前因生产后体虚，营卫气弱，正气本虚，卫外不固，风寒湿外邪侵入机体，使气血凝滞，经络痹阻而致周身肢体关节疼痛，且身处新疆高寒地区，病难治愈，诸症时轻时重，加之年过五旬，脏气渐虚，久病多瘀多虚。脾虚湿邪难化，阻滞关节则肿胀；瘀阻关节，不通则痛；脾虚湿盛，运化不利则口黏、苔薄腻；舌暗为瘀之象。胡师观其证属标实本虚，标实为风寒湿邪阻滞经脉关节，本虚为脾虚、脉络失养。故胡师治疗以祛风胜湿、养血活血、健脾和胃。方以羌活胜湿汤加减。方中羌活、独活疏风散邪胜湿；防风、秦艽、桑枝加强祛风之力；薏苡仁、防己健脾利湿；当归、鸡血藤、络石藤养血活血通络；并用陈皮、炒枳壳调气和中。调整方药后，服药 14 剂，关节胀痛之症改善，口不黏，周身困乏、胃不适、大便溏缓解。胡师强调：治疗痹证应注意扶正固本；同时，辨证正确，应守法守方，长期调治，方可巩固疗效。

病案 2

尚某，女，48 岁，汉族。就诊日期：2018 年 4 月 30 日。门诊号：4543970。

病史摘要：患者自诉 1 年前因为受凉出现周身关节酸痛，游走性疼痛为主，以手指关节为甚，曾在外院就诊，诊断为类风湿关节炎，间歇性治疗。近 1 周上诉症状明显加重，且自感晨起明显加重，有拘胀不适感，无发热，便干。舌淡有齿痕，苔白，尺脉弱。

西医诊断：类风湿关节炎。

中医诊断：痹病。

中医证型：气虚血瘀，脉络不畅。

治则治法：益气活血，温经通络。

处方用药：

黄　芪 15g	桂　枝 6g	白　芍 20g	生　姜 8g
伸筋草 10g	当　归 10g	淫羊藿 10g	生地黄 10g
鹿角胶 10g烊化	枳　实 10g	火麻仁 20g	麦　芽 10g
炙甘草 6g			

7 剂，水煎服，每日 2 次。

二诊：患者服药后，关节疼痛减轻，仍晨起僵硬不适，口苦，鼻腔有烟味。舌淡，苔薄白，脉小弦。查体：咽部充血，后壁可见滤泡。4 月 30 日方加连翘 20g，桔梗 10g，芦根 15g，以清利咽喉。

7 剂，水煎服，每日 2 次。

三诊：患者服药后，上述症状均明显减轻。舌淡有齿痕，苔白腻，脉小弦。4 月 30 日方加健脾之茯苓 10g。

7 剂，水煎服，每日 2 次。

按语： 患者年近五旬，气阴两虚，重在气虚、营阴不足。气营不足，骨及关节失养，而呈周身关节游走性酸痛；阳虚在上而手指关节明显，晨起症状明显；筋脉不利则拘胀不适；阳气不足，推动无力而便干；舌质淡，边有齿痕，苔白，尺脉弱为气营不足之征。故选用黄芪桂枝五物汤加减化裁治疗，以温阳行痹，即《灵枢·邪气脏腑病形》所说"阴阳形气俱不足，勿取以针，而调以甘药"之意。黄芪、桂枝益气温经、通阳除痹，与生姜辛甘化阳，白芍、炙甘草、当归酸甘化阴，淫羊藿、鹿角胶补益肾阳、强筋健骨，防其温阳太过，加生地黄、火麻仁滋阴，以求"阳中有阴，阴中有阳"之意，枳实、炙甘草、麦芽调气和中。胡师用此方，还结合患者年近五旬，气血阴阳渐衰之机，辨证用药而取效。

病案 3

杨某，女，52 岁，汉族。就诊日期：2018 年 10 月 7 日。门诊号：2369870。

病史摘要：患者 1 年前无明显诱因出现足跟痛，行走久时明显加重。近 1 周上诉症状加重，故来胡师门诊。症见：足跟痛，手足凉，口干，舌燥。舌淡，苔白腻，脉沉细。

西医诊断：足跟痛。

中医诊断：足痹。

中医证型：肝肾亏虚。

治则治法：补益肝肾，强筋骨，养血和脉。

处方用药：

生地黄 20g	茯 苓 10g	山 药 10g	金毛狗脊 20g
怀牛膝 10g	川牛膝 10g	木 瓜 10g	桑寄生 10g
川续断 10g	鹿角胶 10g^{烊化}	当 归 10g	赤 芍 10g
北沙参 10g	枸杞子 10g	炒枳壳 6g	麦 芽 10g。

7 剂，水煎服，每日 2 次。

二诊：患者自诉服药后足跟痛、畏寒怕冷减轻，上肢麻木，手足凉。舌暗红，苔薄，脉沉弦。10 月 7 日方加葛根 10g，桑枝 10g 以引药上行，解肌舒利关节。

7 剂，水煎服，每日 2 次。

三诊：服药后足跟痛减轻，畏寒怕冷减轻，上肢麻木好转，但仍手足凉。舌暗红，苔薄，脉小弦。10 月 7 日方加葛根 10g，桑枝 10g 以引药上行，解肌舒利关节，加骨碎补 10g，补骨脂 10g，加强温阳益肾之力，去赤芍。

7 剂，水煎服，每日 2 次。

按语：本案患者足跟痛，不红不肿，行走不便，多由于足跟的骨质、关节、滑囊、筋膜等处病变所引起。秦伯未在《中医临证备要》中指出："足跟痛非小病，宜峻补肾精。"肾精不足，无力生精充骨，足跟失养，则疼痛乃发，是故，足跟痛一证，每有肾精不足者，当从肾论治，多有良效。肾主骨，肝主筋。该患者五十有余，肾之精气已虚，在下则足跟痛，在上则口干舌燥。故治疗上以补肾为先。胡师以右归丸加减化裁治之。患者口干舌燥，防其伤阴，故加赤芍、北沙参。二诊，患者主诉上肢麻木，故加葛根、桑枝以引药上行，三诊加补骨脂、骨碎补以补肾壮骨，足跟痛减，津精足，舌燥口干消失，骨髓充，津精上养，疼痛消失，生活质量提高。

病案 4

张某，男，64 岁，汉族。就诊日期：2019 年 5 月 13 日。住院号：2406379。

病史摘要：患者既往腰椎间盘突出病史 10 余年，劳累及持重后症状加重。平素四肢畏寒发冷，经常服用布洛芬、双氯芬酸钠等药物。近 5 天因劳累与受凉症状加重，转侧不能，致使腰部呈强迫体位，双下肢酸乏无力，在当地对症治疗 3 天，症状改善不佳，故住我院诊治。症见：患者形体略肥胖，腰部呈僵硬体位，活动则见疼痛加重，伴有双下肢酸麻不适感，偶见眼睑、下肢浮肿；纳食，二便正常。舌质暗红，边有暗色瘀斑，舌苔白，脉象沉细。辅助检查：腰椎 CT 提示腰椎退行性改变，L4/5、L5/S1 腰椎间盘膨出。血生化、肝肾功能化验未见异常。尿常规（－）。

西医诊断：腰椎间盘突出症。

中医诊断：腰痛。

中医证型：肝肾不足，寒凝血瘀。

治则治法：固肾强腰，化瘀止痛。

处方用药：

黄　芪 30g	白　术 15g	当　归 15g	川　芎 15g
杜　仲 30g	川续断 15g	骨碎补 30g	补骨脂 30g
白　芍 30g	细　辛 3g	全　蝎 3g	土鳖虫 15g
制川乌 6g^{先煎}	陈　皮 9g	甘　草 10g	

7 剂，水煎服，每日 2 次。

另配合针灸、推拿治疗。并嘱其卧平板床休息，避风寒，服药后覆加衣被取微汗为佳。

二诊：经以上综合治疗 7 天，患者腰痛逐渐减轻，腰部可自由屈伸，但活动后腰部疼痛加重并有沉重下坠感，双下肢无力。5 月 13 日方加木瓜 10g，怀牛膝 15g，川牛膝 15g。

7 剂，水煎服，每日 2 次。

三诊：经治疗后，腰痛明显好转，已经能够从事正常工作，然而劳累与受凉后仍感到腰部冷痛。5 月 13 日方加木瓜 10g，怀牛膝 15g，川牛膝 15g，桂枝 9g，独活 15g，去细辛。

7 剂，水煎服，每日 2 次。

后随诊患者，腰痛已经基本消失，可以从事正常工作。

按语：该患者以腰痛不适就诊，属中医"腰痛"范畴。《七松岩集·腰痛》曰："然痛有虚实之分。所谓虚者，是两肾之精神气血虚也，凡言虚证，皆两肾自病耳。所谓实者，非肾家自实，是两腰经络血脉之中，为风寒湿之所侵，闪肭挫气之所得，腰内空腔之中，为湿痰瘀血凝滞不通而为痛，当依据脉证辨悉而分治之。"《证治汇补·腰痛》曰："治惟补肾为先，然后随邪之所见者以施治。标急则治标。本急则治本。初痛宜疏邪滞、理经隧。久痛宜补真元、养血气。"胡师认为本患者年老体弱，形体肥胖，平素四肢畏寒发冷，长期劳累，体质虚弱，肝肾亏虚，风寒湿邪乘虚而入结于经脉、肌骨而不散，筋骨失养，经络瘀阻，不通则痛，不荣亦痛。治宜益气活血、固肾强骨、舒筋通络、散寒止痛。药用白术、黄芪益气固表，当归补血活血，川芎活血行气，三药合用则益气养血、活血通络；杜仲、续断、骨碎补、补骨脂皆有温补肝肾、强健筋骨、活络止痛的作用，与黄芪、当归相伍，则益气养血、温补肝肾，目的在于扶正固本；细辛、制川乌、全蝎、土鳖虫温经散寒，祛风除湿，活络通经，逐瘀止痛；白芍、甘草缓急止痛。综上所述，采用补肝肾、强筋骨、益气活血、散寒通络、化瘀止痛的原则治疗该患者，有显著的临床疗效。内服加针灸治疗，可以明显改善腰痛，减轻患者疼痛，改善功能障碍，也充分体现了中药"简、便、验、廉"的特点。

病案5

李某，女，68岁，汉族。就诊日期：2019年8月12日。门诊号：1545492。

病史摘要：患者9个月前无明显诱因出现右膝关节疼痛，尤以上下楼梯及下蹲时明显，经电针、艾灸、中药外敷及口服药物（具体药名不详）等治疗后上下楼时疼痛有所缓解，但右膝疼痛仍持续存在，症状时轻时重，每遇天气变化或受凉劳累后疼痛加重。4天前因天气变化受凉而致右膝疼痛加重，轻微跛行，前来胡师门诊。查体：右膝关节轻微肿胀，右膝内侧胫股关节间隙处压痛，右膝髌骨前缘压痛，内外膝眼饱满、压痛明显，髌骨不同程度压痛，研磨试验（＋），浮髌试验（±），抽屉试验（－）。舌淡红，苔薄白，脉细紧。右膝关节核磁示右膝部骨关节退行性改变，右膝部半月板内外侧后角损伤改变（Ⅰ～Ⅱ级），右膝关节囊少许积液，滑膜炎。

西医诊断：右膝关节骨关节炎，右膝关节半月板损伤。

中医诊断：膝痹。

中医证型：肝肾不足，风寒痹阻。

治则治法：祛风散寒，补肝益肾，通络止痛。

处方用药：

独 活 20g	川牛膝 20g	续 断 20g	伸筋草 15g
透骨草 20g	路路通 20g	制川乌 6g^{先煎}	防 风 10g
威灵仙 20g	桃 仁 15g	红 花 10g	苍 术 20g
当 归 10g	千年健 15g	炙甘草 9g	

7剂，水煎服，每日2次。

另嘱患者注意休息，勿负重远行、久站，避风寒，配合右膝关节适宜功能锻炼。

二诊：右膝关节肿胀基本消失，右膝疼痛较前减轻，目前主要以右膝内侧缘冷痛为主，口干不喜饮，大便较干燥，小便较多。舌淡红，苔薄黄，脉沉。8月12日方去制川乌、苍术，减红花至6g，加白芍15g。

7剂，水煎服，每日2次。

三诊：右膝内侧缘冷较前明显减轻，大便干燥缓解，小便较多。舌淡红，苔薄白，脉沉。8月12日方加桑寄生20g，麦芽15g，白芍15g，减红花至6g，去制川乌、苍术。

14剂，水煎服，每日2次。

按语：胡师认为患者年老体弱，关节劳损过度，肝肾亏虚，元阳不足，温煦鼓动无力，致气血瘀阻、筋脉凝滞、筋骨失养，加之寒湿乘虚侵袭，留注关节导致经脉淤滞，脉络不通，筋骨失养而出现右膝关节酸软疼痛。方中独活、威灵仙、千年健、透骨草以祛风除湿，通络止痛；续断补肝肾、强筋骨；当归、白芍调气血，补精髓，同时协助补益肾气；路路通、防风祛风通经络；川牛膝逐瘀通络，引血下行；苍术燥湿健脾；制川乌、红花祛风散寒止痛，除湿舒筋；桃仁活血化瘀，润肠通便；炙甘草调和诸药。二诊时，多症缓解，便干燥，去川乌、苍术，红花减量，加白芍加强柔肝养筋之力。三诊，病之大势已去，加补肾健脾之桑寄生、麦芽。诸药同用，祛风散寒，强壮筋骨，调理气血以濡养肢节。

第六节　癌症手术及化疗后综合征

随着环境因素的影响、生活方式的改变以及饮食结构的变化，肿瘤的发病率逐年增高，给社会及家庭带来了沉重的经济负担，给患者也带来了身心的痛苦。中医认为肿瘤手术以及放化疗均是祛邪手段，会耗伤人体气血，引起许多症状，如脱发、口干、口渴、心烦、乏力、周身酸痛、恶心呕吐等，对患者体质以及心理均造成一定影响。胡师临床经验如下。

一、治疗中的注意事项

1.能做手术则做手术，手术后或化疗其间，或化疗术后，结合中医治疗，从整体出发，根据不同临床证候，扶正为主，祛邪为辅，辨证论治，调整患者机体阴阳、气血、脏腑功能，促使脾胃功能恢复，对减毒增效、改善患者化疗后综合征、防止残存癌细胞卷土重来、提高免疫力及改善患者生活质量具有重要意义。

2.化疗引起消化道反应是由脾胃气阴耗伤，气机失调，运化失司，出现恶心、呕吐、腹胀、食欲减退、大便或稀或干等症状。对此当予以益气健脾和胃的中药，如人参、党参、白术、黄芪、竹茹、石斛、玉竹、沙参、焦山楂、焦神曲、焦麦芽、木香、法半夏、陈皮等，中成药可选香砂养胃丸，处方当以香砂六君子汤、益胃汤等化裁。

3.化疗引起的多脏器功能损伤。如心肌损伤则出现心悸、气短、胸闷不适，严重者可发生心力衰竭，中医治疗可补血养心，可选茯苓、桂枝、白术、甘草、黄芪、酸枣仁、茯神、当归、龙眼肉、远志、大枣、五味子；对肝、肾功能损伤，可用调肝泻热、滋阴补肾的药物，如柴胡、栀子、丹参、当归、女贞子、茯苓、桑寄生、黄精、枸杞子等。

二、生活调摄

注意摄生，提高生活质量。保持心情愉快，提高生活、工作乐趣，注意劳逸结合，生活规律；注意饮食有节，注重营养，不嗜食辛辣刺激食物，摄取富含优质蛋白的食物，且应多食具有预防肿瘤作用的食物，如香菇、蘑菇、木耳、白菜、莴苣、芹菜、茄子、百合、萝卜、山药、丝瓜、南瓜、桃子、杏仁等；预防外感及其他疾病。

三、病案

病案1

曲某，女，61岁，汉族。就诊日期：2020年5月17日。门诊号：437596。

病史摘要：患者2020年1月份起突发腹部绞痛难忍，腹胀，伴失眠，手足心热，烦躁不安，在我院住院，完善相关检查明确诊断为左侧卵巢癌，结肠、脾转移，腹腔积液。后转自治区肿瘤医院进行卵巢癌根治术。因为疫情影响，至2020年4月份开始进行化疗治疗。化疗后患者周身关节酸痛，心烦，失眠，手足心热较前明显加重、乏力，精神状态极差，纳差，便干。因为不愿进行化疗故来胡师门诊就诊。舌红，苔薄白欠津，脉弦细。门诊查血常规：白细胞$3.2×10^9$/L，谷丙转氨酶70mmol/L。

西医诊断：卵巢癌术后，继发性白细胞减少症。

中医诊断：虚劳。

证候诊断：气阴两虚，虚热内扰。

治则治法：滋阴益气，清热安神。

处方用药：

北沙参20g	麦　冬10g	生地黄10g	黄　芪10g
茯苓10g	郁　金10g	合欢花20g	牡丹皮10g
地骨皮10g	牡　蛎20g	佛　手10g	川楝子10g
鸡血藤15g	木　瓜9g	砂　仁6g	麦　芽30g
炒内金15g			

7剂，水煎服，每日2次。

二诊：患者服药后，周身酸痛明显缓解，心烦、手足心热、睡眠不佳得以改善，下肢麻木，精神稍好转，疲乏无力，纳可，大便稍干，1日1次。舌微红，苔薄白，脉小弦。5月17日方加火麻仁30g，生山楂10g，山药10g，土茯苓15g，以健脾消食和胃，解毒散结。

14剂，水煎服，每日2次。

三诊：患者服药14天后，精神明显好转，心情平静，心烦消失，睡眠明显改善，手足心热明显减轻，周身酸痛明显缓解，饮食增，疲乏无力明显缓解，大便不干，1日1次。舌正红，苔白腻，脉弦。化验：白细胞$4.2×10^9$/L，谷丙转氨酶38mmol/L。5月17日方加生山楂10g，山药10g，土茯苓15g，薏苡仁30g，以健脾消食和胃，解毒散结。

30剂，水煎服，每日2次。

同时建议患者在白细胞转为正常后，继续接受化疗治疗。

按语： 本病患者年过六旬，发现卵巢癌时已处于晚期，病史较长。癌肿消耗体内气血，加之术后更伤气血，阴血亏虚，瘀血内阻，不通则痛，故见周身酸痛，阴血亏虚；心神失养则见失眠；阴虚火旺则见手足心热；火扰心神，心神不安，则见心烦、失眠；

气阴两虚则见乏力；阴血亏虚，大肠失润，则见大便干结；舌红，苔薄白欠津，脉弦细均为气阴两虚，虚热内扰之象。证属气阴两虚，虚热内扰。方选沙参麦冬汤合一贯煎加减，滋阴补气，清热安神。北沙参、麦冬以滋阴，生地黄滋阴养血，黄芪补气生血，地骨皮、牡丹皮凉血清虚热，郁金、合欢花、川楝子疏肝解郁，牡蛎镇静安神，鸡血藤、木瓜疏经通络止痛，且鸡血藤亦有养血安神的作用，砂仁、鸡内金、麦芽调中和胃。全方共奏滋阴益气、养血通络、清热安神之效。二诊，患者疼痛明显减轻，心烦好转，手足心热减轻，睡眠明显改善，精神转振，大便稍干，守方加火麻仁润肠通便，生山楂、山药以加强健脾消食和胃之力，土茯苓以解毒散结，预防癌瘤复发。服药14剂后，患者心神得安，阴火消散，精神明显好转，周身酸痛消失，饮食增，舌正红，苔白腻，脉弦，白细胞升至正常，转氨酶降至正常。患者精神好转，身体体力恢复正常，效不更方，守方加薏苡仁以健脾祛湿，因大便恢复正常故去火麻仁。鼓励患者继续接受化疗，化疗间歇时，坚持中药调理。后患者继续口服中药，坚持11个疗程的化疗，共服38剂中药，顺利完成了化疗。

病案 2

黎某，女，55岁，汉族。就诊日期：2016年11月6日。门诊号：227489。

病史摘要：患者2016年夏季在外院体检时发现左侧乳腺癌，后在自治区人民医院进行乳腺癌根治手术。术后1个月患者接受化疗，化疗1个疗程后，患者出现脱发、乏力，伴恶心、呕吐症状，饮食不思，精神极差，睡眠难。查血常规：白细胞$3.1×10^9$/g。予升白细胞药物治疗，疗效欠佳，患者身体不能耐受第2次化疗，建议中药调理，故来诊。患者神志清，精神不振，消瘦，面色灰暗无华，脱发，周身疲倦无力，饮食不思，恶心，呕吐，口干，口苦，大便不干，小便正常，睡眠一般。舌暗，苔白微腻，脉小弦。

西医诊断：乳腺癌术后，继发性白细胞减少症。

中医诊断：虚劳。

证候诊断：脾胃气虚。

治则治法：健脾益气，和胃止呕。

处方用药：

生黄芪12g	生白术10g	茯　苓15g	陈　皮9g
姜半夏9g	竹　茹6g	炒神曲10g	生麦芽30g
炒内金10g	合欢花15g	苏　梗9g	炒枳壳6g

7剂，水煎服，每日2次。

二诊：患者服药后，乏力明显缓解，恶心、呕吐消失，饮食渐增，心烦减轻，脱发好转，精神转振，大便不干，夜寐安。舌淡红，苔白，脉弦细。复查血常规：白细胞$4.2×10^9$/g。11月6日方加山药15g，砂仁6g，枸杞子10g，菟丝子10g。

7剂，水煎服，每日2次。

同时对患者进行心理疏导，建议进行中药调理的同时继续化疗。

三诊：患者服药后，精神明显好转，疲倦改善，心情好转，恶心、呕吐消失，饮食正常，血常规正常，故进行第3次化疗。化疗时未停中药，患者恶心呕吐、脱发不明显，舌淡暗苔白，脉弦。11月6日方加山药15g，砂仁6g，枸杞子10g，菟丝子10g，合欢花10g，郁金10g，土茯苓15g，以继续补气健脾，疏肝和胃。

14剂，水煎服，每日2次。

按语：患者乳腺癌术后，脾胃虚弱，气血本亏，又进行化疗，药毒侵害脾胃，导致脾胃不和，升降逆乱，胃气上逆，出现恶心、呕吐、脱发；阳气不升则疲倦无力；脾胃运化无力则见饮食不思；气虚血亏，故见脱发。胡师治疗上以健脾益气、和胃止呕为法。药选黄芪补气健脾，生白术、茯苓助黄芪益气健脾，陈皮、姜半夏燥湿和胃止呕，竹茹清热和胃止呕，苏梗、炒枳壳宽中行气，神曲、麦芽、鸡内金消食和胃，合欢花解郁疏肝，使肝气得舒，脾气健旺。全方健脾益气，和胃中呕。服药后患者症状明显缓解，考虑白细胞偏低，脾胃气虚，气血生化之源无力，补先天益助后天，健脾不如补肾，故加菟丝子、枸杞子以滋补肝肾，合黄芪、白术、茯苓健脾益气，以达到补气生血之目的。后期继续健脾和胃，同时配合欢花、郁金疏肝解郁，肝气舒则脾气健，土茯苓以解毒散结，防止癌细胞复发。坚持服中药配合化疗治疗，顺利完成了6个疗程的化疗治疗，病情恢复，生活质量提高。可见化疗综合征虽然是现代疾病，但仍可根据中医辨证，进行有效治疗。

第七节　月经稀发

月经稀发是指月经周期延长，比正常周期推迟1周，但不超过6个月的疾病。本病属于排卵型功血，是由于卵泡期长、卵育缓慢或黄体功能不全引起。临床多见于生育年龄的妇女，常与情绪异常、肥胖、过度节食、子宫发育不良、生活不规律、多次人流、药物影响等有关。中医学将本病称为"月经后期""月经错后""月经延迟""晚早"。

一、病因病机

本病多责之于先天不足，肾虚精亏，或脾虚失养，或痰湿阻滞，寒凝冲任。

二、治疗原则

本着"虚者补之，实者泻之"原则，分别施治。

治则以周期分两步辨证为主。经期来潮之前用黄芪桂枝五物汤合小承气汤加减，以益气温阳、活血理气调经；平素据辨证用药，或疏肝解郁，或清肝火，或化痰湿，或健脾气，或补肾气，或助肾阳等。

三、生活调摄

本病虚寒者多，不宜过用辛燥、寒凉食品及破血之药品，以免劫阴耗津或损伤气血。

四、病案

病案1

尚某，女，16岁，汉族。就诊日期：2019年3月22日。门诊号：538301。

病史摘要：患者2个月月经未潮，面生痤疮，由家人带来求胡师治疗。症见：月经未潮2个月，手足冰凉，面部痤疮，腰酸，胸部发胀，口微苦，饮食可，大便偏干，小便正常。舌微红，苔白，脉弦略滑。查尿HCG（−）。

西医诊断：月经稀发。

中医诊断：月经后期。

证候诊断：气虚阳弱，瘀浊上攻。

治则治法：益气温阳，通瘀泄浊。

处方用药：

生黄芪15g	桂 枝10g	法半夏10g	生白术10g
厚 朴15g	枳 实15g	制大黄15g	三 棱15g
莪 术10g	王不留行10g	生甘草9g	

7剂，水煎服，每日2次。

二诊：服药后第5天患者月经来潮，经色暗，有血块，腰酸、胸胀减轻，痤疮较前增多，以额头为主，手足发凉，饮食可，大便不干。舌暗淡，苔薄白，脉弦略滑。考虑患者月经来潮，面生痤疮，据舌脉辨证为阳虚毒郁。故易方以温阳祛湿、解毒散结。处方如下。

肉 桂6g	淫羊藿10g	生地黄10g	茯 苓20g
地肤子10g	白鲜皮20g	乌梢蛇10g	地 丁10g
败酱草30g	薏苡仁30g	砂 仁6g	炒枳壳6g

7剂，水煎服，每日2次。

三诊（2020年5月3日）：2020年3月29日就诊服药后，患者痤疮明显减少，自行停药。现已到行经之时，而迟1周未至，故再次前来胡师门诊求治。症见：月经未至1周，鼻头及额头可见小丘疹，腰酸，大便干，手足凉。舌淡暗，苔薄白，脉弦滑。胡师考虑月经后期，辨证为气虚阳弱、瘀浊上攻，仍治以益气温阳、活血调经。方用3月22日方去王不留行，续服。

7剂，水煎服，每日2次。

按语：本病例患者年方二八，先天禀赋薄弱，肾精亏虚，胞脉失于充养，冲任之脉不能以时通盛，而致月经后期。加之后天脾气亏虚，气血生化不足，冲任失养，血海不能按时满盈，肾精亏虚，肾中阳气不足，寒凝体内，则见手足冰凉；气郁不畅化火则胸胀，面生痤疮；肾气亏虚，腰府失养则见腰酸；舌微红，苔白，脉弦略滑为气虚阳弱，血脉不通之象。证属气虚阳弱，血脉不通。方选黄芪桂枝五物汤加减。生黄芪、生白术以健脾益气，桂枝温经通阳，厚朴、枳实行气，制大黄、三棱、莪术、王不留行以活血化瘀通络，法半夏、生甘草以和胃调和诸药。全方共奏益气温阳、活血调经之效。服药5天后，患者月经来潮，经色暗，有块，为血瘀之象，痤疮较前增多为气郁化火，舌暗淡，苔薄白，脉弦略滑，据舌脉辨证为阳虚毒郁。证变药当随之变化，方用肉桂、淫羊藿补肾温阳，生地黄补肾养血，茯苓、薏苡仁健脾祛湿，地肤子、白鲜皮、乌梢蛇、地丁、败酱草以解毒散结，砂仁、炒枳壳以和胃。全方以温阳祛湿、解毒散结为法。服药后患者症状明显好转，停药后又发月经后期，经过1周未至，再次调制，因瘀血症状较第一次减轻，守原方，去王不留行。并建议患者行经后仍需服用中药调养气血，健脾祛温热，以使月经恢复正常。

第十三章

角药心得

第一节 概 述

《道德经》云："道生一，一生二，二生三，三生万物，万物负阴而抱阳，充气以为和。"从文字的六书可知，一人为人，二人为从，三人为众；从物理的角度上讲，三角形具有稳定性，并在建筑设计中得到广泛的应用，如长江大坝的合龙角铁。

角药是以中医基本理论为基础，以辨证论治为前提，以中药气味、性能、七情为配伍原则，三种中药联合使用，系统配伍。角药介于中药与方剂之间，在方剂中起主要作用或辅助作用，或独立成方，以达减毒增效之用。

"角药"一词，看来陌生，但医生都自觉不自觉地运用此药物配伍规律，进行着长期的医疗实践。简单地说，角药是三种中药的有机组合，如临床常用的"三仙""三黄""三仁""三子"诸药。《伤寒杂病论》融理法方药于一体，奠定了中医辨证论治的理论基础，创立了六经辨证，被后世誉为方书之祖，是角药形成的雏形。如其中的小青龙汤中的"干姜、细辛、五味子"可谓角药之先河，其作用是温肺化饮、止咳平喘，为方中之主药。《金匮要略》进一步扩展了《伤寒论》所用角药的临床应用范围，从《伤寒论》小承气汤之大黄、厚朴、枳实，到《金匮要略》厚朴三物汤之配伍，重用厚朴，或厚朴大黄汤之重用大黄和厚朴，药物剂量有所变化而功效亦有变化。前者行气除满、去积通便，主治实热内积、气滞不行、腹部胀满疼痛、大便不通；后者涤饮荡热、行气开郁，治疗支饮兼有腑实，症见胸满、大便不通。《伤寒杂病论》为日后角药的出现奠定了基础。

在之后的中医药学历史长河中，无论金元时期、明清近代、当代时期，角药都有发展。如郝万山运用角药柴胡、黄芩、半夏治疗少阳证；焦树德运用角药丹参、檀香、砂仁治疗心、胸、胃脘痛；吴咸中运用角药大黄、牡丹皮、金银花治疗肠痈；张学文运用角药丹参、川芎、赤芍治疗中风；施今墨运用角药当归、丹参、王不留行治疗血瘀经闭。这些论述不断丰富着角药的临床应用。

早年前，胡晓灵与同仁朱富华等合编《中医中药角药研究》，现又添老师见解，抛砖引玉，供同仁参考。

第二节　角药的配伍机制及其作用

角药的配伍不是简单的药物堆积，而是长期临床实践的积淀，通过合理的配伍，增效减毒，具体体现如下。

一、同类相须的配伍

具有相同性质的药物，为同一目的和作用而联合配伍，以达到增效的作用。如消食三仙（山楂、神曲、麦芽）伍用，山楂消肉食之积，神曲消陈腐之积，麦芽消米面之积。三药合用，共奏消食之功。

二、异类相使的配伍

在性能功效方面有某些共性，或性能功效虽不相同，但治疗目的一致的药物，或作用环节相关联的药物配伍应用，其中以一类药物为主，另一类药物为辅，通过辅药对主药的协同或互补作用而提高疗效，或产生新的作用。如三仁（杏仁、桃仁、郁李仁）伍用，杏仁宣肺通便，桃仁活血通便，郁李仁润肠通便。三药合用，共奏润肠通便之效果。

三、相对关系的配伍

相对药或两种治法，在一定条件下配伍，治疗作用可得到加强，相反相成的配伍，可以纠偏、消毒、减副。

1.阴阳配伍，如角药附子、茯苓、白芍（真武汤）。附子、茯苓温阳利水，白芍敛阴和阳，附子、茯苓温燥，但白芍敛阴，使附子温阳不致过燥，使茯苓利水不致伤阴，刚柔相济，阴阳相伍。

2.气血配伍，如角药之桑白皮、地骨皮、甘草。桑白皮入气分，清肺中邪热，止咳平喘，地骨皮入血分，泻肺中伏火，并退虚热，一气一血，气血两清，甘草养胃和中，共奏泻肺平喘之效。

3.脏腑配伍，如导赤散之木通、竹叶、生地黄的配伍运用，即脏病从腑论治。竹叶、生地黄清心热，木通泻小肠热，使心经邪热从小便而出，口舌糜烂而痛症得治。

4.升降配伍，如姜黄、僵蚕、蝉蜕（升降散）的配伍应用。姜黄辛苦温，活血行气，通经止痛；僵蚕咸辛平，祛风定惊，化痰散结；蝉蜕辛甘凉，疏散风热，利咽开音，透疹止痒。僵蚕、蝉蜕升阳中之清阳，姜黄下气破血，一升一降，内外通和，而杂气流毒顿消失。三者相合突出特点是宣通气机、开导里热、解除外邪。

5.散收配伍，如黄芪、白术、防风（玉屏风散）的配伍。黄芪甘温益气，固表止汗，补益肺脾；白术健脾益气，培土生津，防风疏风解表。防风得黄芪驱邪不伤正，黄芪得白术固表不伤正，黄芪得防风固表不留邪，补中寓疏，散中有补，收散通用。

6.寒热配伍，如《兰室秘藏》通关散之知母、黄柏、肉桂伍用。知母苦甘寒，清热泻火，滋阴润燥；黄柏苦寒，清热燥湿，泻火解毒，退热除蒸；肉桂辛甘热，回阳救逆，助阳补火，散寒止痛。三者相伍，寒温相合。知母、黄柏得肉桂，则滋阴降火而不寒遏伤阳；辛热肉桂起反佐作用，引寒药以疗热证，而无格拒之嫌。三药合用，共奏引寒达热、滋阴降火、清化下焦湿热之功。三者配伍，共奏寒热并用、补泻兼施之效。

7.润燥配伍，如黄连、吴茱萸、白芍相伍。肝火旺，实则泻其子。黄连清心火，以达泻肝火之目的；少佐吴茱萸既能疏肝解郁，降逆止呕，又能制约黄连苦寒之性；白芍甘酸微寒，养阴以制约黄连苦寒、吴茱萸温燥之性，达固胃气之效。三药合用，共奏清肝泻火、和胃养阴之效。

8.生克配伍，如三才汤之人参、天冬、地黄。人参培土生津，补脾助肺；天冬滋金润水，补肺滋肾；地黄滋肝肾生津。三药合用，培土生津，金能生水，补益气阴，滋肺益肾。

9.行守配伍，如罂粟壳、诃子、橘红（李东垣之诃子散）的伍用。罂粟壳、诃子涩肠止脱，橘红升阳调气，守行结合。

10.表里配伍，如麻黄、附子、甘草的伍用。麻黄辛微苦温，发汗解表；附子辛热，温阳散寒。二者一表一里，表里同治但药性峻烈，故用炙甘草以调和。三药合用，共奏助阳解表之效。

11.攻补配伍，如枳实、白术、陈皮的配伍。枳实苦辛微寒，破气消痞，化痰消积；白术苦甘温，补气健脾，燥湿利水，止汗安胎；陈皮辛苦温，理气健脾，燥湿利水。枳实与白术相伍，异类相使，补消并用；白术与陈皮相配，补而不滞壅，行气而不耗气。三者合用，共奏健脾益气，化湿除满，降气消积之效。

四、药物气味配伍

药物气味配伍制方可调整阴阳表里寒热虚实之偏，如角药乌梅、川椒、黄连（出自《伤寒论》乌梅丸）。方中重用乌梅，味酸安蛔，蛔静痛止；川椒味辛性温，以辛治蛔，杀蛔；黄连味苦性寒，以苦驱蛔。酸辛苦兼用，共奏温中补虚、清热安蛔之效。

五、减毒配伍

减毒配伍如半夏、生姜、竹茹的伍用。半夏辛温燥烈，燥温化痰，降逆止呕。生姜辛温，发汗解表，温中止呕。半夏有毒，佐以生姜以解毒。竹茹甘苦性微寒，清热化痰，除烦止呕。三药配伍，共奏降逆止呕之效，寒热相伍，其性平和。

六、归经配伍

羌活善治太阳经头痛，白芷善治阳明经头痛，细辛善治少阴经头痛。三药伍用，祛风散寒，引药物达三经，祛三经之邪，治疗头痛。

七、系统配伍

系统配伍是指单味药不具备其作用，经过有机配伍产生新的作用。这类药物的配伍具有较高的合用价值、实用价值，在临床上疗效颇佳。如桂枝、芍药、甘草的伍用（《伤寒论》桂枝汤），桂枝配芍药，一收一敛，和营卫，调阴阳；桂枝配甘草，辛甘助阳；芍药配甘草，酸甘化阴。三药相伍，调和营卫，畅通血脉，调理脾胃，复建中气。没有这种配伍，单一药不具这样的功效，不会产生这种作用。只有系统配伍，才能产生这种新的作用和效果。

八、病机配伍

病机配伍是指依据疾病的发展变化趋势和规律进行配伍，含有治未病的意义。如对外感的治疗，角药麻黄、生石膏、山药的配伍，麻黄解表，生石膏清里，山药健脾养胃。三药合用，解表清里，表里双解，祛邪扶正。《黄帝内经》云，"伤于风者，阳先受之"，感寒应散寒，应用麻黄解表，根据"六气皆可化火"的特点，故用生石膏清里，热易耗津，患病后期易出现肠胃功能紊乱，加寒药石膏易伤胃，故用山药健脾，防患于未然。

以上论述了八种药物的配伍形式，但就每一具体的角药而言，可能存在多种配伍形式。如桂枝、芍药、甘草之角药，既为异类相使，又为系统配伍。又如角药细辛、白芷、羌活，既为同类相须，又为归经配伍。角药配伍无论采取何种方式，其目的为增强药效，相互辅助，相互制约，减毒消副，最终达到减毒增效之结果。

第三节 角药与症、证的相关性

由于角药有主要作用，或辅助作用，或独立成方之别，在应用的过程中，有对应症、证、病的不同。如三仁（杏仁、桃仁、郁李仁）伍用，杏仁宣肺通便，桃仁活血通便，郁李仁润肠通便，三药合用，共奏润肠通便之效。

辨证论治是中医的精髓。角药是辨证论治在用药方面的充实和发展。角药在方剂中有主次之分，也是君臣佐使之一部分，但有时也可以成方而用。

第四节 角药应用心得举例

1. 桂枝、白芍、甘草

【用量】桂枝 9g，白芍 9 ～ 18g，甘草 6g。

【功效及主治】调和营卫、温中补虚。主治外感伤寒表虚证、体虚自汗、寒性腹痛、风湿痹证等。

【伍用机制】桂枝辛甘而温，解肌调卫，发散风寒；白芍苦酸而寒，敛阴和营；甘草调和诸药。桂枝配芍药，一收一敛，和营卫、调阴阳；桂枝配甘草辛甘助阳；芍药配甘草酸甘化阴。三药相伍，调和营卫，畅通血脉，调理脾胃，复建中气。正如《医宗金鉴·删补名医方论》所云："桂枝君芍药，是于发散之中寓敛汗之意，芍药臣桂枝，是固表之中有微汗之道焉……有攘外安内之能。"研究表明，桂芍相配对以下方面起双向调节作用：对营卫不和所致体温升高和降低的病理状态，既能发汗又能止汗，对心阳虚所致心率异常调节，对心脾阳虚所致血压异常，对大肠功能失调所致的久痢与便秘均有调节作用。

此角药的使用要点为发热、汗出、恶风、脉缓，对表实或入里化热者不适合。现代多用于感冒、流感、荨麻疹、反复呼吸道感染等疾患属营卫不和者。临床应注意角药桂枝、白芍用量变化：解表桂枝、白芍等量，温中补虚重用白芍。

2. 麻黄、桂枝、杏仁

【用量】麻黄 3～10g，桂枝 3～12g，杏仁 3～10g。

【功效及主治】发汗解表、宣肺平喘。主治外感风寒所致的表实证，风寒湿痹证的疼痛，表邪较重、阳气不得宣发所致的咳喘病。症见：恶寒发热，头痛身痛，腰酸软，无汗，气喘，舌苔薄白，脉浮紧。

【伍用机制】麻黄辛微苦温，发汗解表，宣肺平喘，利水消肿；桂枝辛甘温，发汗解肌，温经散寒，助阳化气；杏仁苦微温，止咳平喘，润肠通便。麻黄与桂枝相伍，以温散寒，以辛泻闭，麻黄得桂枝发汗之力更强，可透营达卫。麻黄与杏仁相配，一宣一降，宣则肺气以呼浊，降则肺气以吸清，可使肺气升降出入协调一致。杏仁助麻黄宣降肺气平喘，又制约麻黄宣散太过。桂枝与杏仁相合，解表散寒，止咳。三药伍用共奏发汗解表、平喘宣肺之效。其首见于《伤寒论》麻黄汤，方由麻黄、桂枝、杏仁加甘草组成。

此角药以治疗恶寒发热、无汗而喘、脉浮紧为使用要点。现代用于感冒、支气管炎、哮喘属于风寒表实者。表虚自汗、疮家、淋家、亡血者禁用。

3. 麻黄、杏仁、甘草

【用量】麻黄 3～6g，杏仁 4.5～9g，甘草 6g。

【功效及主治】解表散寒、宣肺止咳。主治外感风寒、肺气不宣。症见：鼻塞身重，语言不出，伤风伤冷，头痛目眩，四肢不舒，咳嗽痰多，胸满气短。

【伍用机制】麻黄辛微苦温，发汗解表，宣肺平喘，利水消肿；杏仁苦微温，止咳平喘，润肠通便；甘草甘平，祛痰止咳，益气补中，调和诸药。麻黄辛温发散风寒，杏仁苦微温宣降肺气，宣则肺气以呼浊，降则肺气以吸清，宣祛表之邪，降上逆之气，一宣一降，调节气机，配合甘草调和诸药。三药相合，共奏解表散寒、宣肺止咳之效。相配见于《太平惠民和剂局方》之三拗汤。

临床使用要点为鼻塞声重、咳嗽痰稀、胸闷气促、舌苔白腻、脉浮滑。现代使用于呼吸道疾患，如感冒、支气管炎、肺炎属风寒咳喘者。临症病邪在表使用生麻黄，平喘止咳使用炙麻黄，中病即止，不可过用。

4. 羌活、细辛、白芷

【用量】羌活 10g，细辛 3～4.5g，白芷 3～10g。

【功效及主治】祛风止痛。主治外感风邪、头痛及上肢关节痛。

【伍用机制】羌活辛苦温，散寒祛风，胜湿止痛；细辛辛温，祛风散寒，通窍止痛，温肺化饮；白芷辛温，解表散风，通窍止痛，燥湿止带，消肿排脓。羌活、细辛和白芷均可祛风止痛。羌活善治太阳经头痛，白芷善治阳明经头痛，细辛善治少阴经头痛。三药同用，共奏祛风散寒止痛之效。其伍用见于《太平惠民和剂局方》川芎茶调散。

本角药使用要点为恶寒发热、头痛身痛、苔白、脉浮。现代常用于感冒、偏头痛、风湿性关节炎属风寒外袭者。本角药主要用于外感头痛，也可用于内伤头痛。头痛剧烈者，可倍用羌活，细辛也可加至4.5克。

5. 桑叶、菊花、连翘

【用量】桑叶 6～15g，菊花 3～10g，连翘 10～30g。

【功效及主治】疏风清热，宣肺止咳。主治风温初起，咳嗽，轻微发热。

【伍用机制】桑叶甘寒质轻，清透肺络之热；菊花辛寒体轻，清散上焦风热；连翘苦寒，苦能泻火，寒能清热，清散头耳浮游之热。桑叶与菊花相伍，外可疏散在表之风热，内可清肝平肝。桑叶与连翘相配，疏散风热力强。菊花与连翘相合，疏散风热，清热解毒。三药合同，桑叶、菊花于卫，连翘在气，重在肺卫之热，卫气兼顾，防邪由卫分入气分。"治上焦如羽，非轻不举。"三药合用共奏疏风清热、宣肺止咳之效。伍用见于清·吴瑭《温病条辨》之桑菊饮。

临床使用要点为咳嗽、轻微发热、咽痛。现代常用于流感、急性扁桃体炎属风热犯肺之轻证。

6. 金银花、连翘、竹叶

【用量】金银花 10～30g，连翘 6～30g，竹叶 6～12g。

【功效及主治】清热解毒，轻宣透表。主治温病初起，邪袭肺卫。症见：发热无汗，或少汗，轻微恶寒，头痛，口渴口干，咽喉痛，咳嗽，舌尖偏红，舌苔薄白或呈微黄色，脉浮数。

【伍用机制】金银花甘寒，质体轻扬，气味芳香，既能清气分之热，又能解血分之毒；连翘苦微寒，轻清上浮，善走上焦，泻心火，破血结，散气聚，消痈肿；竹叶甘寒，清心除烦，生津利尿。金银花与连翘相伍，两者均为清热解毒药物，同类相须，无论外感热病中，邪在表、在里、在气、在血均可使用。金银花与淡竹叶相配，清热解毒力增。连翘与淡竹叶相合，清心除烦之力增强。三者合用共奏轻宣透表、清热解毒之功。

此角药临床使用要点为发热、口渴口干、咽喉痛、舌尖偏红、舌苔薄白、脉浮数。现代常用于流行性感冒、急性扁桃体炎、麻疹初起属卫分风热者。

7. 海藻、生甘草、蝉蜕

【用量】海藻 10～13g，生甘草 9g，蝉蜕 6～9g。

【功效及主治】清热利咽，消痰散结。主治风热火毒上攻咽喉、红肿疼痛、声音嘶哑，或缓解期咽喉不利、咳痰不爽、如有异物等症。

【伍用机制】海藻苦咸寒，归肝胃肾经，消痰软坚散结，利水消肿；生甘草甘平，归心肺脾胃经，清热解毒，祛痰止咳，缓急止痛，补脾益气，调和诸药。海藻与甘草相伍，清热祛痰、解毒利咽、止痛之力加强。古人曾以二药为相反之药，但临床应用中，二药相伍，利咽解毒之效明显，未见明显毒副作用。蝉蜕甘寒，归肺肝经，疏散风热，利咽开音，透疹，明目退翳，息风。三药合用，清热利咽，化痰散结。甘草可甘缓和中，缓海藻、蝉蜕之寒凉之性，达到清解咽喉热毒痰结而不伤脾胃之效。

此角药临床多用于咽喉不适、疼痛、声音嘶哑、咳痰不利。现代常用于急性支气管炎、喉炎、扁桃体炎及慢性咽炎、滤泡增生症、慢性扁桃体肿者。临床上一般用量就能取得较好效果。

8. 麻黄、附子、炙甘草

【用量】麻黄 6g，附子 3～6g，炙甘草 6～9g。

【功效及主治】助阳解表。主治少阴阳虚，外感风寒，太少两感。症见：恶寒身疼，无汗，微发热，脉沉微；或水肿病身面浮肿，气短，小便不利，脉沉而小。

【伍用机制】麻黄辛微苦温，发汗解表，宣肺平喘，利水消肿；附子辛甘热，回阳救逆，助阳利水，散寒止痛；甘草甘平，益气补中，清热解毒，祛痰止咳，缓急止痛，调和诸药。麻黄发汗解表，附子温阳散寒，麻黄走表，附子温里，按表里相对关系配伍，表里同治，两药峻烈，故用炙甘草以调和。三药合用，共奏助阳解表之功。其伍用见于《伤寒论》麻黄附子甘草汤。

此角药临床使用要点为恶寒身疼、无汗、微发热、脉沉微。现代常用于感冒合并心肌炎、病态窦房结综合征、哮喘属阳虚兼外感者。

9. 辛夷、苍耳子、白芷

【用量】辛夷 6～9g，苍耳子 6～9g，白芷 10g。

【功效及主治】散风寒，通鼻窍。主治鼻渊，鼻塞，流涕不止，前额头痛。

【伍用机制】辛夷辛温，上走脑舍，祛风通窍，散寒止痛；苍耳子辛苦而温，专入肺经，散风通窍；白芷辛温，芳香气烈，善散阳明经邪，通鼻窍止痛。三药相伍，辛能行散，温能祛寒，为治风寒袭鼻之要药。其伍用见于《重订严氏济生方》之苍耳散（又名苍耳子散）。此方由三个角药加薄荷组成。

10. 麻黄、杏仁、石膏

【用量】麻黄 6～9g，杏仁 9g，石膏 15～30g。

【功效及主治】辛凉宣泻，清肺平喘。主治外感风邪，身热不解，咳逆气急，鼻扇，口渴，有汗或无汗，舌苔薄白或黄，脉滑而数者。

【伍用机制】麻黄辛苦微温，发汗解表，宣肺平喘，利水消肿；杏仁苦微温，止咳平喘，润肠通便；石膏辛甘大寒，清肺热，泻肺火，透热，除烦生津止渴。麻黄宣肺，杏仁降气，宣则肺气以呼浊，降则肺气以纳新，共奏清肺平喘之效；麻黄、石膏两者相伍，宣泻肺热而不助热，清泻肺热而不寒凝气机，寒温并用，寒大于温，辛凉宣泻。三者合用，共奏辛凉宣泻、清肺平喘之效。

此角药临床使用要点为发热、喘急、鼻扇、口渴、苔黄、脉数。现代常用于肺炎、支气管炎，哮喘属风热壅肺、肺失宣降者。

11. 大黄、芒硝、甘草

【用量】大黄 6～12g，芒硝 6～12g，甘草 6～9g。

【功效及主治】泻热和胃，润燥软坚。主治热性病，肠胃燥实，发热心烦，大便燥结而腹不满者。

【伍用机制】大黄苦寒，泻热通便，荡涤胃肠；芒硝咸苦寒，泻下，软坚，清热；甘草甘平，调和诸药。大黄与芒硝相伍，两者相须为用，泻热导滞，攻下破积，软坚通便，急下存阴。大黄、芒硝与甘草相伍，甘草甘缓和中、益气养胃，可缓和大黄、芒硝之峻，为泻热通便和胃之剂。

此角药临床使用要点为发热、心烦、大便不通。现代常用于治疗肠梗阻、胆系疾患、胰腺炎属燥实内结者。

12. 大黄、厚朴、枳实

【用量】大黄 6～12g，厚朴 6～10g，枳实 6～9g。

【功效及主治】泻热通便，消滞除满，开胸泄饮。主治热结、气秘、食积、支饮等证。症见：腹满便秘，舌苔老黄，脉滑而疾。

【伍用机制】大黄苦寒，泻热通便，荡涤胃肠；厚朴苦辛温，行气散满，消积化滞；枳实苦辛微，破气消积，除痞散结。大黄与厚朴相伍，一攻一泻，一寒一热，行气宽中，疏导肠胃。大黄与枳实相伍，气机通，热结下。厚朴与枳实相伍，一寒一温，相得不偏，枳实破气化痰消痞，厚朴祛湿消胀除满。三药合用以下、行、消之法，共奏泻热通便、消滞除满、开胸泄饮之效。

大黄、厚朴、枳实若依次为12g，6g，9g（4∶2∶3）构成小承气汤；依次为12g，24g，15g（4∶8∶5）构成厚朴三物汤；依次为15g，15g，9g（5∶5∶3）构成厚朴大黄汤。大黄、厚朴、枳实等量为三化丸。中药用量，颇为关键。用量不同，作用有异。其伍用见于《伤寒论》之小承气汤。

临床使用要点为腹满便秘、舌苔老黄、脉滑而疾。现代常用于治疗肠梗阻、肠麻痹、胆管蛔虫症、病毒性肝炎、乙型脑炎见痞满者。

13. 大黄、附子、干姜

【用量】大黄 6～12g，附子 9g，干姜 6～9g。

【功效及主治】温补脾阳，攻下冷积。主治脾阳不足，冷积便秘，或久痢赤白，腹痛，手足不温，脉沉弦。

【伍用机制】大黄苦寒，泻下热积，清热泻火，大黄苦寒沉降，有较好的泻下作用，为治疗肠道积滞，大便秘结的要药；附子辛热，回阳救逆，补火助阳；干姜辛热，温中散寒，回阳通脉。大黄与附子相伍，舍性取用，为温下对药。对阴寒内盛之腹痛便秘，若单以大黄攻下，则更伤中阳，寒积难除，必与附子相伍，苦辛通降，攻下冷积。附子走而不守，干姜守而不走，温经用附子，无干姜不热，两者相伍为用，回阳救逆、温中散寒之力增。大黄、附子、干姜伍用，共奏温补脾阳、攻下冷积之效。

此角药临床使用要点为便秘、腹痛、喜温喜按、手足不温、脉沉弦。现代常用于治疗消化不良、幽门梗阻、胃神经症属寒积便秘者。

14. 大黄、桃仁、麻子仁

【用量】大黄 10g，桃仁 10g，麻子仁 15g。

【功效及主治】润肠通便。主治大便干燥秘涩，或结如羊屎，甚至闭塞不通、不思饮食之证。

【伍用机制】大黄苦寒，泻下攻积，清热泻火；桃仁苦甘平，润肠通便，活血化瘀；麻子仁甘平，润肠通便。大黄与桃仁相伍，泻热逐瘀，使瘀热从下而解。大黄与麻子仁为配，泻脾中之燥热，攻肠中之滞气，善治脾约之证。桃仁与麻子仁相和，苦以下之，甘以润之，增润肠通便之效。大黄、桃仁、麻子仁相伍，共奏泻下活血、润肠通便之效。

此角药临床使用要点为大便秘结、排便困难。现代常用于治疗习惯性便秘属肠燥有热者。

15. 柴胡、黄芩、半夏

【用量】柴胡 6～15g，黄芩 9～12g，半夏 9～12g。

【功效及主治】和解少阳，解肌退热，疏肝和胃，清胆截疟。主治：①伤寒少阳证，往来寒热，胸胁苦满，不思饮食，心烦，喜呕，口苦咽干，目眩，舌苔薄白，脉弦。②心下痞硬，或心下满痛，大便不解或下利，舌苔黄，脉弦数且有力。③疟疾热多寒少，口苦嗌干，小便赤涩，脉来弦数。

【伍用机制】柴胡苦辛微寒，解经气，疏气郁；黄芩味苦性寒，清胆热，清郁热；半夏辛温，化痰饮，降逆气。柴胡疏肝解郁，得黄芩，清散肝胆郁火，和解少阳。柴胡配半夏，疏肝和胃，治肝气犯胃之呕恶；半夏助柴胡以解郁，化痰消饮祛水，和胃降逆止呕。黄芩合半夏能调和肠胃。柴胡、黄芩、半夏合用辛开苦降、寒温并用、肝胃并调，可疏利少阳，兼和胃气，共奏和解少阳、解肌退热、疏肝和胃、清胆截疟之效。

本角药临床使用要点为往来寒热、胸胁苦满、不思饮食、心烦、喜呕、口苦咽干、目眩、舌苔薄白、脉弦。现代常用于治疗感冒、疟疾、慢性肝炎、急性胆囊炎、肠伤寒等疾病，属邪在少阳者。在临床使用上应注意柴胡用量，中剂量能疏肝解郁，大剂量和解少阳。

16. 青蒿、黄芩、竹茹

【用量】青蒿 6～12g，黄芩 6～10g，竹茹 6～10g。

【功效及主治】清胆利湿，和胃化痰。主治少阳湿热证、痰浊证。证见：寒热如疟，寒轻热重，口苦，胸闷，呕吐酸水，或呕吐黄涎而黏，胸胁胀痛，舌红苔白或黄腻，间现杂色，脉弦数或滑数。

【伍用机制】青蒿苦辛寒，清透少阳邪热，化湿辟秽；黄芩苦寒，清泻胆热、燥湿；竹茹甘微寒，清热化痰，除烦止呕。青蒿与黄芩相伍，既可内清湿热，又可透邪外出。黄芩与竹茹配合，既可清热，又可化痰降逆。青蒿、黄芩、竹茹三药合用，共奏清少阳胆热、化机体痰热、畅利气机之效。

临床使用要点为寒热如疟、寒轻热重、呕吐酸水或呕吐黄涎而黏、胸胁胀痛、舌红苔腻、脉弦滑数。现代常用于治疗疟疾、急性胆囊炎、急性黄疸型肝炎、急性胃炎、肠伤寒、尿路感染属少阳热盛，或湿热痰浊中阻者。

17. 柴胡、枳实、芍药

【用量】柴胡 6～9g，枳实 6～9g，芍药 9～12g。

【功效及主治】疏散退热，透邪解郁，疏肝理气。主治：①阳郁厥逆证，手足不温，或身微热，或咳，或小便不利，或腹痛，或泄泻，脉弦。②肝脾不和证，胁肋胀闷，脘腹疼痛，脉弦。

【伍用机制】柴胡苦辛微寒，疏肝理气；枳实苦辛微寒，调中泻浊，疏理脾气；白芍苦酸甘微寒，养血柔肝。柴胡与枳实相伍，柴胡主升，枳实主降，两药相伍，升清降浊。枳实与白芍相配，理血气，止腹痛，除烦满。柴胡与白芍相和，柴胡疏肝理气以散郁，白芍柔肝止痛，刚柔相济。三药合和，柴胡疏肝，白芍柔肝，枳实理脾，三药性寒，寒能清热，共奏透热解郁、疏肝理脾之效。

临床使用要点为手足厥冷、胁肋痞满疼痛、脉弦。现代常用于治疗慢性肝炎、胆囊炎、胆石症、胆管蛔虫病、胰腺炎、急性胃炎、急性阑尾炎、肋间神经痛等属于肝郁脾滞者。

18. 柴胡、当归、白芍

【用量】柴胡 9～15g，当归 10～12g，白芍 10～15g。

【功效及主治】疏肝解郁，健脾和营。主治肝郁血虚而致两胁作痛，寒热往来，头痛目眩，口燥咽干，神疲食少，月经不调，乳房作胀，脉弦而虚者。

【伍用机制】柴胡味苦辛微寒，轻清升散，宣透升达，入肝经，疏肝解郁；当归甘辛，温通质润，入心脾肝经，补血活血；白芍苦酸微寒，养血平肝。柴胡配白芍，一散一收，一气一血，疏肝之中兼以敛肝，升阳之中兼以敛阴。当归甘温而润，补血养血，白芍性凉而温，补血敛阳，两药相伍，辛而不过散，酸而不过收。三药相伍，共奏疏肝解郁、健脾和营之效。

临床使用要点为两胁作痛、神疲食少、月经不调、乳房作胀、舌淡红、脉弦而虚。现代常用于治疗慢性胆囊炎、慢性肝炎、慢性胃炎、乳腺增生、高血压、黄褐斑、抑郁症、更年期综合征、经前期紧张症、盆腔炎等证属肝郁血虚脾弱者。

19. 半夏、干姜、黄芩

【用量】半夏 9～12g，干姜 6～9g，黄芩 9～12g。

【功效及主治】寒热平调，消痞散结。主治寒热互结之痞证。证见：心下痞，但满不痛，或呕吐，肠鸣下利，舌苔薄黄而腻。

【伍用机制】半夏苦辛温燥，燥湿化痰，降逆止呕，散结消痞；干姜辛温，温中散寒，回阳通脉，温肺化饮；黄芩苦寒，清热燥湿，泻火解毒，凉血止血，除热安胎。半夏与干姜相伍，燥湿化痰、温肺化饮以止咳，温中降逆以止呕。半夏与黄芩相配，辛开苦降，调理脾胃气机，合用不燥不凉。干姜与黄芩相合，辛开苦降，和胃降逆化痰。三药伍用，半夏、干姜辛以开之（兼以祛痰），黄芩苦以降之（兼以燥湿），辛开苦降，寒热得除，气机得畅，升降复常，痞、呕、利得愈。

此角药的使用要点为心下痞满不痛、呕吐泻痢、苔腻微黄、脉弦数。临床常用于治疗消化系统疾病如急慢性胃炎、溃疡病、胃肠炎、胰腺炎、慢性迁延性肝炎、胆囊炎、食道炎、慢性肠炎等疾病属中气虚弱、寒热互结、升降失常者。

20. 柴胡、郁金、白芍

【用量】柴胡 9g，郁金 10～12g，白芍 15～30g。

【功效及主治】疏肝解郁，行气止痛。主治肝郁血虚或血瘀所致的两胁作痛，头昏目眩，口燥咽干，女子月经不调，男子婚久不育，舌红，脉弦。

【伍用机制】柴胡苦微寒，和解表里，疏肝，升阳；郁金辛苦寒，行气化瘀，清心解郁，利胆退黄；白芍苦酸凉，养血柔肝，缓中止痛，敛阴收汗。柴胡疏肝，白芍柔肝，两药相伍，疏肝理气，柔肝止痛。柴胡入肝经气分，疏肝散结，郁金入肝经血分，合用活血行气止痛。郁金与白芍相和，疏肝柔肝止痛力增。三药相合，共奏疏肝解郁、行气止痛之效。

此角药临床使用要点为两胁作痛、头昏目眩、口燥咽干、女子月经不调、男子婚久不育、舌红、脉弦。现代常用于治疗急性胆囊炎、脂肪肝、肝癌、男子不育、妇女不孕、经前期紧张综合征属肝郁气滞血瘀者。

21. 金银花、连翘、蒲公英

【用量】金银花 10～30g，连翘 10～30g，蒲公英 15～30g。

【功效及主治】清热解毒、消肿散结。主治风热毒邪所致的咽喉肿痛、目赤肿痛，或体内热毒蕴结所致的痈肿疮疡初期局部红肿热痛或发热恶寒，各种疔毒，舌红苔黄，脉数。

【伍用机制】金银花甘寒，清热解毒凉血；连翘苦微寒，清热解毒，消肿散结；蒲公英苦寒，清热解毒，清肝明目。金银花与连翘，二者均有清热解毒的作用，金银花气味芳香，既可清风温之热，又可解血中之毒，性平而身功著，偏于透表之热；连翘轻清而浮，善清心而去上焦诸热，散结消肿而治疮，偏于透达全身、躯壳之热。二药相须为用，清热解毒之力倍增，既能透热解表，又能清解里热，还能疏通气血，宣导十二经脉气滞血凝，以达消肿散结止痛之功效，无论在气、在血、在表、在里，通过适当的配伍，均可应用。金银花与蒲公英配伍，金银花清热解毒、散痈消肿，蒲公英清热解毒、散痈消肿、泻湿热、通淋浊，两者相伍，清热解毒、散痈消肿力增。三者配伍具有表里两清、气血两清、清热解毒、散痈消肿之效。

此角药临床使用要点为发热、咽喉肿痛、皮肤疖疮、红肿热痛、舌红苔黄、脉数。

现代常用于治疗外感热病、皮肤病属热毒内盛、毒邪内壅者。

22. 生地黄、赤芍、牡丹皮

【用量】生地黄 12 ～ 30g，赤芍 9 ～ 12g，牡丹皮 9g。

【功效及主治】清热凉血，活血散瘀。主治热入血分证。症见：舌质紫而绛，发热烦躁，甚或昏狂语妄，斑疹紫黑，或吐血，衄血，脉洪数。

【伍用机制】生地黄甘苦寒，清热凉血，且有止血之功，甘寒质润，重在滋阴退热，又有养阴生津之功；赤芍苦微寒，清热凉血，散瘀止痛；牡丹皮苦辛微寒，清热凉血，热去则利于阴，活血散瘀，具有凉血而不留瘀，活血而不动血之特点。三药均属清热凉血之品。生地黄与牡丹皮相伍，滋阴与清热并举，凉血与活血兼施。牡丹皮与赤芍同为凉血散血药，前者偏于凉血，后者偏于活血，合用凉血散瘀止痛。三者配伍，既可凉血、又可活血散瘀，使热清、血宁而无耗血动血之虑，凉血、止血又无冰伏留瘀之弊。如叶天士所言"入血就恐耗血动血，直须凉血散血"。

临床使用要点为热甚动血、斑疹、舌绛。现代常用于治疗各种原因导致的败血症、过敏性紫癜、流行性乙型脑炎、丹毒、荨麻疹、湿疹等属热入血分者。

23. 黄芩、黄连、黄柏

【用量】黄连 3 ～ 9g，黄芩 6 ～ 10g，黄柏 6 ～ 9g。

【功效及主治】泻火解毒、清热燥湿。主治一切实热火毒，三焦热盛之证。常用于治疗心火炽盛之壮热烦渴、神昏谵语、心烦失眠，胃火亢盛之牙龈肿痛、口舌生疮，湿热泄泻，痢疾等。

【伍用机制】黄芩苦寒，善清泻肺热，泻上焦之火，且有清热安胎之功，多用于肺热咳嗽及胎动不安之证，偏于清肺胆之热，《本草求真》曰黄芩"上升以清肺，肺清则痰自理矣"；黄连苦寒，泻心火，主清中焦大热，善解热毒，为治实热火邪郁结之主药；黄柏苦寒沉降，善泻肾经相火，清下焦及膀胱湿热，适用于阴虚火旺之潮热盗汗、遗精，湿热下注之淋浊、小便不利、带下等，并坚阴止痢。《神农本草经读》黄柏条言："止泄痢者，湿热泄痢，唯苦寒能除之，而且能坚之也。"黄连配黄芩，黄连偏于清心胃之热，如《珍珠囊补遗药性赋》所言"泻心火，消心下痞满之状"，明显增强清泻上、中二焦之热。黄连配黄柏，黄连清热作用偏于清心除烦，并燥湿止痢，而黄连与黄柏相用，增强清燥中焦、下焦之湿热。因此，古人有"黄芩治上焦，黄连治中焦，黄柏治下焦"之说。三者均为苦寒之品，皆有清热燥湿、泻火解毒之功，作用部位有别。临床治疗中常相须配伍，用于治疗湿热所致的各种疾患。

临床使用要点为发热烦躁、口燥咽干、谵语不眠、吐衄发斑、下痢黄疸、小便赤黄、舌红苔黄、脉数有力。现代用于治疗败血症、脓毒血症、痢疾、肺炎、泌尿系感染、流行性脑脊髓膜炎、乙型脑炎以及感染性炎症等属湿热内盛者。

24. 白头翁、黄连、秦皮

【用量】白头翁 15 ～ 30g，黄连 6g，秦皮 9 ～ 12g。

【功效及主治】清热解毒，凉血止痢。主治热毒血痢。

【伍用机制】白头翁、黄连、秦皮均为苦寒之性。白头翁清热解毒，凉血止痢，燥湿敛疮，散瘀止痛；黄连清热燥湿，泻火解毒；秦皮清热解毒，清肝明目。白头翁与秦皮相伍，二者均能清热，止痢。白头翁止痢偏于凉血，秦皮止痢偏于收涩。二者合用，则一泻一涩，泻则以清热，涩则以止痢，标本兼治，以取清热止痢之作用。白头翁与黄连相配，均有清热燥湿、解毒止痢作用。白头翁清热解毒偏于凉血止痢，黄连清热解毒偏于燥湿止痢。三药合用，善治湿热肆虐下焦诸证，尤对热毒血痢证具有良好的治疗效果。

临床使用要点为痢下脓血、赤多白少、腹痛、里急后重、舌红苔黄、脉弦数。现代常用于治疗细菌性痢疾、急性肠炎等疾患属温热毒邪蕴结肠道者。

25. 大黄、黄芩、黄连

【用量】大黄 6～9g，黄芩 9g，黄连 3～6g。

【功效及主治】清热泻火，解毒凉血。主治心胃火炽，迫血妄行之吐衄、便秘，湿热黄疸，胸中烦热痞满，舌苔黄腻，脉数。

【伍用机制】大黄苦寒，泻下攻积，清热泻火，止血活血；黄芩苦寒，清热燥湿，泻火解毒，偏于清肺胆之热，凉血止血，除热安胎；黄连苦寒，清热燥湿，泻火解毒，偏于清心胃之热。黄连与大黄，均具有祛热与止血的作用。黄连主要是清热，使邪热从上而消。而大黄主要是泻热通腑，使邪热从下而去。两药相用，既能增强清泻胃热的作用，又能增强凉血止血的作用，故可治疗脾胃热痞证或出血热证。正如《经方药物药理临证指南》所云："黄连与大黄相用，泻热之力专，凉血之力强，并引火热之邪下行下泻，以达止血之作用。"黄连、黄芩均具有清热燥湿的作用，二者相用，不仅能明显增强清泻上、中、下三焦之热及燥湿之用，又具有良好的止血作用，以治疗出血热证。三药合用，共奏泻火解毒、燥湿泻热、凉血止血之效。

临床使用要点为面红目赤、烦热痞满、尿黄便秘、吐血衄血、口舌生疮、湿热黄疸、疔疮肿毒、舌苔黄腻。常用于治疗急性胃肠炎症、急性肝炎、胆囊炎、胃出血、鼻出血、咳血，以及外科常见之疮、痈、疔、疖等属于火毒炽盛者。

26. 葛根、黄芩、黄连

【用量】葛根 15g，黄芩 9g，黄连 6～9g。

【功效及主治】解表清里。主治外感表证未解而热邪入里，身热下痢。

【伍用机制】葛根甘辛凉，辛凉解表，疏散风热，解毒透疹，清热止痢，升达阳气，和调脾胃，开腠理，舒达筋脉，生津止渴、偏于升举；黄连、黄芩苦寒，均能清热解毒，燥湿止痢，偏于降泄。葛根、黄芩、黄连三药合用，一清一散，一降一升，调理气机，和调内外，以使清者升，浊者降，清升浊降，共奏解表清里之效。

此角药临床使用要点为身热下利、舌红苔黄、脉数。现代常用于治疗细菌性痢疾、肠炎、秋季腹泻等属表邪入里、湿热侵袭肠胃者。

27. 龙胆草、黄芩、栀子

【用量】龙胆草 3～6g，黄芩 9g，栀子 6～9g。

【功效及主治】泻肝胆实火，清下焦湿热。主治肝胆实火上扰，肝经湿热下注。症见：头痛目赤，胁痛口苦，耳聋，耳肿；或湿热下注，阴肿阴痒，筋痿阴汗，小便淋浊，妇女湿热带下；舌红苔黄，脉弦滑。

【伍用机制】龙胆草苦寒，清热燥湿，泻肝胆火；黄芩苦寒，清热燥湿，泻火解毒；栀子苦寒，泻火除烦，清热利湿。黄芩配栀子，二者均苦寒，清热燥湿，黄芩偏于清少阳胆热，栀子偏于清厥阴肝热。苦寒之龙胆草清泻燥湿，既善清下焦湿热，又善泻肝胆实火。三者合用，共奏清热燥湿、清泻肝火之效。

此角药临床使用要点为胁肋疼痛、口苦咽干、小便黄赤、舌红苔黄、脉弦滑。现代常用于治疗顽固性偏头痛、高血压、急性结膜炎、虹膜睫状体炎、急性黄疸型肝炎、急性胆囊炎、急性肾盂肾炎、急性膀胱炎、尿道炎、外阴炎、睾丸炎、腹股沟淋巴腺炎、急性盆腔炎、带状疱疹等属肝经实火、湿热者。

28. 黄连、吴茱萸、白芍

【用量】黄连 3～9g，吴茱萸 3～6g，白芍 10g。

【功效及主治】清化湿热，缓急止痛。主治胃痛吐酸，腹痛泄泻，湿热泻痢，大便不畅，腹中挛急，舌苔薄白或薄黄，脉弦。

【伍用机制】黄连苦寒，清热燥湿，泻火解毒；吴茱萸辛苦热，散寒止痛，降逆止呕，助阳止泻；白芍甘酸微寒，养血柔肝，缓中止痛，敛阴收汗。黄连与吴茱萸相伍，黄连苦寒泻火，佐以辛热之吴茱萸，既能降逆止呕，制酸止痛，又能制约黄连之过于寒凉。二味配合，一清一温，辛开苦降，相反相成。黄连、吴茱萸等量，清热与开郁并重。黄连、吴茱萸与白芍相合，白芍甘酸微寒，养阴以制约黄连、吴茱萸苦寒温燥之性，达固护胃气之效。三药相伍，辛开苦降，一寒一热，相反相成，共奏清化湿热、缓急止痛之效。黄连、吴茱萸、白芍的伍用见于《太平惠民和剂局方》戊己丸。

临床使用要点为胃痛吐酸、腹痛腹泻。现代常用于治疗急、慢性胃炎属脾胃湿热引起的肝胃不和者。

29. 桑白皮、地骨皮、甘草

【用量】桑白皮 6～10g，地骨皮 10～15g，甘草 6～9g。

【功效及主治】清泻肺热，止咳平喘。主治肺热咳嗽气喘，皮肤蒸热或发热，午后为甚，舌红，苔黄，脉细数。

【伍用机制】桑白皮甘寒，入气分泻肺中邪热，泻肺平喘，利水消肿；地骨皮甘淡寒，入血分泻肺中伏火，凉血退热，清肺降火；甘草甘平，清热解毒，祛痰止咳，调和诸药。桑白皮与地骨皮合用，并退虚热，一气一血，气血两清，甘草养胃和中。三药合用，共奏泻肺平喘之效。本配伍首见于《小儿药证直诀》之泻白散。

临床使用要点为肺热咳嗽气喘，咳痰不利，皮肤蒸热，午后为甚，舌红，苔黄，脉细数。现代常用于治疗支气管炎、小儿麻疹初期、肺炎等属肺中伏火郁热者。在临床应用中，本方药性平和，尤宜于正气未伤，伏火不甚者。风寒咳嗽或肺虚喘咳者不宜使用。

30. 附子、干姜、炙甘草

【用量】附子 10 ~ 30g，干姜 9g，炙甘草 6 ~ 9g。

【功效及主治】回阳救逆。主治少阴阳衰，阴寒内盛。症见：四肢厥逆，恶寒，呕吐，不口渴，腹痛，舌苔白滑，脉微。

【伍用机制】附子辛甘热，回阳救逆，助阳补火，散寒止痛；干姜辛热，温中散寒，回阳通脉，温肺化饮；炙甘草甘平，益气补中，清热解毒，祛痰止咳，缓急止痛，调和营卫。附子与干姜相伍，附子走而不守，干姜守而不走，温经用附子，无干姜不热，两者合用，同类相须，回阳救逆之力剧增。附子得甘草，则助阳散寒而不过辛烈，无伤阴耗气之弊；甘草得附子则温中益气而无壅滞之弊，合用补中散寒。干姜与甘草相合，辛甘助阳，既可复中焦之阳气，又能温化肺中寒饮。三药相伍，回阳救逆、温阳散寒之力加强，而燥性降低。

临床使用要点为四肢厥逆、神疲欲寐、吐泻腹痛、舌淡、苔白滑、脉沉迟细弱。现代常用于治疗休克、心肌梗死、心力衰竭、急性胃肠炎、慢性胃肠炎、霍乱、胃下垂、小儿泄泻、腓肠肌痉挛等属阳虚者。

31. 当归、生姜、羊肉

【用量】当归 9g，生姜 15g，羊肉 100g。

【功效及主治】温中补虚，祛寒止痛。主治：①血虚有寒，寒疝腹痛，胁痛里急，舌淡苔白，脉虚大或沉弦而涩。②产后少腹疼痛，痛及腰胁，喜温喜按，舌淡苔白，脉虚大或沉弦而涩。

【伍用机制】当归甘润温通，辛散苦降，能入血分，养血调经，又能活血止痛，用于补血活血、调经止痛，具补中有动、行中有补之力；羊肉辛热，血肉有情之品，用气血之属以补气血；生姜辛温宣散可解表散寒，入气分，温中祛湿。当归与羊肉相伍，以血肉有情之品配合当归温中补虚，使中焦气足血旺，化源充足，达大补气血之功。当归与生姜相伍，使中焦温煦，补血活血行血之力更强。生姜与羊肉相伍，加强了祛寒之力，可使中焦之虚寒从汗而解，使中焦生化有力，气血更充。三药合用，补气血之力加强，具温中补血、祛寒止痛之效。

临床使用要点为少腹疼痛、喜温喜按、舌苔白、脉虚大。现代常用于治疗疝气、产后腹痛、闭经、崩漏属下焦虚寒者。

32. 干姜、人参、半夏

【用量】干姜 5 ~ 9g，人参 5 ~ 10g，半夏 5 ~ 10g。

【功效及主治】温中补虚，降逆止呕。主治妊娠及脾胃虚寒之呕吐。症见：妊娠剧烈呕吐，病程较久，呕吐物为清冷涎沫或清水，口淡无味，喜辛辣而恶生冷，精神萎靡，舌淡苔薄白，脉缓滑无力。

【伍用机制】干姜辛热，温中散寒，回阳通脉，温肺化饮；人参甘微苦微温，补气生津，安神益气；半夏辛温，燥湿化痰，降逆止呕，消痞散结。干姜与人参相伍，人参大补元气，干姜温中降逆，两药合用益气温中、降逆止呕。干姜与半夏相合，干姜温中散寒，半夏降逆止呕，两药相配共奏温中祛寒、降逆止呕之效。人参与半夏相配，人参补气，半夏降气，前者治本，后者治标，相伍为用，标本同治。三药合用，共奏温中补虚、降逆止呕之功。其首见于《金匮要略》干姜人参半夏丸。

临床使用要点为妊娠剧烈呕吐，病程较久，呕吐物为清冷涎沫或清水，口淡无味，喜辛辣而恶生冷，精神萎靡，舌淡苔薄白，脉缓滑无力。现代用于妊娠及产后呕吐、胃神经症、慢性胃炎、慢性肝炎、慢性胰腺炎等属脾胃虚寒饮逆者。

33. 人参、干姜、白术

【用量】人参 6～10g，干姜 6～10g，白术 10g。

【功效及主治】温中祛寒，补气健脾。主治中焦虚寒，自利不渴、呕吐腹痛、不欲饮食，小儿慢惊，病后喜唾涎沫，以及霍乱、胸痹等由中焦虚寒所致者。

【伍用机制】人参甘微苦，大补元气，补脾益肺，生津安神；干姜辛热，温中散寒，回阳通脉，温肺化饮；白术苦甘温，补气健脾，燥湿利水，止汗安胎。人参与干姜相伍，人参大补元气，干姜温中降逆，两药合用温中益气、降逆止呕。人参与白术相配，不仅补气健脾之力加强，还可使中气、元气相互滋生。干姜与白术相合，干姜温中散寒，白术健脾燥湿，合用温中散寒，健脾化湿。三药相伍，共奏温中祛寒、补气健脾之效。

临床使用要点为吐泻腹痛、畏寒肢冷、舌淡苔白滑、脉细沉或迟缓。现代常用于治疗消化性溃疡、胃炎、消化道出血、慢性非特异性溃疡性结肠炎、慢性肝炎、慢性支气管炎、肺心病、月经过多属脾胃虚寒者。

34. 人参、白术、茯苓

【用量】人参 6～9g，白术 9～20g，茯苓 9～30g。

【功效及主治】益气健脾，燥湿化痰。主治脾虚不运，痰饮内停，气短乏力，食少，便溏痞满，吐泻及脾虚水肿等。

【伍用机制】人参甘温，补虚益气，微苦不燥，长于培补元气，补肺脾之气虚，助正气之健旺，又能益气生津生血，为补虚之要药；白术甘温补脾，苦温燥湿，为治脾胃气虚、水湿不化的要药，长于健脾益气燥湿、固表安胎；茯苓甘淡，甘可补益，淡可渗利，既可补脾宁心，又可利水消肿、健脾渗湿。人参与白术相伍可加强健脾益气助运之力。人参和茯苓相配，即可除中焦之湿，而健脾之力更强。茯苓与白术相合则健脾祛湿之功更显。三药同为益气之品，人参长于补气，白术长于燥湿健脾，茯苓长于健脾渗湿。三药合用，各扬其长，可治中焦脾胃之气虚，恢复其运化受纳之功。此配伍首见于《素问病机气宜保命集》之四君子汤。

临床使用要点为疲乏无力、饮食减少、舌淡苔白、脉软弱无力。现代常用于治疗急慢性胃炎、胃溃疡、消化不良、慢性肝炎等疾病属脾胃气虚者。

35. 人参、炙甘草、大枣

【用量】人参 6～9g，炙甘草 10～12g，大枣 6～20 枚。

【功效及主治】益气养胃。主治脾胃气虚证。症见：面色萎黄，食欲不振，纳后腹胀，倦怠乏力，少气懒言，大便溏薄，舌淡苔白，脉缓弱。

【伍用机制】人参甘苦微寒，既可补心、肺、脾之气虚，大补气血，振奋脾阳，而助正气健旺，又能益气而生津血，为补虚的常用药；炙甘草甘温，温补脾脏之精而益脾胃之气，有补虚缓急之功，且能益心气，补心血，温心阳，益气而生血，和阳而助阴，调和阴阳气血；大枣甘平微温，甘缓和中，入营分，补脾益气，补脾胃虚弱而生津养血，常作佐使药用，入补益剂以益气养血。人参合大枣，益气养血，补脾生津，二者相配大补气血之功更佳。人参合甘草相须为用，增强补气之力。大枣与甘草相配，均为佐使药，可甘缓益气、补养心脾。三药相伍为用，共奏益气养胃之效。

临床使用要点为面色萎黄、食欲不振、纳后腹胀、倦怠乏力、少气懒言、大便溏薄、舌淡、苔白、脉缓弱。现代常用于萎缩性胃炎、胃十二指肠溃疡、病毒性心肌炎、病态窦房结综合征、风湿性心脏病、冠心病、功能性心律失常、心肌缺血、慢性肝炎、肾盂肾炎、更年期综合征、月经过多、胎漏、慢性肠炎、结肠炎、慢性肾炎、脱肛、脑动脉硬化症、颈椎病、低血压病属脾胃气虚者。

36. 黄芪、升麻、柴胡

【用量】黄芪 18～30g，升麻 6g，柴胡 6g。

【功效及主治】补中益气，升阳举陷。主治气虚下陷证。症见：久痢脱肛，子宫脱垂，久泻久痢，舌淡苔白，脉虚软无力。

【伍用机制】黄芪味甘微温，入脾胃经，补中益气，升阳固表；升麻甘辛微寒，轻清升散，既能疏散肌表之风热，透疹解毒，又能泻阳明胃火，可引阳明清气上行；柴胡性平微苦，轻清升散，能透表泻热，清少阳半表之邪，引少阳清气上行。升麻、柴胡二药均有散热提举作用，升麻升阳明之气，柴胡升肝胆之阳，相须为用，入补气和血剂中，治阳气虚陷的久病脱肛、子宫脱垂，入泻火解毒剂中，能泻热解毒治头面丹毒及火毒肿痛。黄芪配升麻，二药均能升举中气，黄芪补气，升麻升胃阳，二者相须配伍，升阳举陷。黄芪量 3 倍于升麻，治气虚下陷的崩漏、脱肛、子宫脱垂等症。三药相和，相须相使，有增强升提下陷中气的作用。

临床使用要点为久病脱肛、子宫脱垂、久泻、久痢、舌淡苔白、脉虚软无力。现代常用于治疗胃下垂、肾下垂、子宫下垂、久泻、久痢等疾患属中气下陷者。

37. 黄芪、白术、防风

【用量】黄芪 10～12g，白术 9～12g，防风 6g。

【功效及主治】益气固表止汗。主治表虚自汗，亦治虚人腠理不固，易于感冒。

【伍用机制】黄芪甘温，内可大补脾肺之气，外可固表止汗；白术甘温补脾，苦温燥湿，健脾益气，燥湿固表；防风气薄性升，不缓不燥，可祛周身之风，尤以祛在表在上之风为强，兼能渗湿，可治外感风寒湿邪之头痛，为治身痛及风寒湿痹关节酸痛的常用药。防风能载黄芪所补之气达于周身，固表而不散泄，黄芪得防风之疏散而不固邪。黄芪、白术两药合用，扶正为主，气旺表实，汗不外泄，邪亦不易内侵，可加强益气固表之力。白术配防风，相须为用，前者益气健脾、燥湿固表，后者发表祛风除湿以解表邪，气足表固，外风自无隙可入。三药配伍，共奏益气固表止汗之效。所组成方为玉屏风散，源于《医方类聚》。

临床使用要点为自汗恶风、面色㿠白、舌淡苔薄、脉浮虚弱。现代常用于治疗自主神经功能紊乱、产后汗出不止、变态反应性鼻炎、上呼吸道感染、肾小球肾炎、慢性支气管炎、内分泌失调等病证属表虚卫阳不固者。

38. 黄芪、人参、炙甘草

【用量】黄芪 20 ～ 30g，人参 10 ～ 20g，炙甘草 6 ～ 9g。

【功效及主治】补中益气，甘温除热，升阳益胃。主治少气懒言，体倦无力，食欲不振，或发热日久，形体消瘦，舌淡苔白，脉虚软无力。

【伍用机制】黄芪甘温补气，益气固脱，为治气虚之要药，可补气升阳，固表止汗；人参甘温，补虚益气，微苦不燥，长于培补元气，补肺脾之气虚，而助正气之健旺，又能生津血；炙甘草甘温微平，补气、补脾而生血，又能养心润肺而止咳，调和诸药。黄芪与人参相伍，前者益气固表，偏于固护，后者偏于滋补强壮，二药合用为甘温补气的重要配伍。甘草与人参相伍，相须为用，有补气生津、益气养心的功效。黄芪与甘草相伍，甘温补气，甘缓和中，益气调中之力更强。三者相伍，共奏补中益气、甘温除热、升阳益胃之效。

临床使用要点为少气懒言、体倦无力、舌淡苔白、脉虚软无力。现代常用于慢性胃炎、久泻久痢、失眠、慢性肝炎、重症肌无力、胎动不安、月经过多、长期发热属脾胃气虚或中气下陷者。

39. 人参、麦冬、五味子

【用量】人参 9 ～ 15g，麦冬 9 ～ 30g，五味子 6 ～ 9g。

【功效】益气生津，敛阴止汗。主治气阴两虚证。症见：神倦体弱，汗多气短，口渴舌干，脉虚无力。

【伍用机制】人参甘温平，益气生津补肺，大扶元气；麦冬甘寒，养阴生津，润肺，清虚热而除烦，保肺阴；五味子酸收，敛肺止汗，滋阴生津，以敛其耗散。人参与五味子相伍，则益气生津、敛汗之力更强，可治元气不足或热病气阴两伤而见气短自汗等症。麦冬与五味子相伍，养阴敛肺以止咳，生津敛汗以安神，阴充汗敛，耗散之气得固。人参与麦冬相伍，一动一静，一升一敛，滋阴以敛其耗散，补气以防其滋腻。三药合用，一补一清一敛，共奏益气养阴、生津止渴、敛阴止汗之效。三药组方见于《内外伤辨惑论》。

临床使用要点为神倦体弱、汗多气短、口渴舌干，脉虚无力。现代常用于治疗热病、冠心病、心力衰竭、病毒性心肌炎等属气阴两虚者。

40. 党参、黄芪、白术

【用量】党参 9 ～ 15g，黄芪 10 ～ 30g，白术 6 ～ 12g。

【功效及主治】益气健脾。主治气虚脾弱、倦怠乏力、气短懒言，另可治由幽门螺杆菌引起的胃炎。

【伍用机制】党参甘平，不燥不腻，善能健脾，又可益气养血；黄芪甘温补气固表，利尿托毒，排脓；白术甘苦温，健脾燥湿，益气固表。党参与黄芪相伍，前者健脾补气，后者益气升阳，合用则补脾肺之功能更强。黄芪与白术相伍，前者甘温益气补虚，后者健脾益气，二者都有固表之力，二者相须配伍，补气健脾固表的功效更著。党参与白术相伍，二者均能补中益气，而党参补气力强，白术健脾力胜，且能胜湿，合用则益气健脾燥湿之力增。三者相伍，共奏健脾益气固表之功。

临床使用要点为精神不振、倦怠乏力、气短懒言、面色无华、舌淡、苔薄白、脉沉细。现代医学常用于治疗慢性胃炎、厌食、感染性疾病的后期属气虚脾弱者。

41. 黄芪、当归、白芍

【用量】当归 10 ～ 12g，黄芪 12 ～ 30g，白芍 10 ～ 12g。

【功效及主治】益气养血。主治产后失血过多、腰痛、身热、自汗之症。

【伍用机制】黄芪甘温补气，为治气虚之要药，能益气生血；当归补血活血，为血中之气药，且能调经止痛，补中有动，行中有补；芍药酸苦，敛阴养血，柔肝止痛，主静而缓急迫。当归与芍药伍用，动静结合，柔筋养血，共奏养血理血、柔筋止痛之效。黄芪与当归伍用，使气有所依附，血得气运，活血更甚。黄芪与芍药伍用，一动一静，一刚一柔，气充而阴液更足。三药配伍，相须相使，相得益彰，使补血而不滋腻，补气而不燥烈，共奏益气养血、活血柔筋之效。

临床使用要点为产后失血过多、腰痛、身热、自汗。现代常用于治疗贫血、产后失血属气虚血少者。

42. 熟地黄、当归、白芍

【用量】熟地黄 12 ～ 30g，当归 10 ～ 12g，白芍 12g。

【功效及主治】滋阴补血，调经止痛。主治血虚证。症见：头晕目眩、心悸不宁、面色萎黄、唇爪无华、倦怠乏力，或妇女冲任虚损、月经不调、脐腹疼痛或妊娠胎动不安、血下不止，舌淡，苔薄，脉细。

【伍用机制】当归甘润温通，辛散苦降，既能养血调经，又能活血止痛，可补血活血、调经止痛，有补中有动、行中有补之力；熟地黄甘温柔润，有滋心肾、养肝血、填补精髓的功效，为滋阴养血、补肝肾的要药；芍药酸寒敛阴，苦寒泻热，为养血、柔肝止痛的要药，主静而缓急迫。白芍和熟地黄相配，前者敛阴止血，后者滋阴补血，二者合用使敛阴补血之力更甚。当归和芍药，二药都能养血柔肝止痛，相配动静结合，共奏养血理血之效。当归和熟地黄相配养血补血而不滋腻。三者合用，相辅相成，一滋一行一敛，为治血虚之要药。

临床使用要点为头晕目眩、心悸不宁、面色萎黄、唇爪无华、舌淡苔薄、脉细。现代常用于治疗贫血、腓肠肌痉挛、末梢神经炎、肢体抽动症、小儿夜盲症、颈椎病、慢性肝炎、格林－巴利综合征、神经衰弱、失眠健忘等病属血虚者。

43. 熟地黄、山药、山茱萸

【用量】熟地黄 12 ～ 30g，山药 10 ～ 30g，山茱萸 10 ～ 12g。

【功效及主治】滋补肾阴。主治肾阴虚证。腰酸腿软，口燥咽干，五心烦热，盗汗，舌红少苔，脉细数。

【伍用机制】熟地黄甘温，补血滋阴，益精填髓；山药甘平，益气养阴，补脾肺肾，固精止带；山茱萸酸涩微温，补益肝肾，收敛固涩。熟地黄与山茱萸相伍，滋阴之中有温阳，固精之中有滋补。山药与山茱萸相伍，山药补气，山茱萸固精，增强肾气，固涩肾精。熟地黄与山药相伍，熟地黄滋阴补肾，补益阴血，山药补脾益肾，健脾益气。三者相伍，分别补肾脾肝，滋阴补血固精之力加强。

临床使用要点为腰酸腿软、口燥咽干、舌红少苔、脉细数。现代常用于慢性肾炎、结核病、遗精腰痛、前列腺增生、糖尿病属肾阴不足者。

44. 生地黄、麦冬、白芍

【用量】生地黄 12～30g，麦冬 15～30g，白芍 10～18g。

【功效及主治】滋阴柔肝。主治温病后期，热伤阴液。症见：口干舌燥，心悸，手足蠕动，甚则惊厥，舌干，脉细数。

【伍用机制】生地黄甘苦寒，清热凉血，养阴生津；麦冬甘微苦微寒，养阴清肺，益胃生津，清心除烦；白芍酸苦甘微寒，养血调经，平肝止痛，敛阴止汗。生地黄与麦冬相伍，滋阴清热、凉血生津之力较强。麦冬与白芍相配，生津敛阴作用加强。生地黄与白芍相合，清热养阴调经之力更盛。三药合用，共奏滋阴益肺肾柔肝之效。

临床使用要点为口干舌燥，心悸，手足蠕动，甚则惊厥，舌干脉细数。现代常用于原发性高血压，脑出血，头痛属热伤阴液、经脉不利者。如头痛剧烈，或有抽搐，加全蝎、蜈蚣、僵蚕；痰多，加竹沥、胆南星、川贝母；痰多昏睡者，加郁金、石菖蒲。

45. 人参、天冬、生地黄

【用量】人参 10g，天冬 6～15g，生地黄 15g。

【功效及主治】培土生津，补益气阴，滋肺益肾。主治暑邪久热，寝不安、食不甘、神志不清之证。

【伍用机制】人参甘苦微温，大补元气，补脾益肺，生津安神；生地黄甘苦寒，清热凉血，养阴生津；天冬甘苦寒，养阴润燥，清火生津。人参与天冬相伍，作用于脾肺肾三脏，培土生金，滋金润水，以达益气养阴生津之目的。天冬与生地黄相配，清营热生津，养阴润燥。人参与生地黄相合，气血并治，益气生津。人参培土生津，补脾助肺；天冬滋金润水，补肺益肾；生地黄滋肾生津，补益气阴。三药相合，属相生配伍，相得益彰。

临床使用要点为暑邪久热，寝不安、食不甘、神志不清，舌红少苔、脉细数。现代常用于治疗外感热病属气阴两虚者。

46. 沙参、麦冬、玉竹

【用量】沙参 15～30g，麦冬 15～30g，玉竹 10～15g。

【功能及主治】清养肺胃，生津润燥。主治燥伤肺胃之证，中、上焦肺胃阴津不足，或热虽解而肺胃之阴未复者。症见：咽干口渴，干咳少痰，舌红少苔。

【伍用机制】北沙参甘微苦微寒，养阴清肺，益胃生津；麦冬甘微苦微寒，养阴清肺，益胃生津，清心除烦；玉竹甘寒，养阴润燥，生津止渴。沙参与麦冬相伍，性味相同，相伍为用，清肺养胃、养阴生津之力增。麦冬与玉竹两品清润，润燥生津，益肺养胃；沙参与玉竹两药相合，养阴清肺、润燥止渴之力倍。此三味均为甘凉濡润之品，合用共奏清养肺胃、生津润燥之功。

临床使用要点为咽干口渴、干咳少痰、舌红少苔。现代常用于治疗支气管炎、肺炎、肺结核、口疮、病后体虚等属津液亏损者。

47. 玄参、麦冬、生地黄

【用量】玄参 9 ～ 15g，麦冬 10 ～ 20g，生地黄 30g。

【功效及主治】清热养阴，润燥通便。主治阳明温病，津液不足，大便秘结，口渴，舌干红，脉细稍数或沉而无力。

【伍用机制】玄参苦甘咸寒，清热凉血，滋阴解毒；生地黄甘苦寒，清热凉血，养阴生津；麦冬甘微苦微寒，养阴清肺，益胃生津，清心除烦。玄参与生地黄，性味均甘苦寒，寒能清热，甘能滋润，苦能坚阴，伍用则清热凉血、养阴生津之力倍增；麦冬与生地黄伍用，生地黄补肾，麦冬润肺，二者合用，养阴生津力增，金水相生；玄参与麦冬，两者质润，玄参偏滋肾水，麦冬善润肺燥，相须为用，清热、滋阴、润肠通便。三药合用，共奏清热养阴、润肠通便之效。合用见于《温病条辨》增液汤。

临床使用要点为便秘、口渴、低热、舌红、脉细数。现代常用于治疗便秘、萎缩性胃炎、糖尿病、高血压或急性热病属津液亏损之证者。

48. 核桃仁、补骨脂、杜仲

【用量】核桃仁 10 ～ 30g，补骨脂 6 ～ 15g，杜仲 10 ～ 15g。

【功效及主治】补肾温阳，强健腰膝。主治肾虚腰痛，腰酸如折，俯仰不利，转侧艰难，舌胖嫩，苔薄，脉沉细。

【伍用机制】核桃仁甘温，补肾，温肺，润肠；补骨脂辛苦温，补肾助阳，固精缩尿，暖脾止泻，纳气平喘；杜仲甘温，补肝肾，强筋骨，安胎。核桃仁与补骨脂相伍，核桃益命门为用，补骨脂通命门、暖丹田、补肾助阳，两者相伍为用，补肾助阳。补骨脂与杜仲相配，补骨脂温补下元强肾，杜仲补肝肾，两药相伍补肾壮骨。三药相伍，补肾温阳，强健腰膝。

临床使用要点为腰痛，休后痛减，畏寒喜暖，精神萎软，舌淡嫩，苔薄白，脉沉细。现代常用于腰肌劳损，轻、中度腰椎间盘突出症，产后腰痛，性功能减退症属肾阳虚者。

49. 续断、杜仲、山药

【用量】续断 15 ～ 30g，杜仲 10 ～ 15g，山药 30g。

【功效及主治】益肾补脾，固摄胎元。主治痛经、崩漏、妊娠下血。症见：腰膝酸软，妊娠时阴道少量出血，舌淡苔白，脉沉滑尺弱。

【伍用机制】续断苦辛甘微温，益肝肾，续筋接骨；杜仲甘温，补肝肾，强筋骨，安胎；山药甘平，益气养阴，补脾肺肾，固精止带。续断与杜仲相伍，杜仲甘温，偏于肾经气分，补养肝肾，续断苦温，偏于肾经血分，活血通络。续断与山药相配，续断补肝肾，山药补脾肾，合用益脾补肾健骨之力增强。三药合用，共奏益肾补脾、固摄胎元之效。

临床使用要点为妊娠腰背酸痛、舌淡、苔白、脉沉滑或尺弱。现代常用于治疗先兆流产、习惯性流产、虚寒带下属脾肾阳虚者。

50. 续断、杜仲、菟丝子

【用量】续断 15 ～ 30g，杜仲 15 ～ 20g，菟丝子 10 ～ 15g。

【功效及主治】补养肝肾，固冲安胎。主治带下病、崩漏、腰腿痛，属肾虚冲任不固者。症见：腰膝酸软，平素白带绵绵，月经不调，腰酸疲惫，头昏耳鸣，大便稀，苔薄，质淡，脉濡。

【伍用机制】续断苦辛甘，微温，益肝肾，活血通络，续筋接骨，偏于肾经血分；杜仲甘温，补肝肾，强筋骨，安胎，偏于肾经气分；菟丝子甘辛平，补肝肾，固精。续断与杜仲相伍，肾之气分血分得养。杜仲与菟丝子相配，补肝肾，固精安胎。三药合用，共奏补养肝肾、固冲安胎之效。

临床使用要点为平素白带绵绵、月经不调、腰酸疲惫、头昏耳鸣、大便欠实、苔薄、质淡、脉濡。现代常用于治疗脾肾阳虚之带下，习惯性流产，先兆流产，以及腰椎间盘病变，前列腺增生症等。

51. 黄芪、麻黄根、牡蛎

【用量】黄芪 15 ～ 30g，麻黄根 9 ～ 15g，牡蛎 30g。

【功效及主治】益气固表敛汗。主治阴阳俱虚。症见：自汗盗汗，身常出汗，夜卧尤甚，久而不止，心悸惊惕，短气倦怠，舌质淡，脉细弱。

【伍用机制】黄芪甘微温，益气实卫，固表止汗；麻黄根甘平，敛肺止汗；牡蛎咸涩微寒，益阴潜阳，除烦敛汗，软坚散结。黄芪与麻黄根相伍，黄芪不仅补中益气升阳、利水消肿，而且固表止汗，麻黄根助黄芪止汗，引黄芪达卫分、走肌表，异类相使，益气固表。黄芪与牡蛎相配，黄芪实腠理、止汗出，牡蛎益阴潜阳、收涩止汗。二者合用，补敛结合，标本同治，共奏益气敛阴、固表止汗之效。牡蛎与麻黄根相合，麻黄根敛肺止汗，牡蛎潜阳敛汗，合用增敛汗之效。三药合用，共奏益气固表、潜阳敛汗之效。

临床使用要点为身常出汗、夜卧尤甚、短气倦怠、舌质淡、脉细弱。现代常用于疾病后期、产后体虚、肺结核属阳虚自汗、阴虚盗汗者。

52. 黄芪、麻黄根、当归

【用量】黄芪 10 ～ 15g，麻黄根 3 ～ 9g，当归 10 ～ 20g。

【功效】补益气血，固表敛汗。主治气血虚弱所致的自汗，盗汗，汗出不止，少气懒言，面色㿠白，或产后虚汗不止，舌质淡白，脉细无力。

【伍用机制】麻黄根甘平，敛肺止汗；黄芪甘微温，补中益气，固表止汗；当归甘辛温，补血活血，调经止痛，润肠通便。黄芪与麻黄根相伍，麻黄根助黄芪止汗，引黄芪达卫分、走肌表。黄芪与当归相配，黄芪补中益气，当归补血活血，两者相伍，黄芪用量大于当归，益气生血，还可扶正托毒、生肌收口。麻黄根与当归相合，麻黄根敛肺止汗，当归补血活血，当归治本，麻黄根治标。三药合用，标本同治，共奏补气养血、收敛止汗之效。

临床使用要点为自汗、盗汗、汗出不止、少气懒言、面色㿠白，或产后虚汗不止，舌质淡白、脉细无力。现代常用于治疗疾病后期产后体虚肺结核属气虚自汗、阴虚盗汗者。

53. 人参、乌梅、罂粟壳

【用量】人参 6 ～ 10g，乌梅 10g，罂粟壳 6g。

【功效及主治】益气养阴，敛肺止咳。主治久咳不已，肺虚气弱，咳甚则气喘自汗，脉虚数。

【伍用机制】罂粟壳酸涩平，敛肺止咳，涩肠止泻；人参甘微苦微温，大补元气，补脾益肺，生津安神；乌梅酸涩平，敛肺止咳，涩肠止泻，安蛔止痛，生津止渴。人参与乌梅相伍，人参益气生津，乌梅敛阴生津，合用共奏益气养阴敛阴之效。人参与罂粟壳相用，人参补脾益肺，罂粟敛肺止咳、涩肠止泻，补敛同施，以治久咳久泻之患。乌梅与罂粟壳相配，同类相须，敛肺涩肠，加强固涩作用。三者合用，集益气、生津、敛肺于一体，主治久咳不愈，气阴两伤，以致肺气耗散、肺阴亏损之证。

临床使用要点为久咳不已，肺虚气弱，咳甚则气喘自汗，脉虚数。现代常用于治疗慢性支气管炎、支气管扩张、肺结核恢复期等属气阴两伤者。

54. 黄柏、砂仁、甘草

【用量】黄柏 10 ～ 15g，砂仁 10g，甘草 10g。

【功效及主治】益胃化湿，清火固遗。主治精神疲倦，精关不固，夜梦遗精，体倦神疲，腰腿酸软，舌淡红，苔薄，脉虚。

【伍用机制】黄柏味苦寒，清热燥湿，泻火解毒，退热除蒸，祛浊固肾；砂仁辛温，化湿行气，止呕止泻，温中安胎；甘草甘平，益气补中，清热解毒，化痰止咳，调和诸药。黄柏与砂仁相伍，黄柏清热燥湿、清虚热，砂仁行气化湿、温中焦，寒热并用，共除湿患。黄柏与甘草相配，黄柏坚阴强肾、清利湿热，甘草泻火解毒、调和诸药，两者相伍，甘草可制约黄柏之苦寒，消其苦寒败胃之弊。砂仁与甘草相合，甘草补气，砂仁行气，作用于气分。黄柏、砂仁、甘草合用，黄柏清肾中虚火、清下焦湿热，砂仁、甘草益胃化湿。三药合用，共奏益胃化湿、清火固遗之效。

临床使用要点为精神疲倦、精关不固、夜梦遗精、夜尿频多、体倦神疲。现代常用于治疗前列腺增生症、遗精、早泄属气虚湿热之火上扰精室者。

55. 芡实、莲子、龙骨

【用量】芡实 15 ～ 30g，莲子 15 ～ 30g，龙骨 30g。

【功效及主治】补脾固肾安神，涩精止遗。主治精室不固，遗精滑泄，腰酸耳鸣，神疲乏力，或妇女带下色黄，舌淡苔白，脉细弱。

【伍用机制】芡实甘涩平，固肾涩精止遗，补脾止泻，益气宁心，除湿止带；莲子甘涩平，固肾涩精，入心脾，养心健脾，涩肠止泻；龙骨甘涩平，固涩止遗，镇静安神，平肝潜阳。芡实与莲子相伍，同类相须，同理心脾肾三脏，涩中有补，以补助涩，既可涩肠止泻，又可增益肾固精之效。芡实与龙骨相配，既可涩精止遗，又可安神定志。莲子与龙骨相合，异类相使，增强固肾止遗作用。三药相伍，共奏补脾固肾安神、涩精止遗之效。

临床使用要点为男子遗精滑泄，或妇女带下色黄，腰酸耳鸣，神疲乏力，舌淡苔白，脉细弱。现代常用于治疗遗精、带下、前列腺增生症属脾肾双虚者。

56. 菟丝子、枸杞子、金樱子

【用量】菟丝子 10 ～ 30g，枸杞子 15 ～ 30g，金樱子 15 ～ 30g。

【功效及主治】补精填髓，疏利肾气。主治肾虚精少，阳痿早泄，遗精，精冷，余沥不尽，久不生育。

【伍用机制】菟丝子甘温，补肾固精，养肝明目，止泻安胎；枸杞子甘平，补肾益肝明目；金樱子酸涩平，固精缩泉，涩肠止泻。菟丝子与枸杞子相伍，补肝益肾、益精明目作用力增。菟丝子与金樱子相配，菟丝子补肾固精，金樱子固精缩泉，补涩并用，标本同治。枸杞子与金樱子相合，枸杞子补肝肾、益精血，金樱子固精缩泉涩肠，生源节流。三药伍用，阴阳双补，补精填髓，疏利肾气，异类相使，补涩并用，标本同治。

临床使用要点为阳痿早泄、遗精、久不生育。现代常用于阳痿、精液异常症、不射精症及前列腺增生症等属肾气不足、下元虚寒者。

57. 乌药、益智仁、山药

【用量】乌药 6 ～ 9g，益智仁 10 ～ 20g，山药 15 ～ 30g。

【功效及主治】温肾祛寒，缩尿止遗。主治下元虚冷，小便频数，小儿遗尿。

【伍用机制】乌药辛温，行气止痛，温肾散寒，以助膀胱气化，固涩小便；益智仁辛温，暖肾固精缩尿，温脾止泻摄唾；山药甘平，益气养阴，补脾肺肾，固精止带。乌药与益智仁相伍，温肾祛寒、缩尿止遗作用专一而力宏。乌药与山药相配，温肾健脾固精止遗。益智仁与山药相合，温脾益肾。三药合用，温而不燥，除下元虚冷，则肾气复而膀胱约束有权，尿频遗尿可愈。

临床使用要点为小儿遗尿、小便频数、懒言无力、面色苍黄、食欲不振、苔薄、脉无力。现代常用于治疗遗尿无论老幼属下元虚冷者。

58. 罂粟壳、诃子、肉豆蔻

【用量】罂粟壳 6g，诃子 10g，肉豆蔻 9g。

【功效及主治】涩肠止泻，温中补虚，温肾散寒。主治久泻久痢，脾肾虚寒，大便滑脱不禁或脱肛不收，腹痛喜温喜按，或泻痢不止、滑脱不禁，甚至脱肛坠下、脐腹疼痛、不思饮食，舌淡苔白，脉迟细。

【伍用机制】罂粟壳酸涩平，温中涩肠，收敛止泻；诃子苦酸涩平，涩肠止泻；肉豆蔻辛温，温肾暖脾而涩肠。罂粟壳与诃子相伍，同类相使，涩肠之力增。诃子与肉豆蔻相合，同类相使，诃子敛肺利咽、涩肠止泻，肉豆蔻健脾温中、行气消食、涩肠止泻。两者伍用温中涩肠、止泻之力增强。罂粟壳与肉豆蔻相合，温肾暖脾，涩肠止泻。三药相伍，同类相使，温补脾肾，涩肠固脱，使得脾气升而健运，补肾阳暖脾阳，肠得涩而固，共奏温中涩肠、收敛止泻之效，诸症自解。

临床使用要点为大便滑脱不禁或脱肛不收，腹痛喜温喜按，或泻痢不止、滑脱不禁，舌淡苔白，脉迟细。现代常用于治疗慢性痢疾、慢性结肠炎、慢性肠炎属脾肾阳虚、泻下不止者。

59. 龙骨、牡蛎、柴胡

【用量】龙骨 20 ～ 30g，牡蛎 20 ～ 30g 克，柴胡 10g。

【功效及主治】疏肝安神。主治肝郁失眠证。症见：常情志抑郁或忧思恚怒，口苦咽干，心烦易怒，胸闷胁满，常有叹息，手足心热，夜寐不安，尿黄赤，便燥结，舌质红，苔黄，脉弦数。

【伍用机制】龙骨甘涩平，平肝潜阳，镇静安神，收敛固涩；牡蛎咸涩微寒，平肝潜阳，敛阴止汗，收敛固涩，软坚散结；柴胡苦辛微寒，透表泻热，疏肝理气，舒畅气机，散结调经，升阳举陷。龙骨与牡蛎均为质重沉降之品，具有敛阴潜阳、镇惊定志、摄精固脱之效，合用则具有育阴潜阳、摄敛阴阳之效。龙骨与柴胡相配，柴胡疏肝解郁、调节情志，龙骨重镇安神、平肝潜阳，合用则郁解阳抑神安。牡蛎与柴胡相合，前者潜肝阳、主降，柴胡疏肝气、主升，调节气机。三药合用，龙骨、牡蛎可制约柴胡过于升散，柴胡可使龙骨、牡蛎不过于沉降，升降有度，异类相使，有升有降，可收可敛，平肝潜阳，重镇安神。

临床使用要点为情志抑郁、口苦咽干、胸闷胁满、常有叹息、夜寐不安、尿黄赤、便燥结、舌质红、苔黄、脉弦数。现代常用于治疗失眠、神经症、更年期综合征属肝郁者。

60. 茯神、远志、酸枣仁

【用量】茯神 10 ～ 15g，远志 9 ～ 12g，酸枣仁 20 ～ 30g。

【功效及主治】补心益肝安神。主治心肝血虚、神失所养之失眠。症见：心悸，虚烦不眠，头目眩晕，咽干口燥，舌红，脉弦细。

【伍用机制】茯神甘淡平，宁心安神，开心益智；远志苦辛微温，宁心安神，能通肾气上达于心，祛痰开窍，消散痈肿；酸枣仁甘酸平，养心益肝，安神敛汗。茯神与远志相伍，茯神补心气，远志开心郁，合用安神镇静。茯神与酸枣仁相配，茯神安神之中偏于渗利，酸枣仁安神偏于滋补，茯神使酸枣仁滋补不壅滞，酸枣仁使茯苓渗利不伤正，共奏安神之效。远志与酸枣仁相合，远志开心郁、疏心气，酸枣仁养心血、补肝血，合用则同类相须，养血开郁。三者伍用，补心益肝，宁心安神，相得益彰。

临床使用要点为失眠、心悸、虚烦、头目眩晕、舌红、脉弦细。现代常用于治疗心肝血虚、神失所养之失眠者。

61. 龙齿、远志、酸枣仁

【用量】龙齿 30g，远志 9～12g，酸枣仁 20～30g。

【功效及主治】镇静安神。主治体虚失眠。症见：失眠日久，心神不宁，心悸，健忘多梦，舌淡红，脉弦细。

【伍用机制】龙齿甘涩凉，镇惊安神；远志苦辛微温，宁心安神，祛痰开窍，消散痈肿；酸枣仁甘酸平，养心益肝，安神敛汗。龙齿与远志相伍，龙齿镇惊安神，远志祛痰安神，合用安神镇静。龙齿与酸枣仁相配，龙齿镇惊安神，酸枣仁养血安神，异类相使，共奏养血安神之效。远志与酸枣仁相合，远志开心郁、疏心气，酸枣仁养心血、补肝血，同类相须，养血开郁。三药伍用，容镇静、滋补、化痰、安神于一炉，共达安神之效。

临床使用要点为失眠日久、心神不宁、心悸、健忘多梦、心烦郁闷。现代常用于治疗失眠、神经衰弱、冠心病、更年期综合征等属体虚神失所养者。

62. 甘草、浮小麦、大枣

【用量】甘草 9g，小麦 30g，大枣 10 枚。

【功效及主治】养心安神，柔肝缓急。主治心阴受损，肝气失和之脏躁证。症见：精神恍惚，时时悲伤欲绝，不能自主，心中烦乱，睡眠不安，甚至言行失常，喜怒不节，哈欠频作，舌红少苔，脉细而微数。

【伍用机制】大枣甘温，养血安神，缓和药性，益气补中；甘草甘平，益气补中，清热解毒，化痰止咳，调和诸药；浮小麦甘凉，益气敛汗，除热。甘草与小麦相配，同类相须，益气补中，除烦热。甘草与大枣相伍，甘草善于补心气以安神，大枣善于补气血以安神。两者伍用一气一血，一阴一阳，具有调脾胃、益气血、和营卫、补阴阳之功。浮小麦与大枣相配，浮小麦甘凉，除烦安神，大枣甘温，补血安神，两者伍用共奏益气补中安神之效。三者伍用，共奏养心安神、柔肝缓急之效。

临床使用要点为精神恍惚、悲伤欲哭。现代常用于治疗更年期综合征、植物神经功能紊乱属心阴不足、肝气失和者。

63. 瓜蒌、薤白、半夏

【用量】瓜蒌 15～30g，薤白 9～12g，半夏 9～12g。

【功效及主治】通阳散结，豁痰下气。主治胸痹。症见：胸背疼痛，痰多喘闷，气短不得卧，舌苔白腻而滑，脉沉弦者。

【伍用机制】瓜蒌味甘性寒，清化热痰，宽胸散结，润肠通便；薤白味辛苦温，理气宽胸，通阳散结，导滞；半夏辛温，燥湿化痰，降逆止呕，消痞散结。瓜蒌与薤白相伍，瓜蒌宽胸散结以清降为要，薤白温中通阳以辛散温通为主。二者一通一降，通阳行气，清肺祛痰，散结止痛，润肠通便。半夏与薤白相配，辛散温通，化痰散结之力加强。半夏与瓜蒌相伍，增强化痰散结之力。三药配伍共奏通阳散结、行气祛痰之功，使痰浊得化，胸阳得振，气机通畅，胸痹自除。此角药见于《金匮要略》之瓜蒌薤白半夏汤。

临床使用要点为胸闷如窒、胸痛短气、苔白腻而滑、脉沉弦。现代常用于冠心病心绞痛、肋间神经痛、非化脓性软骨炎、慢性支气管炎、更年期综合征属心阳不振、痰阻气滞者。

64. 木香、砂仁、枳实

【用量】木香6～9g，砂仁6～9g，枳实6～10g。

【功效及主治】行气化湿，消胀止痛。主治气滞湿阻证。症见：腹部胀大，按之不坚，纳呆食少，食后作胀，嗳气后稍减，舌苔白腻，脉滑。

【伍用机制】木香辛苦温，行气止痛；砂仁辛温，化湿开胃，温脾止泻，理气安胎；枳实苦辛微寒，破气消痞，化痰消积。木香与砂仁，二者均为芳香之品，木香行气止痛，砂仁行气化湿。二者相伍，行气化湿止痛。木香与枳实相伍，行气止痛消胀之力加强。三者合用，共奏行气化湿、消胀止痛之效。

临床使用要点为腹部胀大、按之不坚、纳呆食少、食后作胀。现代常用于治疗慢性胃炎、消化不良属湿阻气滞者。

65. 陈皮、砂仁、木香

【用量】陈皮6～10g，砂仁6～10g，木香6～9g。

【功效及主治】健脾化痰，行气止痛。主治脘腹胀痛，呕吐痞闷，不思饮食，消瘦倦怠，舌淡苔薄，脉沉。

【伍用机制】陈皮苦辛温，理气健脾，燥湿化痰；砂仁辛温，化湿开胃，温脾止泻，理气安胎；木香辛苦温，行气止痛，健脾消食。砂仁与陈皮相伍，砂仁性温而不燥烈，行气而不破气，化湿醒脾，陈皮理气化湿。两者合用调中健脾，散滞化气，消积驱寒，和胃除湿。砂仁与木香相配，砂仁化湿开胃，木香行气止痛，伍用行气化痰。陈皮与木香相合，陈皮以理气化痰、健脾燥湿，木香以行三焦之滞气、醒脾气，合用行气、理气、健脾力增。三者相伍，共奏健脾化痰、行气止痛之效。

临床使用要点为脘腹胀痛、不思饮食、消瘦倦怠。现代常用于治疗胃炎及消化性溃疡、慢性口腔溃疡、慢性支气管炎、肝硬化、小儿腹泻等属于脾胃气虚、痰阻气滞者。

66. 砂仁、香附、甘草

【用量】砂仁6～10g，香附6～12g，甘草6g。

【功效及主治】理气畅中，和胃降逆。主治心腹胀满，胸膈噎塞，噫气吞酸，胃中痰逆呕吐，及宿酒不解，不思饮食。

【伍用机制】砂仁辛温，化湿开胃，温脾止泻；香附辛微苦，微甘平，疏肝解郁，理气调中；甘草平甘，补脾益气，缓急止痛，调和诸药。砂仁香窜而气浊，功专于中、下二焦；香附味辛，能行而长于止痛，除善疏肝解郁之外，还能入脾经，而宽中、消食下气。二者合用芳香化浊，醒脾开胃，和中消食。砂仁与甘草相伍，温养脾胃力加。香附与甘草相合，调中理气愈强。三药相伍，共奏理气畅中、和胃降逆之效。

临床使用要点为脘腹饱满、噫气吞酸。现代常用于治疗急慢性胃炎、胃肠功能紊乱、消化道溃疡、消化不良属胃肠气滞、胃气上逆者。

67. 海螵蛸、煅瓦楞子、延胡索

【用量】海螵蛸 12～30g，煅瓦楞子 15～30g，延胡索 6～10g。

【功效及主治】收敛制酸，理气止痛。主治胃痛。症见：溃疡病，胃酸过多，胃痛吞酸，吐血衄血。

【伍用机制】海螵蛸咸涩温，收敛止血，涩精止带，制酸敛疮；煅瓦楞子咸平，消痰化瘀，软坚散结，制酸止痛；延胡索辛苦温，活血散瘀，理气止痛。海螵蛸与煅瓦楞子相伍，加强了收敛制酸作用。海螵蛸与延胡索相伍，制酸止痛。延胡索与煅瓦楞子相配止痛之力加强。三药合用，止痛、制酸的作用皆加强。

临床使用要点为胃痛吞酸、吐血、衄血。现代常用于治疗胃溃疡、十二指肠溃疡、反流性食道炎等属于气机不通者。

68. 紫苏叶、香附、陈皮

【用量】紫苏叶 10g，香附 6～10g，陈皮 6g。

【功效及主治】疏散风寒，理气和中。主治外感风寒、气郁不舒。症见：恶寒身热，头痛无汗，胸痞脘闷，不思饮食，舌苔薄白，脉浮。

【伍用机制】紫苏叶辛温，发表散寒，理气宽中；香附辛微苦甘平，疏肝理气，通调三焦气机；陈皮苦辛温，理气调中，燥湿化痰。香附与紫苏叶相伍，可通调全身气机，使气机通畅，寒邪从表而散。香附与陈皮相配，理气，宣导上下。紫苏叶与陈皮相合，具有开启中焦结滞之功。三药合用，有宣上导下、开启结滞之功，共奏发表散寒、通调气机之效。三药合方见于《太平惠民和剂局方》之香苏散。

临床使用要点为恶寒身热、头痛无汗、胸脘痞闷、不思饮食、舌苔薄白、脉浮。现代用于治疗胃肠型感冒属感受风寒兼气机郁滞者。

69. 黄连、竹茹、半夏

【用量】黄连 3～6g，竹茹 6～12g，姜半夏 10g。

【功效及主治】清胃化湿，理气降逆。主治胃热呕吐、呃逆。

【伍用机制】黄连苦寒，清热燥湿，泻火解毒；竹茹微寒甘，清热化痰，除烦止呕；半夏辛散温燥，能行水湿、降逆气止呕而善祛脾胃湿痰，其性主降，为临床止呕要药，《神农本草经》谓之"下气"，《名医别录》云其能止"呕逆"，可知半夏具有降胃气而止呕吐之功。半夏与黄连相伍，疗胃热之吐。半夏与竹茹相配，增降逆止呕之效。黄连与竹茹相合，清热降逆益增。三药合用，共奏清胃降逆止呕之效。

临床使用要点为胃热呕吐、呃逆。现代常用于治疗慢性胃炎、消化道溃疡、膈肌痉挛、胃神经症、神经性呕吐、妊娠呕吐、幽门痉挛、不完全性幽门梗阻等属胃热者。

70. 木香、丁香、檀香

【用量】木香 6～10g，丁香 6g，檀香 3～9g。

【功效及主治】行气健脾，温中和胃。主治脾胃气滞，宿冷不消，胃脘疼痛，恶心呕吐，舌淡苔白，脉沉迟。

【伍用机制】木香辛苦温，行气止痛，健脾消食，气味芳香，能升降诸气，善于行

气；丁香辛温，温中暖肾，降逆；檀香辛微苦凉，理气调中，为气分之药，能引脾气上升，长于宣发气滞，散寒止痛，畅膈宽中。木香、丁香两药相配，各取其长，行气健脾、温中和胃作用益彰。檀香配木香，可增强行气止痛、温中散寒之功。三药相合，气味芳香而行气，使气滞得以调匀，寒湿得以温化，脾胃气滞、宿冷不消当除。

临床使用要点为胃脘疼痛、恶心呕吐、舌淡苔白、脉沉迟。现代常用于治疗胃肠神经症、胃及十二指肠溃疡、急性胃炎、慢性胃炎、小儿消化不良属胃寒气滞者。

71. 乌药、沉香、槟榔

【用量】乌药 6～9g，沉香 3～6g，槟榔 9g。

【功效及主治】行气降逆，宽胸散结。主治七情所伤，肝气郁结。症见：胸膈烦满，上气喘息，心下痞满，不思饮食。

【伍用机制】乌药辛温，行气止痛，温肾散寒；沉香辛苦微温，行气止痛，温中止呕，纳气平喘；槟榔苦辛温，杀虫破积，下气行水。沉香与槟榔相伍，沉香降气，槟榔破气，合用下痰平喘，温中降逆。沉香与乌药相配，同走气分，下达下焦，共奏降逆行滞、醒脾散寒之功。气上逆者宜降之，故用槟榔、沉香降气；气逆宜顺之，故用乌药顺气。三药合用，共奏行气降逆、顺气宽胸散结之效。

临床使用要点为肝郁气逆、胸膈痞塞不通。现代常用于治疗肠梗阻、乳腺炎、膈肌痉挛、慢性胃炎、更年期综合征属肝郁气逆者。

72. 丁香、生姜、柿蒂

【用量】丁香 3～6g，生姜 5 片，柿蒂 6～9g。

【功效及主治】温中益气，降逆止呃。主治胃气虚寒证。症见：呃逆不已，胸痞，脉迟。

【伍用机制】丁香辛温，温胃散寒，降逆止呃；柿蒂温苦涩，善降逆气，止呃逆；生姜辛微温，散寒解表，降逆止呕，化痰止咳。丁香与生姜相伍，温中降逆力强。丁香与柿蒂相配，降逆止呃作用愈增。生姜与柿蒂相合，降逆止呕之力愈盛。三药合用，共奏温中降逆、止呃和胃之效。本组方见于《济生方》。

临床使用要点为嗝逆不已、胸痞、脉迟。现代常用于治疗膈肌痉挛、顽固性嗝逆等属于胃虚有寒者。

73. 麦冬、半夏、人参

【用量】麦冬 10～20g，半夏 9g，人参 6g。

【功效及主治】清养肺胃，降逆下气。主治胃阴不足之呕逆证，症见气逆呕吐、口渴咽干、舌干红、少苔、脉虚数；肺阴不足之肺痿证，症见咳唾涎沫、短气喘促、咽喉干燥，舌干红、少苔、脉虚数。

【伍用机制】麦冬甘微苦微寒，养阴生津，润肺清心；半夏辛温，燥湿化痰，降逆止呕，消痞散结；人参甘微苦微温，大补元气，生津安神。麦冬与半夏相伍，麦冬养阴生津，半夏降逆止呕，合用可使阴复逆平。麦冬与人参相配，益气养阴之力增。半夏与人参相合，降逆益胃生津。三药相伍，一者培土以生金，有益于肺之气阴恢复，所谓虚则补其母也；二者胃中津液无气不生，益气健脾以助麦冬滋补胃津，使肺胃气阴得复。诸药合用，则虚火平、逆气降、痰涎清、咽喉利、咳喘自愈。

临床使用要点为咳唾涎沫、短气喘促、咽喉干燥、舌干红少苔、脉虚数。现代用于上呼吸道感染、非特异性肺炎、口眼干燥症、咽炎、支气管扩张、支气管炎、胃炎、胃溃疡、妊娠呕吐等属阴液不足、肺胃气逆者。

74. 旋覆花、半夏、代赭石

【用量】旋覆花 6 ~ 9g，半夏 6 ~ 15g，代赭石 10 ~ 15g。

【功效及主治】和胃降逆，下气消痰。主治胃气虚弱，痰浊内阻，胃失和降。症见：胃脘胀满，嗳气，呃逆或恶心呕吐，舌苔白滑，脉弦滑无力。

【伍用机制】旋覆花苦辛咸微温，降气消痰，宣肺平喘，行水止呕；半夏辛温，燥湿化痰，降逆止呕，消痞散结；代赭石苦寒，平肝潜阳，降气镇逆，凉血止血。旋覆花与半夏相伍，半夏突出一个燥字，旋覆花侧重一个宣字，两药伍用，一燥一宣，相互促进，和胃降逆，祛稀痰，止咳嗽。旋覆花与代赭石相配，诸花皆升，旋覆花独降，旋覆花与代赭石同用取其降逆、降冲气之用。半夏为降胃气之主药，降阳明胃气之逆。代赭石配半夏，降逆和胃，止吐衄。三药共用，共奏和胃降逆、下气消痰之效。

临床使用要点为心下痞硬、噫气频作、呕呃、苔白滑、脉弦虚。现代常用于治疗急慢性胃炎、神经性呕吐、耳源性眩晕及幽门不全梗阻而见胃气上逆之证者。

75. 橘皮、竹茹、生姜

【用量】橘皮 9 ~ 12g，竹茹 6 ~ 12g，生姜 6 ~ 9g。

【功效及主治】理气和胃降逆。主治呃逆，干呕，舌嫩红，脉虚数。

【伍用机制】橘皮苦辛温，下气止呕，调中理气；竹茹甘寒，清热化痰，除烦止呕；生姜辛微温，发散风寒，和中止呕。橘皮与竹茹相伍，寒温并用，化痰止呕，有行气开郁、和胃之良效。橘皮与生姜相配，和胃止呕之功益增。竹茹与生姜相合，清中有温，和胃降逆。三药伍用，共奏理气和胃降逆之效。

临床使用要点为呃逆、干呕。现代常用于幽门水肿、幽门不全梗阻、急慢性胃炎、膈肌痉挛、胃及十二指肠溃疡属胃气上逆者。

76. 橘皮、枳实、生姜

【用量】橘皮 10g，枳实 6 ~ 9g，生姜 6 ~ 9g。

【功效及主治】宣通降逆，行气散水。主治气郁痰阻胸痹证。症见：胸中气塞，呼吸短促，气逆痞满，甚则呕吐，或咳吐浊痰而色白，舌苔白腻，脉沉滑。

【伍用机制】橘皮辛微苦，理气调中，燥湿化痰；枳实苦辛酸微寒，化痰散痞，破气消积；生姜辛温，解表散寒，温中止呕，温肺止咳。橘皮与枳实相伍，一升一降，直通上下，行气和中，止痛。枳实与生姜相配，一寒一热，相反相成，消痞除胀，降逆止呕。橘皮与生姜相合，既治上焦寒饮犯肺之咳喘，又治中焦虚寒之证。三药合用，宣通胸胃气机，行气散饮，降逆散饮，使中上二焦气机宣行，则痹通塞解。

临床使用要点为胸中气塞，呼吸短促，气逆痞满，甚则呕吐，或咳吐浊痰而色白，舌苔白腻，脉沉滑。现代用于治疗支气管炎、支气管哮喘、肺气肿、冠心病、风湿性心脏病、肺心病、慢性肠胃炎等属气逆痰阻者。

77. 姜黄、僵蚕、蝉蜕

【用量】姜黄 6 ～ 10g，僵蚕 10g，蝉蜕 6 ～ 10g。

【功效及主治】升清降浊，散风清热。主治温病表里三焦热盛，憎寒发热，咽喉肿痛，头痛烦渴，胸闷胀痛等。

【伍用机制】姜黄辛苦温，活血行气，通经止痛；僵蚕咸辛平，祛风定惊，化痰散结；蝉蜕辛甘凉，疏散风热，利咽开音，透疹止痒。僵蚕与蝉蜕相伍，疏散风热，祛风化痰，清喉开音力强。姜黄与僵蚕相配，姜黄下气破血主降，僵蚕祛风化痰主升，升降相伍，调节气机。姜黄与蝉蜕相合，姜黄下气破血，蝉蜕疏散风热，两药相伍，相反相成，升清降浊。僵蚕、蝉蜕升阳中之清阳，姜黄下气破血，一升一降，内外通和，而杂气流毒顿消矣，共奏宣通气机、开导里热、解除外邪之效。此角药加大黄即为升降散，源自《伤寒瘟疫条辨》。

临床使用要点为温病表里、三焦热盛，憎寒发热，咽喉肿痛，头痛烦渴，胸闷胀痛。现代常用于治疗肠炎、流行性腮腺炎属于肝胆郁热、气机不通者。

78. 木香、沉香、丁香

【用量】木香 6g，沉香 3 ～ 6g，丁香 6 ～ 9g。

【功效及主治】温阳祛寒，健脾理气。主治脾胃虚冷，心腹疼痛，腹肋胀满，畏寒肢冷，舌淡苔白，脉沉细迟缓。

【伍用机制】木香辛苦温，行气止痛；沉香辛苦温，行气止痛，温中止呕，纳气平喘；丁香辛温，温中降逆，散寒止痛，温肾助阳。木香与沉香相伍，降逆行气止痛力更著。沉香与丁香相配，温中调气降逆。木香与丁香相合，温中行气止痛。三药相伍，共奏温中祛寒、理气止痛之效。

临床使用要点为脾胃虚冷、心腹疼痛、舌淡苔白、脉沉迟。现代常用于治疗慢性胃炎、消化性溃疡、慢性肠炎属寒凝气滞者。

79. 丹参、川芎、赤芍

【用量】丹参 10 ～ 30g，川芎 10 ～ 12g，赤芍 10g。

【功效及主治】行气活血。主治气滞血瘀证。症见：头痛、胸痛经久不愈，其痛如刺，固定不移，或头部有外伤史，舌紫或有瘀斑、瘀点，苔薄白，脉沉或涩。

【伍用机制】丹参苦微寒，活血调经，祛瘀止痛；川芎辛温，活血行气，祛风止痛，上行头目，辛香走窜，为血中之气药；赤芍苦微寒，清热凉血，散瘀止痛。丹参与川芎，寒温并用，气血并调，凉而不滞，活而有度，上行头目，下行血海，行气活血。川芎与赤芍相配，既可行气，又可活血。三药合用，共奏行气活血之效。

临床使用要点为头痛、胸痛经久不愈，其痛如刺，固定不移，或头部有外伤史，舌紫或有瘀斑、瘀点，苔薄白，脉沉或涩。现代常用于治疗冠心病、中风属血瘀者。

80. 丹参、檀香、砂仁

【用量】丹参 15 ～ 30g，檀香 5 ～ 10g，砂仁 6g。

【功效及主治】活血定痛，行气止痛，养血益肾，醒脾调胃。主治血瘀气滞，心胃诸痛。

【伍用机制】丹参味苦性微寒，活血化瘀，通经止痛，其专入血分，活血行血，内达脏腑，外利关节，清心除烦；檀香辛温，理气止痛，利胸膈，调脾胃，既能调膈上诸气，又能散胃中寒气；砂仁辛温，行气调中，和胃醒脾。丹参与檀香相配，利气机，活血，调脾胃。檀香与砂仁均为辛温芳香之品，两药相伍，行气化痰，调理脾胃。丹参与砂仁相伍，行气止痛，和调中焦。三药合用，共奏活血定痛、行气止痛、养血益肾、醒脾调胃之效。此角药见于《时方歌括》之丹参饮。

临床使用要点为胸闷痛、心悸气短、舌暗或有瘀斑、脉沉弦或结代。现代常用于治疗冠心病心绞痛、各种慢性胃炎、胃与十二指肠球部溃疡、胃癌见胃痛以寒凝气滞血瘀为主者。

81. 当归、丹参、王不留行

【用量】当归 6 ～ 10g，丹参 10 ～ 15g，王不留行 5 ～ 20g。

【功效及主治】活血通经，消癥散瘕。主治妇人血瘀经闭。

【伍用机制】当归甘辛温，补血活血，调经止痛，润肠通便；丹参苦寒，活血调经，凉血消痈，安神；王不留行苦平，活血通经，下乳消痈，利尿通淋。当归与丹参配伍，寒温并用，补活相合，共奏活血化瘀、祛瘀生新之效。丹参与王不留行相配，一味丹参，功同四物，王不留行行而不止，走而不守，两药相伍，活血力增。当归与王不留行相伍，养血活血，也为妇科常用。三药相合，共奏活血通络、消癥散瘕之效。

临床使用要点为血瘀经闭。现代常用于治疗前列腺增生、月经不调属瘀血者。

82. 三七、丹参、陈皮

【用量】三七 3 ～ 10g，丹参 15 ～ 30g，陈皮 6 ～ 10g。

【功效及主治】活血化痰止痛。主治胸痹。症见：胸痛，胸闷，舌红苔薄，脉弦细。

【伍用机制】三七甘微苦温，化瘀止血，活血止痛；丹参苦微寒，活血调经，凉血消痈，补血活血，安神；陈皮辛苦温，理气健脾，燥湿化痰。三七与丹参相伍，三七止血活血，动中有静，丹参化瘀活血，善于动，两药相伍，动中有静，止血不留瘀，化瘀不伤正。陈皮与丹参合用健脾化痰，活血化瘀，除痰瘀之患。三药合用共奏健脾化痰、活血止痛之效。

临床使用要点为胸痛，胸闷，舌红苔薄，脉弦细。现代常用于治疗冠心病心绞痛、病毒性心肌炎、风湿性心脏病、高血压性心脏病属痰瘀互结者。

83. 生山楂、泽泻、何首乌

【用量】生山楂 15 ～ 30g，泽泻 10 ～ 30g，何首乌 10 ～ 30g。

【功效及主治】化湿活血降脂。主治高脂血症。症见：体胖，乏力，便秘，舌暗，苔腻。

【伍用机制】生山楂酸甘微温，行气散瘀，消食化积；泽泻甘寒，利水渗湿，泻热降浊，《本草纲目》曰其有"补阳气"的作用；何首乌甘涩微温，补益精血，固肾，乌须，强筋骨。现代研究表明，痰瘀虚毒为高脂血症的主要病因病机。泽泻利湿，山楂活血，何首乌补虚。三药合用，标本兼治，共奏化湿活血降脂之效。现代药理研究：生山楂具有调节脂质代谢的作用，泽泻可抑制内源性脂质的合成，何首乌可减少外源性脂质的吸收。三药合用，正符合中西医药治疗高脂血症的主要机制。

临床使用要点为体胖、头晕、乏力、便秘、舌暗苔腻。现代常用于治疗高脂血症、高脂蛋白血症属痰瘀互结者。

84. 延胡索、当归、桂枝

【用量】延胡索 10 ～ 15g，当归 10 ～ 15g，桂枝 10 ～ 15g。

【功效及主治】活血化瘀，行气止痛。主治血寒痛经。

【伍用机制】延胡索辛苦温，活血，行气，止痛；当归甘辛温，补血活血入血分，调经止痛，润肠通便；桂枝甘辛温，发汗解肌，温通经脉，助阳化气入气分。延胡索与当归，两药相伍，补血活血，调经止痛。当归与桂枝，两者为气血配对，补中有行，行中有补，补血温经，通阳行血。延胡索与桂枝，两者相伍，活血、温经、止痛力增。三药性皆辛温，合用共奏活血化瘀、行气止痛之效。相伍见于《校注妇人大全良方》之延胡索散。

临床使用要点为心腹诸痛、月经不调。现代常用于冠心病心绞痛、月经不调、痛经、肝炎、胃脘痛属虚寒血滞者。

85. 桃仁、红花、川芎

【用量】桃仁 10 ～ 15g，红花 3 ～ 10g，川芎 6 ～ 10g。

【功效及主治】活血化瘀。主治身体疼痛固定不移，皮肤黏膜瘀血斑，痛经伴色黑有血块，闭经，肌肤甲错，舌紫暗，脉涩。

【伍用机制】桃仁苦甘平，活血化瘀，润肠通便；红花辛温，活血通经祛瘀止痛；川芎辛温，活血行气，祛风止痛。桃仁与红花，相须为用，活血力增。桃仁与川芎，两者相伍，行气化瘀。三者合用，共奏活血破瘀之功。

临床使用要点为身体疼痛固定不移、皮肤黏膜瘀血斑、痛经伴色黑有血块、闭经、肌肤甲错、舌紫暗、脉涩。现代常用于冠心病心绞痛、闭经、痛经、脑震荡、脑梗死及后遗症、腹痛、胃痛属瘀血内阻者。

86. 侧柏叶、干姜、艾叶

【用量】艾叶 6 ～ 10g，侧柏叶 15 ～ 30g，干姜 6 ～ 9g。

【功效及主治】温经止血。主治吐血不止，面色萎黄，舌淡，脉虚无力。

【伍用机制】艾叶苦辛温，温经止血；侧柏叶苦涩微寒，凉血止血；干姜辛热，温中散寒。干姜与艾叶相伍，增加艾叶温经止血之功。干姜与侧柏叶相伍，制约侧柏叶凉之性。三药合用，共奏温经止血之效。

临床使用要点为吐血不止、面色萎黄、舌淡、脉虚无力属气血两虚者。现代常用于慢性支气管炎、支气管扩张所致的咳血，溃疡病所致的吐血、便血，月经过多。

87. 白附子、僵蚕、全蝎

【用量】白附子 5～9g，僵蚕 5～10g，全蝎 3～6g。

【功效及主治】祛风化痰止痉。主治中风，口眼歪斜，面部、肌肉抽动。

【伍用机制】白附子辛甘温，燥湿化痰，祛风止痉，善于散头面风邪，解毒散结；全蝎辛平，祛风止痉，长于通络止痛，解毒散结；白僵蚕咸辛平，息风止痉，并兼化痰。白附子与白僵蚕相伍，化痰息风止痉力增。白附子与全蝎相配，通络，散头面风邪。白僵蚕与全蝎相合，可息风豁痰、解痉止痛。三药伍用，共奏祛风化痰、通络止痉之效。见于《杨氏家藏方》牵正散。

临床使用要点为口眼歪斜。现代常用于面神经麻痹、三叉神经痛、脑卒中后遗症、偏头痛属风痰阻于头面经络者。

88. 川芎、白芷、防风

【用量】川芎 6～10g，白芷 3～10g，防风 3～10g。

【功效及主治】疏风止痛。主治外感风邪头痛，偏正头痛或颠顶作痛，恶寒发热，目眩鼻塞，舌苔薄白，脉浮。

【伍用机制】川芎辛温，活血行气，祛风止痛；白芷辛温，解表祛风，燥湿排脓，消肿止痛，又为阳明引经之药；防风辛甘微温，发散表邪，祛风止痛，为通治风邪之要药。川芎与白芷相伍，祛风止痛力强。川芎与防风相配，川芎上行，祛风活血止痛，防风疏散风寒止痛。二者异类相使，皆为辛温，祛风止痛，治头痛。白芷与防风相合，皆为辛温之品，同类相须，合用疏风散寒止痛。三药相伍，共奏疏风散寒止痛之效。

临床使用要点为偏正头痛、颠顶作痛、恶寒发热、目眩鼻塞、苔薄脉浮。现代常用于偏头痛、血管神经性头痛、慢性鼻炎、鼻窦炎所致的头痛属风邪上犯者。白芷、防风为祛风解表之风药，多温燥，如气虚、血虚，或因肝风、肝阳而引起的头痛不宜使用。

89. 全蝎、蜈蚣、地龙

【用量】全蝎 6～10g，蜈蚣 1～2 条，地龙 10g。

【功效及主治】祛风通络，解痉止痛。主治痹症。症见：肢体、关节酸楚疼痛，苔薄白，脉多缓，或热极生风所致的惊厥之症。

【伍用机制】全蝎辛平，息风镇痉，攻毒散结，通络止痛；蜈蚣咸辛温，有毒，息风止痉；地龙咸寒，清热息风通络。全蝎与蜈蚣相伍，均可息风止痉，止痛，相须为用，药力增加，见于止痉散。蜈蚣与地龙，两药合用，解毒开窍，息风定惊。全蝎与地龙，合用则活血通络之力增强。三者均为虫类药物，合用共奏祛风通络、解痉止痛之效。

临床使用要点为病久肢体、关节疼痛或热极生风者。现代常用于治疗关节炎、三叉神经痛、高热惊厥属瘀久脉阻或热风内动者。

90. 天麻、钩藤、石决明

【用量】天麻 10～13g，钩藤 10～30g，石决明 15～30g。

【功效及主治】平肝息风。主治肝阳偏亢、肝风上扰证。症见：头痛眩晕，失眠，舌红，苔黄，脉弦。

【伍用机制】天麻平甘，平肝息风止痉，宜治风痰上扰、虚风内动所致的眩晕肢麻；钩藤凉甘，清热平肝，息风定惊，善治肝热肝风所致的惊痫抽搐；石决明咸寒质重，清热平肝，息风，潜阳明目。天麻与钩藤合用平肝息风之力倍增。三者合用，共奏凉肝清热、平肝潜阳、息风止痉之效。

临床使用要点为头痛眩晕、失眠、舌红苔黄、脉弦数。现代常用于治疗原发性高血压病、脑血管意外属肝阳上亢者。

91. 天麻、半夏、白术

【用量】天麻6～12g，半夏9～12g，白术10～15g。

【功效及主治】化痰降逆，理气和中。主治痰浊中阻证。症见：头晕，头痛昏蒙，胸脘满闷，呕恶痰涎，舌苔白腻，脉滑或弦滑。

【伍用机制】天麻性平味甘，平肝息风止痉；半夏辛温，燥湿化痰；白术苦甘温，健脾益气，燥湿利水，止汗安胎。天麻与半夏相伍，天麻平肝息风，善治风痰，半夏燥湿化痰，善治湿痰，天麻治标，半夏治本，足厥阴头痛，非半夏不能治，头眩目黑，虚风内作，非天麻不能平。半夏与白术相配，两者性温，病痰饮者以温药和之，两者相伍，健脾燥湿化痰之效更强。三者相伍，白术扶正化痰，半夏祛邪化痰以治本，天麻平肝息风、祛风痰以治标，合用共奏化痰息风之效。

临床使用要点为眩晕头痛、胸脘满闷、呕恶痰涎、苔白腻、脉弦滑。现代常用于治疗鼻炎、三叉神经痛、高血压、脑动脉硬化、脑梗死、神经症、神经血管性头痛以及脑震荡后遗症属痰浊内停、上扰清窍者。

92. 龙骨、牡蛎、代赭石

【用量】龙骨20～30g，牡蛎20～30g，代赭石15g。

【功效及主治】镇肝息风，滋阴潜阳。主治肝肾阴亏、肝阳上亢、气血逆乱之证。症见：头目眩晕，目胀耳鸣，脑部热痛，心中烦热，面色如醉，或时常噫气或肢体渐觉不利，口角渐形歪斜；甚或眩晕颠仆，昏不知人，移时始醒，后不能复原，舌红，脉弦长有力。

【伍用机制】龙骨甘涩平，质体重坠，化石之属，功专平肝潜阳、镇静安神、敛汗固精、止血涩肠、生肌敛疮，益阴之中，能潜上越之浮阳；牡蛎咸微寒，质体沉重，为贝壳之类，功擅敛阴潜阳、涩精止汗、止带、化痰软坚，益阴之中，能摄下陷之沉阳；代赭石苦甘平，平肝镇逆，凉血止血。龙骨与牡蛎相伍，益阴潜阳、镇静安神、软坚散结、涩精、止血、止带之力增强。龙骨与代赭石相配，平肝镇逆作用增强。牡蛎与代赭石相合，潜阳补阴功效益彰。三药相伍，共奏镇肝息风、滋阴潜阳之效。

临床使用要点为头目眩晕、脑部热痛、面色如醉、脉弦。现代常用于治疗高血压、脑血栓形成、脑出血、血管神经性头痛等属于肝肾阴虚、肝风内动者。

93. 地龙、蝉蜕、僵蚕

【用量】地龙6～10g，蝉蜕6～10g，僵蚕10g。

【功效及主治】解痉平喘，息风止痉。主治久咳或喘促不宁。

【伍用机制】地龙咸寒，清热息风，通络平喘；蝉蜕甘寒，疏散风热，透疹止痒，明目退翳，止痉；僵蚕咸辛平，息风止痉，祛风止痛，化痰散结。地龙与蝉蜕相伍，内外兼治，表里兼清，共奏清热透疹、凉肝息风之效。地龙与僵蚕相配，升降协调，息风止痉、化痰平喘、通络止痛力增。蝉蜕与僵蚕相伍，息风止痉，止痒止喘。三药相伍，共奏息风解痉、止咳平喘之效。

临床使用要点为久咳或喘促不宁。现代常用于哮喘、喘息性支气管炎而见久喘、喘促不宁者。

94. 藿香、厚朴、半夏

【用量】藿香 10g，厚朴 6 ～ 10g，半夏 6 ～ 10g。

【功效及主治】解表化湿，理气和中。主治外感风寒，内伤湿滞。症见：恶寒发热，头痛，胸腹胀闷，恶心呕吐，食欲不振，肠鸣泄泻，口淡口甜，舌苔白腻。

【伍用机制】藿香辛微温，芳香化湿，和胃止呕，清解暑热，治脾胃湿浊引起的呕吐最为适宜；厚朴苦辛温，行气燥湿，消积平喘，为消除胀满之要药；半夏辛温，燥湿行气，降逆和胃，为治湿痰之要药。藿香与厚朴，同类相须，合用外解风寒，内化湿滞。藿香与半夏相伍，异类相使，和胃降逆。厚朴与半夏相配，行气理中，降逆止呕。三者相伍为用，共奏解表化湿、理气和中之效，使风寒散、湿浊化、脾胃和，清升浊降，气机通畅，诸症自愈。

临床使用要点为恶寒发热、胸腹胀闷、上吐下泻、舌苔白腻。现代常用于胃肠型感冒、急性胃肠炎、胃及十二指肠溃疡、慢性结肠炎、妊娠恶阻属湿邪内阻者。

95. 杏仁、薏苡仁、白蔻仁

【用量】杏仁 9 ～ 12g，薏苡仁 15 ～ 30g，白蔻仁 6 ～ 9g。

【功效及主治】宣畅气机，清利湿热。主治湿温初起，邪在气分，湿重于热，或暑温夹湿，头痛身重，面色淡黄，胸闷不饥，午后身热，舌白不渴，脉濡。

【伍用机制】杏仁苦微温，苦泻降气，止咳平喘；白蔻仁辛温，芳香化湿行气，温中止呕，畅中焦之脾气，治胃寒呕吐为宜；薏苡仁甘淡性寒，利水渗湿，健脾除痹，清热排脓，尤以脾虚湿胜者为宜。杏仁与薏苡仁相伍，理气行水，排脓消痈，散肿疗疮。白蔻仁与薏苡仁相配，健脾利湿效果显著。杏仁与白蔻仁相合，宣畅上中二焦。三药合用，能宣上、畅中、渗下，使湿热之邪从三焦分消而除。三药合用见于《温病条辨》之三仁汤。

临床使用要点为头痛恶寒、身重疼痛、胸闷不饥、舌苔白、不渴。现代常用于治疗肾盂肾炎、肠伤寒、肠胃炎属湿温病邪在气分，湿邪偏胜者。

96. 苍术、厚朴、陈皮

【用量】苍术 6 ～ 10g，厚朴 6 ～ 10g，陈皮 6 ～ 10g。

【功效及主治】燥湿运脾，行气和胃。主治湿困脾胃、运化失常。症见：脘腹胀满，口淡食少，呕吐恶心，嗳气吞酸，倦怠嗜卧，身重酸楚，大便溏薄，舌苔白腻而厚，脉缓。

【伍用机制】苍术苦温辛燥，芳香燥烈，有较强的燥湿健脾之效；厚朴苦温辛散，温能祛寒，长于行气、燥湿、消积；陈皮辛苦温，气香性温，能行能降，具有理气运脾、调中快膈之功。苍术与厚朴，同属芳香化湿之品，同类相须，化湿浊，健脾胃，升脾气，降胃气。苍术与陈皮，相伍相使，可恢复脾胃运化、升降之功。厚朴与陈皮相合，相伍为用，行气温中，燥湿化痰。三者相伍，共奏燥湿运脾、行气和胃之功。

临床辨证要点为脘腹胀满、口淡食少、倦怠体重、大便稀溏、苔白厚腻。现代常用于治疗消化不良、慢性胃炎、溃疡性结肠炎属湿浊困脾者。

97. 茯苓、桂枝、甘草

【用量】茯苓 13 ～ 30g，桂枝 6 ～ 12g，甘草 6g。

【功效及主治】温阳化气利水。主治心脾阳虚不能制水，水聚于下，气势上冲，脐下惊，欲作奔豚，短气或咳，或胸满者。

【伍用机制】茯苓甘淡平，利水渗湿，健脾安神，能补能泻，补则益中气，泻则利水饮；桂枝辛甘温，发汗解肌，温经通阳，助阳化气，振奋脾胃之气，并能化水饮，平冲降逆，调达气机；甘草甘平，益气补中，调和药性。茯苓与桂枝，既能温阳化气，又能渗利水气，使水饮既能得阳而化，又能从小便而去。桂枝与甘草相配，益气之中以温阳，温阳之中以补阳。甘草能增茯苓益气健脾之效。三者合用，共奏温阳化气利水之效。

临床使用要点为胸胁支满、目眩、心悸、舌苔白滑、脉弦滑。现代常用于治疗慢性支气管炎、冠心病、心力衰竭等病属心阳虚衰、水气上冲者。

98. 茯苓、猪苓、泽泻

【用量】茯苓 15 ～ 30g，猪苓 10 ～ 30g，泽泻 10 ～ 30g。

【功效及主治】利水渗湿。主治水湿内停所致的小便不利、渴欲饮水、小腹胀满、大便溏泄、苔白腻、脉濡。

【伍用机制】茯苓甘淡平，利水渗湿，益气健脾，安神宁心；猪苓甘淡平，利水渗湿；泽泻甘淡寒，直达肾与膀胱，利水渗湿，泻热通淋。茯苓与猪苓相伍，淡渗利湿之性相同。茯苓走气分，入脾肺渗湿；猪苓走血分，入小肠膀胱泻湿。二者合用则气血兼行，渗湿利水。泽泻与茯苓相伍，可治疗水湿。治湿则既补又泻，补则益气健脾以治湿，泻则渗利水湿。二药相互为用，从而利湿而不伤阴津。泽泻与猪苓相合，渗利湿热之性相同。泽泻咸寒，入肾与膀胱，渗湿邪清相火；猪苓甘淡，入小肠膀胱，导湿热下行。两者合用，渗利下焦湿热。三者配伍，补泻同用，气血兼行，兼顾中下焦，利水而不伤气，合用共奏利水渗湿之效。

临床使用要点为小便不利、渴欲饮水、小腹胀满、苔白腻。现代常用于治疗肾炎、肝硬化属水湿内停者。

99. 茯苓皮、大腹皮、陈皮

【用量】茯苓皮 9 ～ 30g，大腹皮 9 ～ 15g，陈皮 6 ～ 9g。

【功效及主治】利水消肿，理气健脾。主治脾虚湿盛，皮水，一身悉肿、肢体沉重、心腹胀满、上气喘急、小便不利，以及妊娠水肿等，苔白腻，脉沉缓。

【伍用机制】陈皮辛苦温，气香性温，能行能降，既能理气，又能燥湿，理气运脾，调中快膈；茯苓皮甘淡平，利水消肿，利水而不伤气，药性平和，为利水渗湿之要药；大腹皮辛微温，下气宽中，利水消肿。茯苓皮与陈皮相伍，增强健脾利湿之功。茯苓皮与大腹皮相配，相须为用，增强行气利水之效。陈皮与大腹皮相合，陈皮燥湿理气，大腹皮行气利水，合用增理气行气利水之效。三者配伍，利水与行气同用，有气行湿化之功；散与淡渗合法，有水气内外分消之效。

临床使用要点为一身悉肿、脘腹胀满、上气喘急、小便不利、苔白腻。现代常用于小儿肾炎、心源性水肿、妊娠水肿属脾虚湿盛者。

100. 茵陈、栀子、大黄

【用量】茵陈 12 ～ 30g，栀子 9 ～ 12g，大黄 6 ～ 9g。

【功效及主治】利湿退黄。主治湿热内盛所致全身皮肤、巩膜发黄，黄色鲜明，小便黄赤，舌苔黄腻，脉滑数。

【伍用机制】茵陈苦微寒，疏肝利胆、清利湿热退黄疸，为清热除湿退黄之主药；栀子苦寒，除烦清热，清泻三焦而通调水道；大黄苦寒，除瘀热，推陈致新，使湿热壅遏之邪，尽从大小便而出。茵陈与栀子相伍，既能增强清热的作用，又能增强利湿退黄的作用，善于治疗湿热蕴结发黄证。正如《经方药物药理临证指南》所言："栀子与茵陈相用，倍增清热燥湿、泻湿退黄之功。"大黄与茵陈相伍，既能增强泻热的作用，又能增强利湿退黄的作用，使湿热从大小便而出，以治疗湿热黄疸证。大黄与栀子相伍，大黄治热而偏于泻，栀子治热而偏于清，一清一泻，二者相互为用，既能增强清泻的作用，又能增强燥湿的作用，更能解酒毒湿热，以治疗湿热或酒毒黄疸证。茵陈、栀子相伍为用，清热利湿，走三焦之力更强。三药合用，共奏泻肝胆、利三焦、通腑浊之效，使湿从二便分消，黄疸诸症自愈。其三药合用见于《伤寒论》茵陈蒿汤。

临床使用要点为全身皮肤、巩膜发黄，黄色鲜明，小便黄赤，舌苔黄腻，脉滑数。现代常用于治疗急性传染性肝炎、胆囊炎引起的黄疸属湿热者。

101. 金钱草、海金沙、鸡内金

【用量】金钱草 15 ～ 30g，海金沙 10 ～ 12g，鸡内金 10 ～ 30g。

【功效及主治】清热通淋，排石。主治肝胆和泌尿系结石。症见：阵发性腰痛，少腹急满、小便频数、短赤、溺时涩痛难忍、淋漓不爽，苔黄腻。

【伍用机制】金钱草甘淡平，利水通淋，排除结石，为治疗泌尿系结石之要药；海金沙甘寒，善清小肠、膀胱湿热，尤善止尿道疼痛，为治诸淋涩痛之要药；鸡内金甘平，有化坚消石之功，可用于泌尿系结石及胆结石。三药合用，共奏清热利尿、通淋排石之效。

临床使用要点为阵发性的腰痛，少腹急满，小便频数、短赤，溺时涩痛难忍、淋漓不爽，苔黄腻。现代常用于湿热内蕴之肾结石、输尿管结石、膀胱结石以及胆结石属湿

热下注者。

102. 土茯苓、板蓝根、生甘草

【用量】土茯苓 30g，板蓝根 20～30g，生甘草 6～9g。

【功效及主治】清热燥湿。主治湿热疫毒遏阻中焦。

【伍用机制】土茯苓甘淡平，无毒，入肝经，是化湿利湿之要药，利湿解毒，湿从尿出，湿从水化，湿去热孤，使湿热分消；板蓝根苦寒，是中医历代治疗时行疫病、疫毒内伏血分之要药，又可凉血利咽，解毒、清热、散结；甘草甘平，清热解毒，调和诸药。土茯苓与板蓝根相伍，两者同属清热解毒之药，合用则清热解毒、利湿作用增强。生甘草既能清热解毒，又可调和药性。三药合用共奏清热、利湿、解毒之功。

临床使用要点为目黄、皮肤发黄、小便发黄、发热腹胀等湿热疫毒所致的乙型肝炎等。

103. 葶苈子、桑白皮、苏子

【用量】葶苈子 5～30g，桑白皮 5～30g，苏子 5～10g。

【功效及主治】泻肺平喘，利水消肿。主治用于久咳，痰涎壅盛，喘咳不得平卧之证。

【伍用机制】葶苈子苦辛大寒，泻肺平喘，利水消肿，专治肺中水饮及痰火；桑白皮甘大寒，泻肺平喘，利水消肿；苏子辛温，降气化痰，止咳平喘，润肠通便。葶苈子与桑白皮，两者结合，协同增效。葶苈子与苏子相配，一开一降，肺开水自通调，气降喘咳自平，水行气机调畅。三药配合，降泻结合，力度峻猛，治疗痉咳、痰盛、喘促。

临床使用要点为久咳、痰涎壅盛、喘咳不得平卧。现代常使用于百日咳、胸腔积液属邪盛正不虚者。

104. 知母、黄柏、肉桂

【用量】知母 6～10g，黄柏 6～9g，肉桂 1～5g。

【功效及主治】滋阴降火，清化下焦湿热。主治热在下焦血分，口不渴而小便闭，肾虚蒸热，脚膝无力，阴痿阴汗，冲脉上冲而喘，及下焦邪热。

【伍用机制】知母苦甘寒，清热泻火，滋阴润燥，能上清肺热、中退胃火、下泻肾火，有清热泻火、滋阴润燥之功；黄柏苦寒沉降，清热燥湿，泻火解毒，尤长于泻肾中虚火，退热除蒸；肉桂辛甘热，有回阳救逆、助阳补火、温阳化气、散寒止痛、温经通脉之功，为治阳气不足、命门火衰之要药。知母与黄柏相伍，功能滋阴降火、坚肾退热，为治肾阴不足相火妄动之证的主药对。二者参合，一滋阴，一退热，泻火以保阴，滋阴以抑阳，共奏滋阴降火之功。知母、黄柏得肉桂则滋阴降火而不寒遏伤阳，辛热之肉桂起反佐作用，引寒药以疗热证，而无格拒之嫌。三者相伍，共奏引寒达热、滋阴降火、清化下焦湿热之功。此角药出自《兰室秘藏》之通关丸。

临床使用要点为口不渴而小便闭。现代常用于前列腺炎、糖尿病等疾病属湿热蕴结下焦者。

105. 半夏、陈皮、茯苓

【用量】半夏 10～15g，陈皮 9～12g，茯苓 9～30g。

【功效及主治】燥湿化痰，理气和中。主治湿痰咳嗽，咳嗽痰多色白，胸膈胀满，恶心呕吐，头眩心悸，舌苔白润，脉滑。

【伍用机制】半夏辛温，燥湿化痰，降逆止呕，消痞散结；陈皮辛苦温，理气健脾，燥湿化痰；茯苓甘淡平，利水渗湿，健脾和中，安神。半夏得陈皮之助，则气顺而痰自消，化痰燥湿之力尤盛。陈皮得半夏之辅则痰除而气自下，理气和胃之功更著。半夏与茯苓相配，健脾和胃，燥湿化痰，利水宁心。陈皮与茯苓相合，健脾除湿之力增强。三者合用，共奏燥湿化痰、理气和中、利水宁心之效。

临床使用要点为咳嗽痰多色白、舌苔白润、脉滑。现代常用于慢性支气管炎、胃炎、神经性呕吐属痰湿或痰阻气机者。

106. 麻黄、半夏、五味子

【用量】麻黄 6～9g，半夏 6～9g，五味子 3～9g。

【功效及主治】温肺化痰，敛肺止咳。主治顽咳久喘，久治不愈。

【伍用机制】麻黄辛微苦温，发汗解表，宣肺平喘，利水消肿；半夏辛温，燥湿化痰，降逆止呕，消痞散结；五味子酸甘温，敛肺滋肾，生津敛汗，涩精止泻，宁心安神。咳为肺气上逆，久咳耗散肺气。麻黄宣肺，五味子敛肺，一宣一敛，以调整呼吸气机。半夏和中化痰，以治痰之本。三药合用，共奏温肺化痰、敛肺止咳平喘之效。

临床使用要点为顽咳久喘，久治不愈。现代常用于支气管哮喘、慢性支气管炎、慢性阻塞性肺疾病属痰浊犯肺日久不愈者。

107. 黄连、半夏、瓜蒌仁

【用量】黄连 6g，半夏 9～12g，瓜蒌仁 15～30g。

【功效及主治】清热涤痰，宽胸散结。主治痰热互结证。症见：心下痞满，按之则痛，或咳吐黄痰，胸脘烦热，舌苔黄腻，脉滑数。

【伍用机制】瓜蒌仁甘寒润滑，清热涤痰，宽胸散结，润燥滑肠，开痰火下行之路；黄连苦寒，泻热降火，清心除烦；半夏辛温，化痰降逆，开结消痞。黄连与瓜蒌相伍，燥湿化痰不伤阴。黄连与半夏合用，辛开苦降，调畅气机，可助瓜蒌仁清热涤痰、宽胸散结，以达散结胸之目的。三药合用，寒温并用，辛开苦降以散结，共奏清热涤痰、宽胸散结之效。其首见于《伤寒论》小陷胸汤。

临床使用要点为心下痞满、按之则痛、舌苔黄腻、脉滑数。现代常用于胸膜炎、胃炎、胆囊炎、冠心病心绞痛、肋间神经痛属痰热互结于胃脘、胸胁者。

108. 紫菀、款冬花、浙贝母

【用量】紫菀 10～13g，款冬花 10g，浙贝母 6～10g。

【功效及主治】养阴化痰止咳。主治咳嗽痰少，咳痰不爽。

【伍用机制】浙贝母苦甘微寒，清热化痰，润肺止渴，散结消肿；紫菀辛甘苦温，润肺化痰止渴；款冬花辛微苦温，润肺化痰止渴。紫菀与款冬花相配，紫菀止咳偏于降肺，款冬花止咳偏于宣肺。二者合用，宣肺降气，止咳定喘。浙贝母与款冬花、紫菀相合，浙贝母清热化痰，款冬花、紫菀止咳平喘，合用清热化痰、止咳平喘力著。三药，寒温并用，药性平和，合用共奏养阴、化痰止咳之效。

临床使用要点为咳嗽少痰、舌红苔黄、脉细数。"紫菀、贝母、款冬花，咳嗽咳痰一把抓。"三药合用可治疗燥咳，现代常用于支气管炎属阴虚咳嗽者。

109. 苏子、白芥子、莱菔子

【用量】苏子 6 ～ 9g，白芥子 6 ～ 10g，莱菔子 9 ～ 15g。

【功效及主治】降气平喘，化痰消食。主治寒痰夹食证。症见：咳嗽喘逆，痰多色白，胸闷痞满，食少难消，或大便干结，舌苔白腻，脉滑等。

【伍用机制】白芥子辛温，温化寒痰，降气散结；苏子亦为辛温，降气化痰，止咳平喘，润肠通便，降浊利肺；莱菔子消食导滞，降气化痰。白芥子与莱菔子相伍，顺气化痰，降逆平喘。苏子与白芥子相配，温化寒痰，降气平喘。苏子与莱菔子相配降气化痰力加强且通便。三药相合，异类相使，共奏消痰降气、化滞通便、降肺通肠、止咳平喘之效。三药相配出自《韩氏医通》之三子养亲汤。清·汪讱庵《医方集解》曾解释三子养亲汤的配伍机制"此手足太阴药也，白芥子除痰，紫苏子行气，莱菔子消食，皆行气化痰之药，气行则火降，而痰消矣"。

临床使用要点为咳嗽喘逆、痰多色白、胸闷痞满、食少难消、舌苔白腻、脉滑。现代常用于气管炎、支气管哮喘、肺气肿、胸腔积液、自发性气胸属痰湿气阻、咳嗽气逆者。

110. 干姜、细辛、五味子

【用量】干姜 6 ～ 9g，细辛 3g，五味子 3 ～ 9g。

【功效及主治】温化寒痰，调畅气机。主治咳喘气急，痰白而稀，口不渴，形寒怕冷，舌苔白滑，脉象浮紧。

【伍用机制】干姜辛热，温肺脾化饮；细辛辛温，温肺气，散肺寒，化肺饮，平降喘逆；五味子酸甘温，敛肺止咳。干姜与细辛相配，温肺散寒，温阳化饮。干姜与五味子相配，一散一收，司开合之机，辛散不致太过而耗气，酸敛不致壅塞而留痰。五味子与细辛相合，开无耗散肺气之弊，合无敛遏邪气之害。陈修园曾论干姜、细辛、五味子在小青龙汤中的作用，"干姜以司肺之开，五味以司肺之合，细辛以发动其开合活动之机"。《金匮要略》云："病痰饮者，当以温药和之。"三药合用共奏温化寒痰、调畅气机之效。

临床使用要点为恶寒发热、咳嗽气喘、痰涎清稀。现代常用于慢性气管炎、哮喘、肺气肿，以及慢性气管炎急性发作属外感风寒、内停水饮者。

111. 甘遂、大戟、白芥子

【用量】甘遂、大戟、白芥子各等分为细末，糊丸如桐籽大，每服 1 ～ 3g，每日或隔日 1 次。

【功效及主治】祛痰逐饮。主治痰伏胸膈证。证见：聚水成饮，积饮成痰，胸胁隐痛，舌苔黏腻，脉弦滑。

【伍用机制】甘遂苦寒，泻水逐饮；大戟苦寒辛，泻水逐饮；白芥子辛温，温肺化痰，利气散结，通络止痛。甘遂与大戟相伍，同类相使，合用攻逐水饮之力更强。大戟与白芥子相配，使痰结之属随泻水逐饮而去。甘遂与白芥子相配，利气豁痰，通络止痛。甘遂善行经隧水湿，大戟善泻脏腑水湿，白芥子善治皮里膜外、胸膈间的痰湿。三药相伍，共奏祛痰逐饮之效。三药合用见于《三因极一病证方论》。

临床使用要点为胸胁隐痛、舌苔黏腻、脉弦滑。现代常用于颈淋巴结结核、淋巴结炎、胸腔积液、腹水、关节痛及慢性支气管炎、肺气肿等属痰涎水饮内停胸膈者。

112. 海藻、昆布、牡蛎

【用量】海藻 10 ～ 15g，昆布 10 ～ 15g，牡蛎 10 ～ 30g。

【功效及主治】软坚散结，利水消肿。主治瘿瘤，痰核，睾丸肿痛，脚气浮肿及水肿。

【伍用机制】海藻咸寒，消痰软坚，利水消肿；昆布咸寒，消痰软坚，利水消肿；牡蛎咸涩寒，平肝潜阳，软坚散结，收敛固涩。海藻与昆布相伍，消痰软坚、利水消肿力增。海藻与牡蛎相配，清热散结、软坚消痰力盛。三药同为海产之物，咸能软坚散结化痰，寒能清热，相须为用，既能增加软坚散结之效，又能增加利水消肿之功。在临床应用中常配合行气、活血、化痰、解毒之药。

临床使用要点为瘿瘤、痰核、无名肿块。现代常用于多种肿瘤的治疗，如食道癌、乳腺癌、肠癌、胰腺癌等属痰郁者。

113. 山楂、神曲、麦芽

【用量】山楂 10 ～ 30g，神曲 10g，麦芽 10 ～ 30g。

【功效及主治】消积化滞。主治食积证。症见：厌食，脘腹痞满，胀痛纳呆，嗳腐吞酸，舌苔厚腻。

【伍用机制】山楂酸甘微温，开胃消食，化滞消积，活血散瘀，善消肉食之积；神曲甘辛，消食和胃，善消陈腐之积；麦芽甘平，行气消食，健脾开胃，善消米面之积，退乳消胀。山楂与神曲相伍，同类相须，消食除积，破滞除满。山楂与麦芽相配，既可消肉食油腻之积，又可化面食之滞。神曲与麦芽相伍，同类相须，消食化滞，回乳消胀。三药合用，亦称"焦三仙"，相须为用，有消积化滞之效。三者伍用见于《国家药典成方实用手册》之大山楂丸。

临床使用要点为厌食、脘腹痞满、消化不良、胀痛纳呆、嗳腐吞酸、舌苔厚腻。现代常用于治疗消化不良属食积胃脘者。

114. 谷芽、麦芽、神曲

【用量】谷芽 10 ～ 20g，麦芽 10 ～ 30g，神曲 10g。

【功效及主治】健胃醒脾，消积化滞，升发胃气。主治脾虚食积证。症见：厌食，食少纳差，面黄肌瘦，四肢无力，舌红苔白，脉沉细。

【伍用机制】谷芽甘平，消食健胃；麦芽甘平，行气消食，健脾开胃，回乳消胀；

神曲甘辛温，消食和胃。谷芽与麦芽相伍，谷芽消米食，麦芽消面食，同类相须，鼓舞胃气，启脾消食，宽中开胃。神曲与麦芽相合，同类相须，消食化滞，回乳消胀。谷芽与神曲相配，既可消陈腐之积，又可化面食之滞，除满消胀。三药相伍，同类相须，共奏健胃醒脾、消积化滞、升发胃气之效。

临床使用要点为厌食、食少纳差、面黄肌瘦、四肢无力、舌红苔白、脉沉细。现代常用于消化不良、营养不良属脾虚食滞者。

115. 焦山楂、枳实、槟榔

【用量】焦山楂 15 ～ 30g，枳实 10g，槟榔 10 ～ 15g。

【功效及主治】消食导滞。主治食积郁热证。症见：腹部胀满，大便秘结，手足心热，舌苔厚腻，舌质红赤。

【伍用机制】焦山楂酸甘微温，消食化积，行气散瘀；枳实苦辛微寒，破降肠胃之气而除痞，化痰消积；槟榔苦辛温，驱虫消积，行肠胃之气而利水。焦山楂与枳实相伍，消食导滞，破气除痞，异类相使，消积散痞。焦山楂与槟榔相配，消积滞，除腹胀。枳实与槟榔，异类相使，行肠胃之气，除胃肠之胀，消胃肠之积。三者相伍为用，共奏消食导滞之效。

临床使用要点为腹部胀满、大便秘结、手足心热、舌质红赤、舌苔厚腻。现代常用于治疗厌食、消化不良属食积郁热者。

116. 三棱、莪术、青皮

【用量】三棱 6 ～ 10g，莪术 6 ～ 10g，青皮 6 ～ 10g。

【功效及主治】消积化滞，破气散结。主治食积脘腹胀痛或气滞血瘀所致的癥瘕积聚者。

【伍用机制】三棱苦辛平，破血行气，偏于破血，消积止痛；莪术辛苦温，破血行气，偏于破气，消积止痛；青皮苦辛温，疏肝理气，消积化滞。三棱与莪术相伍为用，同类相须，破血行气、消积止痛之功更强。莪术与青皮相伍，莪术行气破血，消积止痛，青皮破气消积止痛，合用能消积散结、破气止痛。三棱与青皮相伍，破气消积，三棱偏于破血止痛，青皮偏于疏肝理气。三药相伍为用，共奏消积化滞、破气散结之效。

临床使用要点为食积脘腹胀痛或气滞血瘀所致的癥瘕积聚。现代常用于消化不良、月经不调、痛经、腹中包块属食积或气血瘀阻者。

第十四章

膏方调理

第一节　膏方概述

膏方又叫"煎膏""膏滋"，是最古老的中药剂型之一。在《黄帝内经》中，有病方，为膏剂，一曰豕膏，一曰马膏，以其剂型为名。膏剂属于中医八种剂型之一。膏方一般由 20 味左右的中药组成，具有很好的滋补调理作用。膏剂有外敷和内服两种。膏方是一种具有营养滋补和治疗预防综合作用的成药。其根据人的不同体质、不同临床表现而确立不同处方，是经浓煎后掺入某些辅料而制成的一种稠厚状半流质或冻状剂型。

膏方属大方、复方范畴，且服用时间较长，其性黏腻难化，若不顾实际情况，一味纯补峻补，每每会妨碍气血，于健康无益，故配伍用药，至为重要。胡师在组方时常常注意以下几个方面。

一、配制膏方，需重视辨证论治

配制膏方应从病者错综复杂的症状中，分析出病因、病机、病位，衡量正邪之盛衰进退，探求疾病之根源，体现中医的理、法、方、药特色，切忌"头痛医头，脚痛医脚"。

二、量体用药，注重体质差异

体质每因年龄、性别、生活境遇、先天禀赋、后天调养以及病邪的多寡等不同而各有差异，故选方用药也因人而异。如老年人脏气衰退，气血运行迟缓，膏方中多佐行气活血之品；妇女以肝为先天，以血为本，治疗上多加以疏肝解郁、养血活血之药；小儿为纯阳之体，不能过早服用补品，如果确实需要，多以甘淡之品调养，如四君子汤、六味地黄丸等；中年人负担堪重，又多七情劳逸所伤，治疗时多需补泻兼施。

三、以平为期，调畅气血阴阳

临床上，中老年人脏气渐衰，运化不及，常常呈现虚实夹杂的复杂病机状态，若一味投补，补其有余，实其所实，往往会适得其反。所以膏方用药，既要考虑"形不足者，温之以气""精不足者，补之以味"，又要针对瘀血等病理产物，适当加以行气、活血之品，疏其血气，令其条达，而致阴阳平衡。

四、斡旋脾胃升降，以喜为补

脾胃为中州之官，后天之本。清代名医叶天士曰："食物自适者，即胃喜为补。"故制定膏方，总宜佐以运脾健胃之品：或取檀香拌炒麦芽，以醒脾开胃；或用桔梗、枳壳，以升降相因；或配伍陈皮、山楂以消食化积；尤其是苍术一味，气味辛香，为运脾要药，加入众多滋腻补品中，则能消除补药黏腻之性，以资脾运之功。

五、动静结合，着意通补相兼

用膏方进补，既不能一味呆补，又不宜孟浪攻泄，应取通补兼施、动静相合、并行不悖的方法。临床可针对中老年人常见的心脑血管病，如高血压、高血脂、冠心病、脑梗死、糖尿病等，辨证选用"动药"，例如取附子寒温解凝、振奋心阳，取大黄、决明子通腑排毒、降低血脂，取葛根、丹参活血化瘀、净化血液，与补药相配，相使相成，而起到固本清源之效。

膏方之制定，不仅养生，更能治病。因膏方服用时间长，医者必须深思熟虑，立法力求平稳，不能稍有偏差。

第二节　膏方的制作、保存

一、处方用药计量

膏方用中药在 25 ～ 40 味，重量 1000 ～ 2000 克。

二、膏方的制作与保存

膏方多以阿胶（黄酒浸泡）为主，还可放鹿角胶、龟甲胶、鳖甲胶等，还可放一些食物补品，如胡桃肉、桂圆肉、黑芝麻等。根据病情需要，在收膏时可加入一些贵重药品，如野山参、三七、鹿茸、琥珀、胎盘、羚羊角、珍珠等需研末，而红参、西洋参、冬虫夏草、西红花等需另煎，另煎后与上述粉剂一起徐徐倒入其他煮好的药中，搅拌均匀。

中药多是苦味的，放糖一来是矫味，二是为了收水。故糖尿病患者的膏方可使用非糖甜味剂，成为无糖型的膏方。

膏方的制作需要经过药物的浸泡、煎煮（先煎、后下）收膏、包装、保存等过程。服用时，每次只取出一小瓶（不超过一周用量），放在冷藏室供每天服用，但时间久了也会变质。

第三节　膏方临床案例

一、冠心病

田某，女，80岁，汉族。就诊日期：2018年12月2日。门诊号：667936。

病史摘要：既往冠心病、高血压、慢性支气管炎病史。头晕，时有胸闷、心悸，精神欠佳，多欲寐，睡眠不解乏，思维欠灵活，记忆力减退，夜间出汗，自感乏力，下肢沉重，饮食一般，二便正常。舌质暗淡，苔薄腻，脉小弦。

西医诊断：冠心病，高血压，慢性支气管炎。

中医诊断：胸痹，眩晕，咳嗽。

中医证型：脾肾两虚，阴阳失调，痰瘀内生。

治则治法：补益脾肾，化痰降浊，活血化瘀。

处方用药：

生地黄 120g	山　药 120g	酒黄精 120g	仙　茅 100g
炙淫羊藿 100g	黄　柏 100g	地骨皮 120g	阿　胶 300g
鹿角胶 100g	人参 100g	大　枣 200g	竹　茹 100g
麸炒枳壳 60g	法半夏 100g	薏苡仁 200g	瓜　蒌 200g
丹　参 300g	制远志 90g	泽　泻 120g	川　芎 60g
红　花 100g	丝瓜络 100g	烫水蛭 30g	浮小麦 300g
煅龙骨 300g	煅牡蛎 300g	砂　仁 60g	炒蒺藜 100g
天　麻 130g	珍珠母 300g	麦　芽 300g	

上药浸一宿，武火煎取三汁，沉淀沥清；文火收膏时，加入阿胶200g（陈酒烊化），鳖甲胶100g，白冰糖400g，核桃肉150g，龙眼肉100g，最后冲入另煎之参汤，熬至滴水成珠为度。

2019年1月2日二诊：患者口服膏方1个月后，症状改善较为明显。上述方药加减，继续服用，门诊随访。

按语： 患者老年女性，形体肥胖，身患冠心病、高血压病、慢支等多种慢性病。近来以头晕，时有胸闷、心悸，精神欠佳，多欲寐，记忆力减退，肢体困乏，时而怕冷，时而发热为主症就诊。结合患者舌脉，其痰浊瘀血为标，而脾肾本虚为本。脾主运化，湿邪内生责之于脾，脾的运化功能正常则体内水液输布正常。脾虚失常，痰湿内生，导致清阳不升，蒙蔽轻窍，故见头晕不适；脾虚，气血生化乏源，气不运血，血液滞而为瘀，痰瘀互结，胸阳不展，故见胸闷、心悸不适；加之年过八旬，肾气本虚，髓海不充，故思维欠灵活、记忆力减退。胡师认为，治疗本病，当从脾肾论治，如《难经》所言"四季脾旺不受邪"，在膏方中以益肾健脾化湿之品为主。如生地黄、山药、酒黄精、仙茅、炙淫羊藿、阿胶、鹿角胶等滋养肾之阴阳，以补先天之亏虚；黄柏、地骨皮清透虚热；人参、大枣、茯苓、薏苡仁、砂仁补脾健中，以求充养后天之本；竹茹、泽泻渗湿化痰，补而不峻，利而不猛，健脾利湿，使湿无所聚，痰无由生；另因患者病久往往存在痰瘀互结之症，故健脾之外，应加强活血通络之力，如丹参、川芎、红花、烫水蛭以活血通络；患者大多长期服药，易伤及脾胃，膏方中顾护脾胃之剂必不可少，故加麦芽以和胃消食，脾胃旺盛，则生化有源，气血津液化生充足，药物吸收完全，有利于病情康复。

胡师认为，健脾和胃之品在膏方中尤为重要。一者脾胃为气血生化之源，后天之本，健脾益气和胃，鼓舞气血津液化生之源，气旺血足，"正气存内，邪不可干"。二者脾虚痰湿阻滞为老年慢性病的主要病机，健脾化湿和胃治其本，为治疗大法。三者老年患者多虚不受补，方中加入健脾和胃助运之品，可免其滋腻碍胃之弊。四者膏方多有滋补之腻，药味颇多，健脾和胃之品有助膏方的吸收。综观本方，以补脾益肾、化痰降浊、活血化瘀为法，综合治疗，补中寓治，治中寓补，疏其气血，令其条达，"阴平阳秘，精神乃治"，患者症状缓解，生活质量得以提高。

二、糖尿病

杨某，男，81岁，汉族。就诊日期：2019年11月1日。门诊号：345698。

病史摘要：患者既往有糖尿病、高血压、冠心病、脑梗病史，一直口服二甲双瓜、皮下注射胰岛素降糖，口服硝苯地平控释片、厄贝沙坦降压，波立维、立普妥抗血小板聚集，调脂稳斑，用药规范，依从性好，血糖、血压、血脂控制可。但患者长期口干、口渴，偶有胸闷，头晕，乏力，畏寒怕冷，时有肢末麻木，夜尿频，腰酸困，大便偏干。西医无法解决上述症状，故前来胡师门诊就诊。除上述症状外，还伴有夜寐不安，舌红暗，少苔，脉弦细。胡师考虑患者有多种慢性病，症状较多，病情较缓，建议口服中药膏方调理。

西医诊断：2型糖尿病，冠心病，高血压病，脑梗死后遗症。

中医诊断：消渴，胸痹，眩晕，风痹。

证候诊断：肝肾亏虚。

治疗法则：补益肝肾，滋阴养血。

处方用药：

生地黄 200g	知 母 100g	女贞子 100g	旱莲草 100g
北沙参 100g	石 斛 100g	蜜百合 200g	玄 参 100g
黄 芪 100g	茯 苓 100g	酒黄精 300g	肉 桂 60g
黑顺片 60g	怀牛膝 90g	密蒙花 100g	砂 仁 60g
丹 参 100g	蝉 蜕 60g	王不留行 100g	桑螵蛸 300g
五味子 60g	炒芡实 300g	炒酸枣仁 300g	龙 骨 300g
牡 蛎 300g	莱菔子 150g	炒枳实 90g	醋鳖甲 100g
鹿角胶 100g	阿 胶 300g	郁李仁 300g	

上药浸一宿，武火煎取三汁，沉淀沥清；文火收膏时，加入阿胶 300g（陈酒烊化），鹿角胶 100g（烊），加入少量阿巴斯胡味剂，核桃肉 150g，熬至滴水成珠为度。

2019 年 12 月 20 日二诊：服膏方 40 天后，患者自诉口干、口渴明显减轻，畏寒好转，夜尿次数减少，乏力好转，胸闷、头晕不明显，四肢麻木，大便偏干，舌红少苔，脉弦细。胡师守原方，加火麻仁 300g，郁李仁 300g。

继续服用，门诊随访。

按语：患者罹患糖尿病等多种慢性疾病多年，加之年老，肝肾亏虚，阴液亏虚，上不能润口，则见口干、口渴，不能上达颠顶而头晕，不能养心而胸闷、夜寐不安，下不能滋肾而腰酸困、夜尿频、便干，阴损及阳则畏寒怕冷，阴虚脉络失养则见肢末麻木。故总属阴阳两虚，经脉失养。胡师选用膏方以补益肝肾，滋阴养血。生地黄、知母、女贞子、旱莲草、怀牛膝以补益肝肾，北沙参、石斛、蜜百合以养肺胃之阴，黄芪、茯苓、酒黄精以健脾益气，肉桂、黑顺片以阴中求阳，丹参、蝉蜕、王不留行以活血通络，桑螵蛸、五味子、炒芡实补肾缩尿，炒酸枣仁、龙骨、牡蛎以安神，醋鳖甲、鹿角胶、阿胶血肉有情之品以阴阳双补、阴中求阳，莱菔子、炒枳实以行气消食和胃。二诊，患者症状明显改善，因大便干燥，故守方，加火麻仁、郁李仁 30g 以润肠通便。综观全方，总以补益肝肾为治疗思想，偏重滋阴补血，补气健脾，气血兼顾，同时阴中求阳，阴阳双补，动静相和，以平为期。

三、慢性阻塞性肺疾病

俞某，男，84 岁，汉族。就诊日期：2020 年 6 月 4 日。病例号：149959。

病史摘要：患者既往慢性阻塞性肺疾病 20 年，每年冬春季节或者天气变化时容易出现咳嗽、咳痰、气喘不适，病情加重时常常口服抗生素、化痰、解痉平喘等药物。平素病情稳定时长期吸入沙美特罗氟替卡松吸入剂。近 2 个月，患者病情尚平稳，但自感活动后气喘、气短，时有白痰，痰多，易咳出，偶感胸闷不适，无明显心悸。饮食一般，睡眠可，二便正常。患者前来胡师门诊就诊。查体：舌质暗淡，苔薄白，尺脉沉。双肺呼吸音粗，两肺未及明显干湿啰音。既往高血压病史 30 年，一直坚持服药，血压控制尚可。

西医诊断：慢性阻塞性肺疾病，高血压病。

中医诊断：肺胀，眩晕。

中医证型：肺肾两虚，肾不纳气，夹痰阻肺。

处方用药：

炒苏子 100g	肉 桂 90g	橘 红 60g	当 归 100g
前 胡 100g	生地黄 100g	海蛤壳 100g	黄 芩 100g
炒僵蚕 100g	茯 苓 100g	白 术 90g	益智仁 300g
蛇床子 100g	槲寄生 150g	女贞子 100g	墨旱莲 200g
郁 金 100g	盐菟丝子 100g	阿 胶 300g	鹿角胶 200g

续　断 100g	连　翘 200g	浙贝母 100g	金樱子 200g
西青果 120g	乌　梅 60g	五味子 90g	白　果 100g
丹　参 150g	牛　膝 100g	砂　仁 60g	麦　芽 100g
枳　壳 60g	鸡内金 100g		

膏方（有糖），每日 2 次，每次 30g。

制法：上药浸一宿，武火煎取三汁，沉淀沥清；文火收膏时，加入阿胶（陈酒烊化）200g，白冰糖 400g，核桃肉 150g，熬至滴水成珠为度。

2020 年 7 月 4 日二诊：患者口服膏方 1 个月后门诊随访，症状改善较为明显，又续 1 个月。

按语：该患者年过八旬，既往慢性阻塞性肺疾病 20 年，高血压病史 30 年。本次就诊时无急性期表现，欲服中药改善其活动后气喘、气短、时有白痰、痰多之症。胡师给予中药膏方进行调理。胡师认为，慢性阻塞性肺疾病属中医"肺胀"范畴。该病病程较久，缠绵难愈，往往虚实夹杂，辨证需分清寒、热、虚、实。本虚主要在肺、脾、肾三脏的虚损，标实表现在痰浊、水饮、血瘀互结胸中。该病稳定期主要以虚证为主，肺脾肾共虚。肺为华盖，外合皮毛，故外邪侵袭首先侵犯肺卫，肺主气司呼吸，故久病肺虚累及于肾，肾不纳气，可见喘息症状愈演愈烈，呼吸浅短难以持续。方中苏子主入肺、大肠经，是降气祛痰、止咳平喘、通利大便的要药；橘红以理气宣肺，燥湿化痰；茯苓、白术健脾益肺，培土生金；五味子、乌梅西青果上可敛肺止咳，补肺生津，下可滋养肾阴；杜仲、槲寄生、菟丝子补肺益肾，敛肺涩精，纳气平喘；仙茅、淫羊藿补肾助阳益精，属金水相生之妙用；连翘、浙贝母、黄芩、海蛤壳、僵蚕化痰清热，清除余邪；白果、金樱子敛肺顾阴；当归、丹参活血化瘀通络；佐以砂仁以引药入肾，和胃醒脾。全方补肺健脾益肾，化痰祛瘀，攻补兼施，对慢性阻塞性肺疾病稳定期肺肾气虚证所致诸症有良好效果。

四、老年虚弱症

刘某，女，84 岁，汉族。就诊日期：2020 年 7 月 7 日。住院号：515634。

病史摘要：患者形体消瘦，长期口干，口渴，饮食不思，乏力，体重明显低于正常，体质差，容易感冒。多方就治，不见好转，在我院住院治疗。症见：口干，口渴明显，但不欲饮水，喜太息，时五心烦热，不思饮食，脘腹胀满，体倦无力，周身关节、肌肉酸痛，形体瘦弱，精神欠佳，睡眠一般，夜尿 2 次，大便时干时稀。舌质暗红，少苔，脉弦细。既往有冠心病、胆囊炎、重度骨质疏松、腔隙性脑梗死、慢性胆囊炎病史。一直补钙、阿尔法骨化醇治疗骨质疏松；平素口服降脂、抗凝药物，血脂正常。

西医诊断：老年虚弱症，重度骨质疏松，冠心病，腔隙性脑梗死。

中医诊断：虚劳，骨痹，胸痹，风痹。

证候诊断：气阴亏虚，虚火内扰。

治则治法：滋阴补肾，益气调气，泻热。

处方用药：

太子参 300g	北沙参 150g	麦 冬 200g	石 斛 100g
生地黄 100g	枸杞子 90g	女贞子 150g	旱莲草 150g
杜 仲 150g	槲寄生 200g	牛 膝 100g	金毛狗脊 150g
当 归 100g	丹 参 200g	牡丹皮 100g	知 母 100g
地骨皮 100g	青 蒿 100g	龟甲胶 100g	鳖 甲 100g
阿 胶 300g	鹿角胶 100g	木 瓜 150g	砂 仁 100g
川楝子 90g	佛 手 100g	厚 朴 100g	炒枳实 60g
山 楂 300g	神 曲 100g	麦 芽 150g	陈 皮 100g

10剂。膏方，有糖，每日30g，每日2次。

2020年8月17日二诊：服膏药40天后，患者自诉口干、口渴明显减轻，纳食增，怕热、乏力好转，时时周身酸痛，夜寐欠安，继续求膏药治疗。舌红少苔，脉弦细。胡师守原方，加鸡血藤300g，酸枣仁300g，柏子仁100g，鸡内金200g。

10剂。膏方（有糖），每日30g，每日2次。

按语： 患者年老女性，身体羸弱，体质差，容易感冒，病属中医"虚劳病"范畴之气阴亏虚、虚火内盛证。常言"瘦人多火"，虚火灼伤阴津，久之肾阴亏虚，津液不能上乘于口则见口干、口渴；阴虚火旺则见五心烦热；虚火内扰心神则见夜寐不安；肾主骨生髓，肾阴亏虚，筋骨失养则见周身肌肉、骨节酸楚；"火易耗气伤津"，气耗则见疲倦乏力、精神欠佳；伤津致胃阴亏虚，气机不调，则喜太息；肝郁脾虚，脾运失司则脘腹胀满、不思饮食；舌质暗红少苔，脉弦细均为气阴亏虚、虚火内盛之象。胡师选用膏方以滋阴补肾，益气清虚热。选用太子参、北沙参、麦冬、石斛以益气生津止渴；生地黄、女贞子、旱莲草、枸杞子以滋阴补肾；杜仲、槲寄生、牛膝、金毛狗脊以补肾壮骨；鹿角胶以补肾阳，寓阳中求阴，且配合上药加强强腰壮肾之力；牡丹皮、知母、地骨皮、青蒿清虚热；当归、丹参以养血活血；木瓜舒筋活络、和胃；龟甲胶、鳖甲、阿胶等血肉有情之品以增强滋阴补血之力；川楝子、佛手、厚朴、炒枳实以行气消胀；砂仁、陈皮健脾和中，山楂、神曲、麦芽消食和胃，防止大量滋补药物碍胃。诸药合用，从而使先天与后天皆得到滋养。二诊，患者口干、口渴、五心烦热、夜尿多等阴虚燥热症状明显减轻，仍周身酸痛、夜寐欠安。胡师守方加鸡血藤、酸枣仁、柏子仁以养血通络、宁心安神，鸡内金以开胃、助消化。经过1年2个月的膏方调理，患者的体质得到了改善，食欲得到增强，精神明显好转。

第十五章
中医外治法经验

第一节 概 述

中医外治法是祖国医学宝库中的一个重要组成部分。在治疗方法中，它与内治法可谓是珠联璧合，殊途同归。中医外治法经历了数千年曲折发展的道路，在现代科学技术的渗透和引导下，已呈现出崭新的局面，展示了无限广阔的发展前景。

第二节 中医外治法分类

外治法是与内服法相对而言的一种治疗方法。外治法指的是选用药物贴敷于体表，或手法，或配合适当的器械，作用于体表或九窍等处进行治疗的方法。在治疗科别上则可概括地分为"内病外治""外病外治"；在治疗方法上可分为"药物外治"与"非药物外治"两类。药物外治法有 90 余种，分为如下两大类。

一、体表给药

1. 经络俞穴 包括贴法、敷法、发泡法、爆灯火、擦法、搓法等。
2. 局部给药 包括扫法、拓（溻）法、纳（内）法、夹法、穿法、摩法、揉法、按法、掩法、托法、缠腰法、扎法、染法、刷法等。
3. 全身给药 包括蒸法、煮法、浴法、浸渍法、戴法、包裹法、鞋垫法、踏法等。

二、孔窍给药

孔窍给药包括吹法、嚏法、嗅（闻）法、塞法、吸法、嗜（搐）法、滴法、点法、灌法、含漱法、嚼法、舔法、插法、导法、枕法、坐法、佩（挂）法。

第三节 药物外治法的基本原理

中医外治与内治一样，均是以中医的整体观念与辨证论治思想为指导，运用各种不同的方法，将中药施于皮肤、腧穴、孔窍等部位以发挥其疏通经络、调和气血、解毒化瘀、扶正祛邪等作用，使失去平衡的脏腑阴阳得到重新调整和改善，从而促进机体功能的恢复，达到治病的目的，即"虽治在外，无殊治在内也"。兹从经络传导、皮肤透入、黏膜吸收三方面分述之。

一、经络传导

经络是人体组织结构的重要组成部分，是沟通表里、上下的独特系统，外与皮肤腠理相连，内与五脏六腑相连，用药物贴敷有关穴位，即有穴位刺激作用，又可通过经络传导起到纠正脏腑阴阳气血的偏盛偏衰、补虚泻实、扶正祛邪等作用，以治疗疾病。如蓖麻子、五倍子贴敷百会穴治胃下垂、子宫下垂；膻中贴敷心舒膏治疗心绞痛。

现代研究认为，药物对体表腧穴的刺激，可通过经络将这一刺激信息（包括辅助的温热刺激、化学刺激和机械物理刺激等）传入内脏或至病所，发挥调节和治疗效应。如脐在胚胎发育过程中为腹壁前后闭合处，表皮角质层最薄，屏障功能较差，且脐下无脂肪组织，与皮肤筋膜和腹膜直接相连，故渗透性强，药物分子较易透过脐部的角质层，进入细胞间质，迅速弥散入血而通达全身，脐下腹膜还布有丰富的静脉网，连接门静脉，从而使药物得以经此捷径直达肝脏。临床研究表明：药物贴脐治疗慢性支气管炎，可改善机体的免疫状态，加强患者的防御机能；药物贴脐能止盗汗、止呕吐、治遗尿，说明脐疗有调整植物神经功能失调的作用。

二、皮肤透入

中医经皮肤给药的方法甚多，如敷、贴、涂、搽、擦、扑、熏、蒸、洗、浴、罨、踏等。皮肤由表皮、真皮、皮下组织三层组成。

归纳药物经皮肤吸收的机制大体分为以下四点。①通过动脉通道，角质层运转。②水合作用。③表面活性剂作用。④芳香性药物的促进作用。

三、黏膜吸收

黏膜吸收大体通过以下几种途径：①鼻腔吸收。②口腔吸收。③眼部吸收。④肺部吸收。⑤肠道吸收。

第四节　药物外治法的特点

药物外治作用迅速，简、便、廉、验，易学易用，容易推广，使用安全，毒副作用少，患者乐于接受。具体体现在：①治法多样，多途给药。②直达病所，定位用药。③适应证广，禁忌证少。④廉便效验，易于推广。⑤使用安全，奏效迅速。⑥防治结合，保健强身。

第五节　临床应用要点及应注意的问题

一、辨证论治

必须坚持以中医理论为指导，严格遵循辨证论治的原则。如泄泻患者，湿热下注者宜选用葛根芩连汤或黄芩汤灌肠治疗，若脾胃虚寒者则宜用温中祛寒之姜、桂等研末来敷脐治疗。

二、给药方法

使用外治法时，应选择给药途径，明确治疗方法。具体有：①根据脏象学说，选取孔窍给药途径。②根据病症特点，选择全身或局部给药途径。③根据病情需要，可多种多治法联合应用。

三、外治剂型的选择

剂型选择合理与否，会直接影响到疗效的高低，必须引起足够重视。

四、优选适宜的外治药物

外治之药即内治之药，然同一味药，内治药要炮制，外治药却要生用。如白芥子生用可发泡，若经炒制则丢失了发泡的功效。外治除宜选用生、猛、气味俱厚的药物外，还多选用重金属和矿石类药物，如轻粉、水银、朱砂、铅丹、雄黄、明矾、硫黄等。这些药虽然有毒，但穿透性强，易于皮肤吸收，可适当配伍，从方掌握，短暂使用。另芳香走窜的麝香、冰片、丁香、肉桂等可增强皮肤的吸收能力，故在外治法中经常选用。

第六节　外治法的经验方

一、中药贴敷疗法

中医外治贴敷法是中医外治方法之一，在临床上广泛应用。现将我们在临床上行之有效的外治法介绍给同仁，希望对大家有所启发、帮助。

1. 景衣安神散失眠贴

【药物组成】郁金 6g，远志 6g，红景天 6g，石菖蒲 6g，硫黄 6g，枳实 6g，炒酸枣仁 6g。以上药物共研末，透皮标准定为 80 目，贮瓶备用。

【操作流程】治疗时取上药末适量，再滴入温清水适量，调成糊状。外盖医用通气胶带，每次取 35g，于午后 18 时贴于穴位。

【取穴】神阙、内关、涌泉、足三里、合谷、照海、申脉。

【疗程】每次贴 4～6 小时，每天 1 次，10 天为 1 个疗程，连续观察 2 个疗程。

【功效】益气活血，理气解郁，养心安神。

【适应证】①以失眠为主要症状，包括难以入睡、睡眠不深、多梦、早醒，或醒后不易再睡，醒后不适感、疲乏，或白天困倦，至少每周发生 3 次，并至少已 1 个月。②中医辨证有肝郁、气滞、血瘀、心肾不交者。

【禁忌证】①皮肤破损、开放性损伤等疾病不适宜使用。②中药过敏者不宜使用。③躯体疾病或精神障碍导致的继发性失眠不宜使用。

【注意事项】①操作前严格消毒，防止感染。②贴敷后出现皮肤发痒、灼辣，甚至发生水疱等应停止使用，并可用消毒针挑破，外擦碘伏。

2. 胸痹贴

【药物组成】肉桂心、附子、羌活、乌头、细辛、川椒各 4.5g，川芎 3g。以上药物共研细末贮瓶备用。

【操作流程】取以上药物药末适量，用黄酒或蜂蜜适量，调成糊状。放于适当穴位处，外用纱布覆盖，胶布固定，6 小时后去掉，第 2 天同一时间再帖。

【取穴】阿是穴、膻中、内关、心俞、厥阴俞。

【疗程】10 天为 1 个疗程，每个疗程休息 2 天，2 个疗程为宜。

【功效】祛寒活血，宣痹通阳。

【适应证】胸闷、心痛如绞、形寒、心悸气短、遇寒加重、舌质淡暗、苔白、脉紧，中医辨证为寒邪凝滞、心阳不足、阳虚内寒者。

【禁忌证】①皮肤破损、开放性损伤等疾病不宜使用。②中药过敏者不宜使用。③中医辨证为气滞、气虚、气阴两虚、热毒者禁用，辨证为痰、瘀、秽浊者，可在密切观察下使用。

3. 胃脘痛贴

【药物组成】荜茇 10g，延胡索 10g，丁香 5g，肉桂 10g。

【操作流程】将上药混合碾末，每次取药 3～5g，加黄酒或蜂蜜适量调和成糊状。将药糊敷涂在适当穴位处，外用纱布覆盖，胶布固定。

【取穴】神阙、上脘、中脘、下脘、脾俞、胆俞、胃俞、足三里、内关、公孙、肝俞、至阳。

【疗程】每次贴 4～6 小时，每天 1 次，敷至症状解除为止。

【功效】温胃健脾止痛。

【适应证】脾胃虚寒胃痛。

【禁忌证】①皮肤破损、开放性损伤等疾病不适宜使用。②中药过敏者不宜使用。③对于中医辨证为气滞、血瘀、痰湿、火热证者禁用，对于心绞痛、心肌梗死等急危症者禁用，对于胸壁疾患、肋软骨炎、肋间神经痛者可在密切观察下使用。

【注意事项】如果局部有烧灼或疼痛可提前取下；若全身发痒症状加重可停止贴敷；如贴后局部有发痒、发热、清凉舒适是药物的反应，可继续使用。

4. 前列腺贴

【药物组成】附子 10g，肉桂 10g，丁香 5g，赤石脂 10g。以上药物共研细末贮瓶备用。

【操作流程】取上药末适量，滴入黄酒或蜂蜜适量，调成糊状。用贴膜固定于适当穴位。

【取穴】神阙、关元、气海、肾俞、三阴交、阴陵泉、膀胱俞、中脘、下脘、三焦俞、足三里、血海、太溪、命门、腰阳关。

【疗程】每晚 8 点敷贴，次日晨 7 点取下。10 天为 1 个疗程，每个疗程休息 2 天，4 个疗程为宜。

【功效】温补肾阳，固涩小便。

【适应证】老人小便不禁，或夜尿频数，滴沥失禁，头晕，膝软，四肢欠温，脉沉迟。证属肾气不足，膀胱虚寒。

【禁忌证】①皮肤破损、开放性损伤等疾病不适宜使用。②中药过敏者不宜使用。③中医辨证为气滞血瘀、湿热下注、阴虚热盛者禁用。

【注意事项】①操作前严格消毒，防止感染。②注意保暖，预防受凉。③贴敷后出现皮肤发痒、灼辣，甚至发生水疱等应停止使用，并可用消毒针挑破，外擦碘伏。

5. 痹痛贴

【药物组成】制川乌 10g，制草乌 10g，白芷 10g，姜黄 10g，防风 10g，络石藤 30g。

【操作流程】将以上诸药研细末，用蜂蜜调和成膏状置放在贴膜上。治疗时取贴膜及药物放于患处（阿是穴），外用纱布覆盖，胶布固定。

【取穴】①肩部：阿是穴、肩髃、肩髎、肩贞、臑腧。②肘部：阿是穴、曲池、小海、手三里。③腕部：阿是穴、阳池、外关、腕骨。④脊背：阿是穴、大杼、身柱、腰阳关、相应夹脊穴。⑤髋部：阿是穴、环跳、居髎、秩边、髀关。⑥膝部：阿是穴、血海、梁丘、膝眼、阳陵泉。⑦踝部：阿是穴、申脉、照海、昆仑、丘墟。⑧随证配穴：行痹者加膈俞、血海；痛痹者加肾俞、关元；着痹者加阴陵泉、足三里；风湿热痹配大椎、阳陵泉；痰瘀痹阻配公孙、血海。依据不同关节配穴，跖趾关节配八风、内庭；踝关节配申脉、昆仑；指间关节配八邪、四缝；腕关节配阳池、腕骨；膝关节配膝眼、阳陵泉。

【疗程】每次贴 4～6 小时，每天 1 次，10 天为 1 个疗程。连续使用 2 个疗程。

【功效】温经通络止痛。

【适应证】用于关节疼痛，活动受限的风寒湿痹者。

【禁忌证】①皮肤破损、开放性损伤等疾病不适宜使用。②中药过敏者不宜使用。③热痹患者不宜应用。

【注意事项】使用中要注意皮肤情况，及时观察。如有水疱、皮肤损伤，立即取下外用贴，并对皮肤受损处消毒，预防感染。

6. 眩晕贴

【药物组成】水蛭 5g，钩藤 12g，天麻 10g，川芎 10g，制吴茱萸 5g，肉桂 3g，菊花 10g，桑叶 10g，冰片 3g，夏枯草 10g，炒决明子 12g，炒白芥子 10g，桔梗 5g。以上为 1 个疗程用量。

【操作流程】将诸药研细末，用蜂蜜制成膏状置放在贴膜上，取穴，外用纱布覆盖，胶布固定。每晚使用，每次双侧各使用 1 贴。

【取穴】涌泉、三阴交、神阙、内关、肝俞、肾俞、曲池、合谷、太冲。

【疗程】10 天为 1 个疗程，每 1 个疗程休息 2 天，2 个疗程为宜。

【功效】平肝潜阳，清火息风。

【适应证】头晕且痛，其势较剧，目赤口苦，胸胁胀痛，烦躁易怒，寐少多梦，小便黄，大便干结，舌红苔黄，脉弦数。

【禁忌证】①皮肤破损、开放性损伤等疾病不适宜使用。②中药过敏者不宜使用。③妊娠高血压者禁用。

【注意事项】①操作前应正确评估患者，注意保暖。②阳虚体质者慎用。

7. 冬季贴敷膏

【药物组成】海螵蛸 10g，白芥子 9g，白芷 9g，生姜 45g。前 4 种药物共研细末贮瓶备用。

【操作方法】取上药末 3～5g，用生姜汁（或凡士林）调成膏状。用贴膜固定于膻中。

【取穴】膻中、双侧肺俞、天突、定喘。

【疗程】4～24 小时取下。以每年冬至日开始。每周 1 次，连续 5 周。3 年为 1 个疗程。

【功效】温肺化饮。

【适应证】慢性支气管炎，咽炎，哮喘，肺胀，及易外感人群的预防。

【禁忌证】①皮肤破损、开放性损伤等疾病不适宜使用。②中药过敏者不宜使用。③呼吸系统疾病急性期感染者禁用。④中医辨证为风热、痰热、暑湿、阳明热盛者禁用。

【注意事项】①操作前严格消毒，防止感染。②注意保暖，预防受凉。③贴敷后出现皮肤发痒、灼辣，甚至发生水疱等应停止使用，并可用消毒针挑破，外擦碘伏。

8. 夏季贴敷药膏

【药物组成】半夏 12g，白芥子 12g，细辛 12g，胆南星 12g。前 4 种药物共研细末贮瓶备用。

【操作方法】取上药末 3～5g，用鲜生姜汁调成膏状。用贴膜固定于上述穴位。

【取穴】双侧肺俞、心俞、膈俞、天突、定喘。

【疗程】4～24 小时取掉。以每年夏至日开始。每周 1 次，连续 5 周。3 年为 1 个疗程。

【功效】温肺化饮。

【适应证】慢性支气管炎，咽炎，哮喘，肺胀，及易外感人群的预防。

【禁忌证】①皮肤破损、开放性损伤等疾病不适宜使用。②中药过敏者不宜使用。③呼吸系统疾病急性期感染者禁用。④中医辨证为风热、痰热、暑湿、阳明热盛者禁用。

【注意事项】①操作前严格消毒，防止感染。②注意保暖，预防受凉。③贴敷后出现皮肤发痒、灼辣，甚至发生水疱等应停止使用，并可用消毒针挑破，外擦碘伏。

9. 支气管扩张贴

【药物组成】取大蒜瓣去皮，捣碎成泥状，装瓶备用。

【操作方法】洗足后，敷贴双侧涌泉穴。

【疗程】半小时揭去，7天为1个疗程。1～2个疗程，可减少咳血量。

【适应证】支气管扩张且咳痰多者。

【注意事项】皮肤充血明显者，可采用隔日疗法、三日疗法，或者双足涌泉穴交替。若皮肤起水疱者，则停用。

10. 肿瘤疼痛敷药方

【药物组成】三七10g，延胡100g，黄药子100g，芦根200g，川芎60g，冰片80g。

【操作方法】上方药碾磨，食醋100g，调成黏稠状，外敷于肿物处，纱布覆盖，胶布适当固定。

【取穴部位】腹部疼痛处。

【贴敷时间】每次4～6小时。

【适应证】腹部恶性肿瘤引起的疼痛。

二、耳穴压豆疗法

耳穴压豆疗法是依据中医经络学说及近代中医全息学说研究，并经大量实践证实有效的一种治疗方法。

1. 方法　将王不留行一粒置于0.5×0.5cm大小的胶布中心，贴压于穴位处，双耳穴均贴压。嘱患者每日按压此穴位5～10次，使耳郭有热、胀、微痛的感觉。

2. 疗程　隔日贴压1次，5次为一疗程。

3. 具体的病证及选穴

腰痛：取患侧腰骶椎、肾、神门。

面瘫：取神门、眼、面颊。

头痛：取枕、额、颞、皮质下、肝、神门。

眩晕：取肾上腺、皮质下、枕、脑、神门、额、内耳。

高血压：取降压沟、肾上腺、耳尖、交感、神门、心。

胸痹：取心、交感、神门。

失眠：取心、脾、神门、皮质下、交感。

痴呆：取心、肝、肾、枕、脑点、神门、肾上腺。

帕金森病：取皮质下、缘中、神门、枕、颈、肘、腕、指、膝。

感冒：取肺、内鼻、气管、咽喉、额、肾上腺。

咳嗽：取肺、脾、肾、气管、神门、肾上腺、皮质下。

胃痛：取胃、十二指肠、脾、肝、神门、下脚端。

呕吐：根据病变部位取胃、贲门、幽门、十二指肠、胆、肝、脾、神门、交感。

呃逆：取膈、神门、相应病变脏腑（胃、肺、脾、肝、肾）。

腹痛：取腹、大肠、小肠、神门、脾、肝、交感。

泄泻：取大肠、小肠、腹、胃、脾、神门。

便秘：取大肠、直肠下段、三焦、腹、肝、脾、肾。

癃闭：取膀胱、肾、三焦、尿道。

糖尿病：取胰、内分泌、肾、三焦、心、肝、神门、耳迷根等。

颈椎病：取颈椎、肩、颈、神门、交感、肾上腺、皮质下、肝、肾。

肩关节周围炎：取肩、肩关节、锁骨、神门、对应点。

三、退行性骨关节病外治法

1. 外洗

【药物组成】当归、红花、透骨草、莪术、三棱、独活、海桐皮、苏木、伸筋草等。

【使用方法】水煎熏洗患处，每日 2 次。

【功效主治】通络止痛，活血化瘀。适用于退行性骨关节病属于瘀血阻滞者。

2. 热敷

【药物组成】续断、金毛狗脊、防己、威灵仙、川乌、草乌、透骨草、红花、花椒。

【使用方法】将上药为细末，每次用 50 ~ 100g，醋调后装纱布袋热敷。

【功效主治】通络止痛，祛寒除湿，活血化瘀。适用于退行性骨关节病，属于寒湿阻滞、肾虚血瘀者。

3. 药酒外搽

【药物组成】地骨皮 100g，淫羊藿 150g。

【使用方法】将白酒加入蜂蜜 150g，再加入所选药物，浸泡 3 周以上即可，将药酒外擦于局部疼痛处，每日 1 次。

【功效主治】祛寒除湿，活血化瘀，止痛。

4. 药浴疗法

【药物组成】桂枝、麻黄、制川乌、制草乌、威灵仙、秦艽、海桐皮、独活各 9g，延胡索、茯苓、当归各 15g，细辛 3g，伸筋草、忍冬藤各 30g。

【使用方法】上药加水煎煮 15 ~ 20 分钟，煎 2 遍合在一起，500mL 左右，待稍凉

（以皮肤能耐受为度）后，用湿毛巾不断湿敷膝关节，同时进行关节伸屈功能锻炼，注意保持水温恒定。每次 30 分钟，每日 3 次，7 日为 1 个疗程，治疗 2 个疗程。

【功效主治】温经祛寒，活血化瘀，止痛。

5. 骨痹药酒

【药物组成】制川乌 10g，制草乌 10g，怀牛膝 10g，红花 10g，木瓜 15g，当归 12g，独活 10g，桑寄生 12g，秦艽 12g，海风藤 10g，青风藤 10g，络石藤 10g，忍冬藤 12g，姜黄 12g，制乳香 10g，制没药 10g，川芎 10g，木香 10g，老鹳草 13g，海桐皮 30g，伸筋草 15g，桑枝 15g，松节 12g，桂枝 15g，葛根 10g，生甘草 6g。

【使用方法】用 52°以上白酒 2kg，浸泡 1 周备用。每日 7 ～ 10mL 口服。喝完后，再泡 2kg 白酒，1 周后，同样服法。

【功效主治】腰椎骨质增生症、腰椎间盘突出症、退行性骨关节炎属于轻、中度者。

下 篇

科研创新与中医教育

第十六章

继承创新，科研有成

几十年的勤求古训，博采众方，寻医问道，临床经验不断丰富。欲求使更多的患者使用方便，但又不失辨证论治的原则，胡师就成熟的病证用药方药进行了新药的开发与研究。

一、高脂血症及复方降脂颗粒的研究与开发

（一）高脂血症的中医病因病机

经过三十多年的临床实践，胡师认为老年高脂血症是脾肾阳虚为本，痰瘀阻滞为标，是本虚标实之症。本虚在脾肾正气亏损为要，痰浊瘀血停滞体内为标。

（二）复方降脂颗粒

本方由黄芪、淫羊藿、泽泻、罗仙子、三七等组成。方中，以补肾健脾之淫羊藿、黄芪治其本，以泽泻、罗仙子、三七、蒲黄利湿降浊、活血化瘀治其标，攻补兼施、养血祛邪。其功效为补肾健脾、利湿降浊、活血化瘀功效的复方降脂颗粒，在二十多年的临床中取得明显的效果。

现代药理研究表明：复方降脂颗粒对实验性动物模型有降低血脂水平，改善血液流变学指标，降低血液黏稠度，抗氧化，抗自由基代谢、抗衰老及改善糖代谢的作用。

（三）取得的成果

1.制成了院内制剂（新药制字：Z20030013），临床使用20多年，取得明显的疗效。

2.获得了自治区科技成果三等奖。

参考资料：

1.胡晓灵，张伟，张明.复方降脂散预防大鼠脂质代谢紊乱的实验研究［J］.中国中医药信息杂志，1999，6（2）：15-17.

2.王洪霞，王贤娴，胡金霞，等.复方降脂颗粒对2型糖尿病大鼠胰岛素敏感性及糖代谢的影响［J］.中医药导报，2019，25（22）：40-42.

二、复方芪鹰颗粒的临床与实验研究

糖尿病已成为我国主要的慢性疾病，已超过 1 亿人，严重影响着我国民众的健康，尤其是其并发症很多，给治疗带来了一定的难处。

几十年的临床实践，胡师体会到：糖尿病周围神经病变是由于消渴日久不愈，阴虚燥热，热灼津液，血黏成瘀，瘀血阻络，气血不能通达于四肢，肌肉筋脉失于濡养所致，病机总属本虚标实，以气阴两虚、痰瘀阻滞、风伏络淤为根本病机。治疗采取标本兼治的治疗原则，以益气养阴、祛瘀化痰、疏风通络为治法，以之为组方依据，形成方药：黄芪、黄精、丹参、鹰嘴豆、蝉蜕。方中黄芪为君，性甘微温，入脾肺经，功擅补中益气健脾，可生津以疗消渴，亦可养血生肌壮筋以起痿症，又能祛风达卫而治痹症；黄精，性平味甘，归脾肺肾经，具有补气养阴，健脾润肺之功。黄精配黄芪，使补中健脾之力加强，且使补而不滞，补中寓通。维吾尔医认为鹰嘴豆具有补中益气、温肾壮阳、活血解毒、润肺止咳等作用；丹参苦微寒，入心肝经，有活血祛瘀止痛的作用，为佐药，取其能通行血脉之力，活血祛瘀消风，与君臣相伍，相得益彰。蝉蜕甘寒，归肺肝经，功可疏散风热，熄风止痉。临床运用，取得了很好的疗效。

在此基础上，申报了自治区科技攻关项目，进行了临床试验。结果显示：复方芪鹰颗粒能够改善中医证候疗效，能够改善糖尿病周围神经病患者四肢自发性疼痛、神疲倦怠、少气懒言两组比较均有统计学差异（$P < 0.05$），试验组对改善四肢自发性疼痛、神疲倦怠、少气懒言；能改善运动神经及感觉神经传导速度，尤其是运动正中神经传导速度及感觉腓总神经传导速度；能改善治疗 VAS、ODI 评分；可升高血清血管内皮生长因子及血清胰岛素样生长因子 –1 水平；改善患者的疼痛阈值。药理药效结果显示：可以改善糖尿病实验大鼠感觉神经、尾神经、坐骨神经肌电图传导速度，降低其糖化血红蛋白、血流变、坐骨神经 Na^+，K^+–ATP 酶的活性，降低醛糖还原酶活性等，也进行了制剂方面的研究。

获得的成果

1. 获得专利 2 项：专利号：① ZL 201010168151.X。② ZL 2015 1 0002032.X。

2. 获得国家药品监督局药审中心新药临床试验批件（批件号：2009L10692）和新疆维吾尔自治区药品监督管理局医疗机构临床研究批件（批件号：ZJL20100001）。

3. 获得院内制剂批件（新药制字：Z20120006），在临床中广泛应用。

4. 获得 2010 年自治区科技厅成果鉴定。

5. 成果转化：山西太行制药有限公司。

参考资料：

1. 马丽，胡晓灵. 复方芪鹰（络必通）颗粒对 DPN 大鼠神经电生理及 Na^+，K^+–ATP 酶活性的影响［J］. 中成药，2010，32（9）：1587–1589.

2.高华，胡晓灵．复方芪鹰颗粒对 DPN 患者同型半胱氨酸的影响及临床疗效观察［J］．内蒙古中医药，2008，27（2）：2-5.

3.胡晓灵，张伟，张明．复方降脂散预防大鼠脂质代谢紊乱的实验研究［J］．中国中医药信息杂志，1999，6（2）：15-17.

第十七章
中医教育

第一节　对于西部基层中医药继续教育的一点思考

中医药是我们中华民族的瑰宝，几千年来，为中华民族的繁衍生息做出了巨大的贡献。进入 21 世纪，科学技术飞跃发展，医学科技也以前所未有的速度发展，医药卫生体制改革和社会医疗保险制度逐步深化，这些都为中医药事业的发展带来了机遇与挑战。同时，也对中医药人才培养提出了更新、更高的要求。现就我国西部基层中医药继续教育的发展，提出个人的一点思考和设想。

一、中医药学继续教育的重要性

进入 21 世纪以及加入世界贸易组织，我国医药卫生体制改革和社会医疗保险制度逐步深入，为中医药事业发展带来了前所未有的机遇和挑战。同时，也对中医药人才培养提出了更新、更高的要求。近几代领导人都非常关心中医药事业的发展。而培养既熟知中医经典及各家学说，又有高素质的中医药人才，是关系到新世纪中医药事业能不能发展以及如何发展的关键，也是中医人员适应现代社会迅猛发展的需要。这不仅是卫生行政部门在制定政策和实施各项措施时必须要考虑的重要问题，更是我们中医人自己要考虑的问题。

二、中医药学继续教育的现状

学历教育是培养中医药人才的基础教育，毕业后教育及继续教育是学历教育的必要补充和提高。知识的高速增长与分化对中医药人员素质提出了更高的要求。中医药人员不仅要寻求古训、博采众方，还要学习相关的现代医学、计算机知识，以及人文科学知识，等等。只有不断学习，才能跟上时代发展的步伐。

中医学继续教育的现状，全国各地高低不一，发达地区、东部沿海地区进行的比较系统。如上海市将继续教育分为两部分：一是保证基层面的人才培养，即所有取得中级技术职务后的业务人员都必须参加业务培训，参加学分制继续教育项目学习，以学习新知识、新理论、新技术、新方法为重点，并制定了许多实施办法和考核办法，初步建立了医学终身教育制度。二是根据不同需求进行不同层面、不同目标的专门人才培养，包括举办全国及全市老中医学术经验继承班、市优秀青年中医临床医师"希望之星"班、区县中医专科专病技术骨干学习班、高层次中医临床人才培养及高层次中西医结合临床科研人才班等，形成了中医人才培养的主体框架，逐步达到了不同层次不同目标的多种培养模式的立体格局，取得了明显的成效。而广东省更借助于珠三角的经济优势，采取请进来、走出去的方式，以聘请全国知名的老中医带徒的方式，吸纳了全国的人才，也取得了很好的效果。

西部地区，尤其是西北地区，虽然地域辽阔，药材资源丰富，但知名的中医药大家相对缺乏，多数县级以下的基层领导对于中医药的重视程度不像中东部地区那么迫切，加之相应的资金不足，以及中医药继续教育的系统举措和管理机制落实薄弱，从而使中医药继续教育处于自由发展、中医药医务人员自我提高的现状，从而没有形成足够的氛围及态势。

三、中医药继续教育的设想

1. 增强中医药继续教育的理念　"十八大"在国家层面对中医药发展事业非常重视，中央领导做了许多批示，中医药事业迎来了新的春天。中医药继续教育的地位与作用，也受到重视，全行业重视和参与中医药继续教育的观念得到提升，相关联的部门和单位也把中医药继续教育工作列入议事日程。目前，南方及东部沿海发达地区，已初步形成了由政府、中医药院校、中医医疗单位、中医药科研机构、学术团体五支力量共同组成的中医药继续教育管理体系。领导重视、政策指导、依法管理相结合的运行机制。在具体工作内容、机制保障及效果方面，都得到了充分的体现。而要使这项百年大计工程在全国都有较好的成效，各级主管部门应要强化中医药继续教育的服务意识，充分认识继续教育和社会服务存在直接的联系。继续教育既是教育的一部分，又是社会服务工作的一部分，是一个结合部和交叉点。中医药继续教育应根据社会多向性的需要，扩宽办学思路，加大投入比例，加强管理，加强督促、检查的力度和要求。

全国各地对西部加大支持力度，对西部倾斜开展中医学科进修、专题进修、课程进修和高职称人员专题研讨等多层次、多形式、多规格、多渠道的中医药继续教育，是非常必要的。因此，需要注重教学内容的针对性，坚持以社会需求为导向，既重视提高中医药人员的专业水平，又重视相关学科知识的兼容，优化专业知识结构。学以致用，重在增强中医药在职从业人员，尤其是基层中医从业人员，尽力综合运用专业技术，提高解决实际问题的能力，力求最大限度地发挥中医药特色和优势。

2. 重视中医药继续教育的法规建设及落实　多年来，国家中医药管理局陆续颁发了《关于开展中医药继续教育若干问题的意见》《中医住院医师培训试行办法》《关于改革和发展中医药成人教育的意见》《全国老中医药专家学术经验继承工作管理办法》和《中医药继续教育暂行规定》，近期又出台了《国家级中医药继续教育项目认可试行办法》和《中医药继续教育登记制度试行办法》。对于上述各项规定，各省市的中医药行业部门依据当地政府或主管部门的有关规定，开始实施中医药继续教育登记制度，建立了一系列中医药继续教育管理制度，推动了当地中医药继续教育工作的开展。对于未开展中医药继续教育的地区和单位，要限期整改，把这项工作的开展情况当作相关管理干部业绩考核、单位评比的重要内容。同时，应建立与社会主义市场经济相适应的有效的激励机制，完善中医药继续教育的登记制度、统计制度、考核制度、评估制度、证书发放制度，使开展中医药继续教育和接受继续教育成为单位和中医药人的自觉行为。

3. 构筑中医药成人教育体系和模式 《中国教育改革和发展纲要》提出："以继续教育和岗位培训为重点发展成人教育。"这明确了继续教育是成人教育的重要组成部分，并把发展继续教育和岗位培训列为发展成人教育的重点。脱产、在职、线上、线下的专业教育并举，学历教育与非学历教育协调发展，并主动适应不断变化的社会经济发展需求，不断提高各级各类中医药在职从业人员的素质。

目前，中医药继续教育主要有三种办学形式，即各种类型的中医药进修教育、中医住院医师培训制度和老中医药专家学术经验的继承工作。中医药学术和事业的发展具备继承发展和中医药现代化两大任务。中医药继续教育的模式和体系也应该有鲜明的行业特色。10多年来，国家中医药管理局部署的国家级名老中医药专家学术经验继承工作，已培养了六批高层次几千余中医药临床和中药技术人才，继承了一大批知名老中医药专家的学术经验。近年来开展的第四批"全国中医临床优秀人才培养项目"，突出中医经典理论以及拜师临诊学习，参与学习的中医人员，领略了大师的风范和人格魅力，学习了大师的真才实学，取得了很好的人才培养效果，体现了中医药继续教育的特点，突出了行业管理和中医药特色的继续教育模式，应是21世纪需要倡导和推广的。

针对我国中医药继续教育"四新"（新理论、新知识、新技术、新信息）内容少，针对性、实用性、科学性急待提高的情况，应十分重视并积极将各省已取得的科研成果，引入中医药继续教育内容中，不断充实"四新"内容。而对已转化生产的成果，也应作为继续教育项目内容，进入课堂。成果的水平可通过继续教育评估来衡量，优秀的项目要予以奖励。要采用全国优秀的中医药继续教育项目，组织全国一流水平的师资，应用现代信息技术开展远程教育，实现中医药继续教育跨时空的资源共享。

与此同时，还应增设医学人文课程，体现中医"天人相应"的思想；通过学习医学社会学、医学心理学，可使学员更加了解导致疾病的社会、经济、家庭、心理因素，从而更好地治疗患者的疾病，顺应医学模式的转变；通过学习卫生法学、医患关系处理学，可使学员更好地提高对医患纠纷的防范意识；通过学习医学语言学，可使学员更好地提高使用语言的技巧，减少不当语言引起的纠纷；通过学习医学审美学，可使学员提高审美修养，扩宽视野。

鉴于中医药学术发展相对缓慢、重大科技成果不多的西部地区及单位的实际情况，中医药继续教育还应引入相关学科、边缘学科和交叉学科的先进的继续教育内容。通过多种方式、途径的继续教育，使中医继续教育的教学质量不断提高，逐渐形成具有中医药特色的继续教育体系与模式，使中医药人员的知识结构不断完善，继承和创新能力不断加强。

4. 制定科学的计划，重点加强西北部地区县以下及乡村医生中医药教育工作 21世纪我国社会经济快速发展，社会主义市场经济初步建立，各项卫生改革逐步深入，国家开始提倡全民医保，并且提倡中西医并重，积极发挥中医药在促进全民健康中的主导作用。因此，发挥中医药优势，尤其在广阔的农村及欠发达的西北部地区，往往可以达到"少花钱、多办事"的效果。

加强中医药继续教育要科学规划，统筹兼顾，协调发展。既要借助东部发达地区的经验，更要兼顾农村、西北部地区的实际情况；各级政府部门要加强宏观指导，转变职能，要充分发挥高等中医院校、科研院所、省级医院和大中型中医药重点学术团体在人才、设备、管理等方面的优势和主力军作用；要规划不同类型、不同层次专业人员继续教育的要求，实行分类指导；从目前的城市中医临床专业人员扩展到县乡的中药、护理等专业人员，有计划的增加投入力度，经过数年的培养、培训，检查指导；加强中药继续教育基础建设，如基地建设、师资和管理队伍建设、教材建设；通过政府行为，积极采用对口支援等多种形式，加大对农村和西部地区的中医药继续教育的支持和指导，逐步形成城乡村镇中医药人才梯队，为各族人民群众的健康服务。

第二节　阶段式教学法在老年病科临床带教中的体会

目前我国已进入老龄社会，中医、中西医结合老年病学在预防、治疗老年病及提高生活质量中显得尤为重要。

一、老年病临床带教的特点

胡师在老年病科长期工作带教中发现中医、中西医结合临床带教工作常常存在以下特点。

1. 老年病科的临床教学内容丰富，知识量大。老年病科涉及的病种较多，如高血压、冠心病、心力衰竭、心律失常、慢性阻塞性肺疾病、慢性支气管炎、2型糖尿病、脑血管意外后遗症、骨关节病变、骨质疏松症、肿瘤晚期等，只要是60岁以上的患者，都是老年病的范畴，故临床症状较其他专科多。

2. 诊疗技术和操作多且复杂，如监测血压、血糖、心电图、心电监护、电复律、胸外心脏按压术、胸腔穿刺诊疗技术等。

3. 急危重症多。老年病科合并疾病较多，急危重症较多，病情发展快，抢救治疗常见。

4. 老年病不仅有医学本身的问题，往往还有许多的社会、家庭、亲情方面需要解决的问题，可以说蕴含了大量的知识点。

因此，不仅仅是学生，包括从事老年病的中医、中西医结合专业的医生，也要几年的时间才能较全面地掌握老年病方面的应对能力。他不仅要有处理急危重症的能力，还要有深厚的中医功底，运用中医辨证思维的方法指导临床用药。故学生普遍存在畏惧情绪、茫然情绪，出现学生自主学习意识差、综合利用所学知识解决临床实际问题的能力不足等问题。

二、老年病临床带教的经验

本科临床带教老师通常承担了大量的医疗、教学、科研任务，又忙于繁杂的日常医疗护理工作，存在临床带教松懈情况。在这种情况下，要提高临床医疗带教质量，必须确定科学的临床带教方法。为了让衔接工作做得更加流畅，理顺每个老师带教实习之间的环节，消除前后衔接之间存在的漏洞、盲点和误区，我们尝试了阶段式带教模式，取得了良好的效果。该模式明显提高了实习质量，培养出了合格的临床医生。现将几年来在老年病科带教工作的经验总结如下，以期同道们借鉴，批评指正。

1. 对带教老师的要求　带教老师的素质是临床带教质量的保障。临床医学是集理论和实践为一体的学科。规范的、高质量的临床带教是提高实习质量、培养合格医学人才的重要保证，是发挥学生主观能动性、培养学生创造力的关键。而带教老师是实习生接触临床实践的启蒙者，在临床教学中师德、师才、师风直接影响着学生的心理和行为。所以，带教老师的个人素质是临床教学质量的根本保证。带教老师应有正确的人生观、价值观，高尚的职业道德，较渊博的专业知识、人文知识，较强的业务能力，正确的带教态度和较强的专业思想，言谈举止要充分体现对中医专业的热爱、对人性的关爱，不仅是对患者，即使是对学生，也要给予关心、爱戴。要求学生做到的，自己首先应该做到，应起到以身作则、身教胜于言教的作用。

2. 感性认识阶段　本科实习生在老年病科实习时间一般在 5 周左右，时间较短，往往来到新的科室前未能做好充分准备。为了让他们尽快熟悉新的环境，进入角色，应对其进行入科教育，内容包括以下方面。

（1）统一进行入科教育。使学生了解所在科室的特点、工作流程、科室的规章制度；讲解病历书写要求、常见病种、疾病涉及的基本理论和基本知识，及老年病科常见疾病的病因、临床表现、诊断方法、常用药物、常用方药等。

（2）学习规章制度。学生入科室，必须学习并反复强调科室规章制度、实习纪律。强调早上提前半小时到岗，做好查房前的准备工作，如测血压、粘贴化验单、测血糖，巡视病房，及早发现问题等；晚下班，把一天所有的工作能完成的尽力完成，没有完成的要记录下来，等到第二天及时向老师反馈。执行考勤制度，严格办理请假审批手续，要求学生培养良好的组织纪律性和严谨的工作作风。

（3）加强学生的责任感，坚持高标准要求。首先应教育学生认识到我们的工作是救死扶伤。医疗质量直接关系到患者治疗的效果，要求学生对每项工作必须做到及时准确，实事求是，踏踏实实。其次，注意保护学生的自尊，对学生的优点、进步要及时鼓励肯定，促使他们不断提高自身能力；对缺点要及时指出，及时引导，同时指导她们如何克服缺点，把工作做好。在寻找带教病例的过程中，本着尊重、体贴患者的心态，以耐心、真诚来取得患者和家属的配合，在带教过程中尽量减少或避免对患者的损害，在未征得患者同意的情况下绝对不能强行示教。否则极易造成纠纷。

（4）树立临床实习生的服务意识。带教教师应增强临床实习生主动为患者服务的意识，不能有大学生骄傲自满的心态，患者无论贫寒与高贵，都应一视同仁，培养他们的仁爱之心，树立人性化的服务理念。老年病科患者听力下降、反应较慢、行动迟缓、记忆力差，应帮助学生学会换位思考，关心患者的病痛，理解患者及其家属的焦虑情绪、烦躁情绪。

三、临床实践阶段

临床实践主要是带教老师要根据特定的带教内容，查阅相关进展性资料，做好理论知识准备。在科室的患者中，选好典型病例，以理论结合实际的方法，以简洁易懂的方式让学生易于理解和掌握相关的基本知识。通过临床实习能让学生巩固已学过的理论知识，培养和锻炼她们独立分析问题和解决临床问题的能力，为将来成为一名合格的医生打下良好的基础。

1. 对于学生的要求　在实际带教工作中，为提高学习兴趣，除利用多种教学模式吸引学生注意力外，教师在深入钻研教材的同时，应结合临床病例或病案，抓住突破口，有意地给学生设置疑问点，通过提问、出题等，让学生及时回答或查完资料后在回答。带教老师带实习生查房时鼓励实习生大胆主动地提出自己的诊疗意见，并记录在笔记本上。当学生回答正确时要提出表扬，错误时及时纠正，并讲出理由，但避免伤害学生的自尊心。非危重患者入院时，主治医师带领实习生共同接诊，鼓励实习生先草拟医嘱，随后和主治医师的医嘱作比对，找出错误与不足。心电图、心电监护、血压计、快速血糖仪等仪器操作尽量放手让实习生动手，带教教师在旁指导。同时，教师应允许学生有自己的思考空间，鼓励学生勇于讨论，将过于空洞的讲授和分析转变为气氛热烈的临床病例讨论，使临床教学充满质疑、探究、讨论的活力，让他们发散思维，由此大大提高学生的兴趣和注意力，增加学生学习的信心和热情。

2. 对于临床带教医师的要求　医务工作，除了医治患者疾病以外，还要医其心。应认真做好患者的病情解释工作，病情谈话工作，消除患者在就医过程中的紧张状态，放松心情，坦然面对，明明白白就医，安安心心就医。让学生明白医患关系的好坏直接影响着疾病的治疗效果。建立和谐的医患关系，能增强患者对医师的信任，提高疗效。不仅让患者，而且让学生感受到中医不仅治病，而且治"心"，从而可以更好、更快地取得疗效。同时，减少临床带教过程中医疗纠纷的发生，使临床教学工作有序进行。

3. 处理好师生之间的关系　带教老师之间的相互协调，与科室其他医护人员之间的协调、密切配合，都为顺利完成医疗任务和教学任务奠定了基础。这些都潜移默化地影响着实习医生，使他们逐渐感受到团结、协作、相互尊重、亲密无间的工作氛围，为今后的学习、工作留下美好的记忆。